Niehaus
**Der Nobelpreisträger, der im Wald
einen höflichen Waschbär traf**

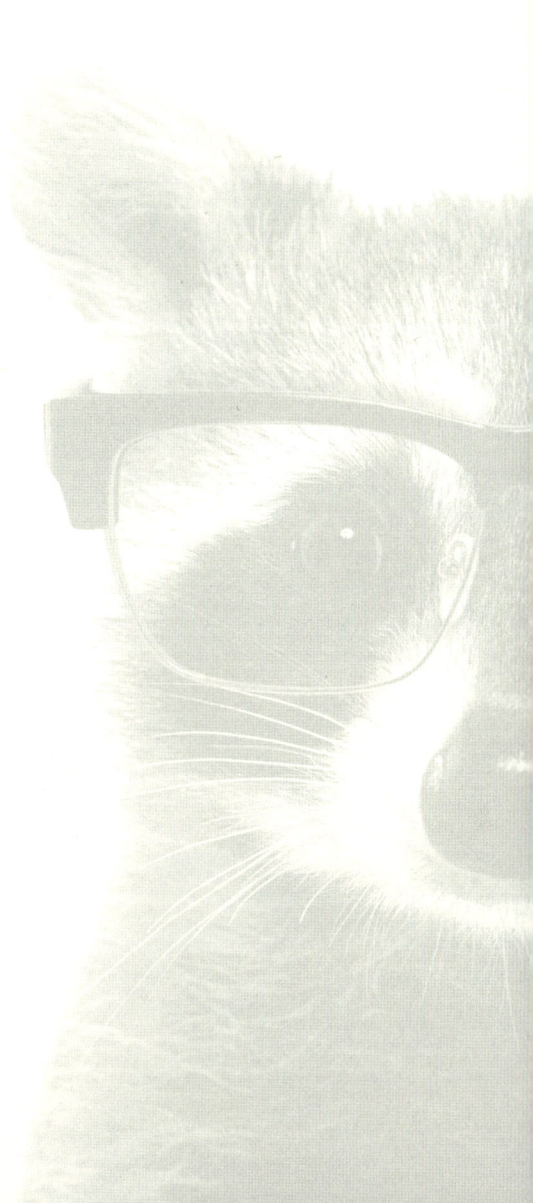

Monika Niehaus

Der Nobelpreisträger, der im Wald einen höflichen Waschbär traf

Wenn das Gehirn verrückt spielt:

30 seltene und ungewöhnliche

psychische Syndrome

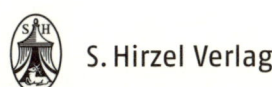 S. Hirzel Verlag

Bibliografische Information der Deutschen Nationalbibliothek
Die Deutsche Nationalbibliothek verzeichnet diese Publikation in der Deutschen Nationalbibliografie; detaillierte bibliografische Daten sind im Internet unter https://portal.dnb.de abrufbar.

ISBN 978-3-7776-2799-1 (Print)
ISBN 978-3-7776-2810-3 (E-Book, PDF)

© 2019 S. Hirzel Verlag
Birkenwaldstraße 44, 70191 Stuttgart
Printed in Germany
Einbandgestaltung: deblik, Berlin
unter Verwendung eines Fotos von Sonsedska Yuliia/shutterstock.com
Satz: abavo GmbH, Buchloe
Druck und Bindung: Druckerei Kösel, Krugzell

www.hirzel.de

Für Till, Anni und Emil

Inhalt

Wenn das Gehirn „verrückt" spielt ...

„In dieser Richtung", sagte die Katze und schwenkte die rechte Pfote, „wohnt ein Hutmacher; und in dieser Richtung", sie schwenkte die andere Pfote, „wohnt ein Märzhase. Besuche, wen du willst: verrückt sind sie beide."
„Aber ich möchte nicht unter verrückte Leute geraten", bemerkte Alice.
„Oh, da kommst du nicht drum herum", sagte die Katze. „Wir sind hier alle verrückt. Ich bin verrückt. Du bist verrückt."
„Woher weißt du, daß ich verrückt bin?" sagte Alice.
„Du mußt es sein", sagte die Katze, „sonst wärst du nicht hergekommen."
Lewis Carroll, Alice im Wunderland

Unser Gehirn – durchschnittlich 1,4 Kilogramm schwer, etwa drei Fäuste groß, runzlig wie eine Walnuss, rosa und von der Konsistenz eines Wackelpuddings – ist das komplexeste Organ im ganzen bekannten Universum. Es enthält rund 86 Milliarden Nervenzellen, die miteinander ein stark verzweigtes Netzwerk bilden: Jede Nervenzelle (Neuron) steht im Mittel mit 1000 anderen Neuronen in Kontakt, so dass ein organisches Netzwerk entsteht, dessen Speicherkapazität praktisch unerschöpflich ist (siehe unten). Und immer wieder erweist sich das Gehirn als fantastischer Geschichtenerzähler (Alien-Abduction-Syndrom, Pseudologia phantastica).

In diesem Buch geht es wie im Vorgänger *Die Frau, die ihren Mann für einen Doppelgänger hielt* darum, was passiert, wenn irgendetwas in der hochkomplexen, störanfälligen Maschinerie des Gehirns anders läuft als normal. Nur wenige der hier beschriebenen neuropsychiatrischen Erkrankungen sind rein genetisch bedingt (z. B. Lesch-Nyhan-, Sotos-, Urbach-Wiethe-Syndrom); häufiger liegt eine gewisse genetische Prädisposition vor, aber erst Umwelteinflüsse (Verletzungen, Schlaganfälle, Infektionen oder traumatische Ereignisse) führen zur Manifestation (Locked-in-, Berserker-Syndrom) – und in sehr seltenen Fällen kann sogar eine Ehrung bewirken, dass der Geehrte offenbar „überschnappt" (Nobel-Krankheit). Kulturelle Einflüsse und Eigenarten können ebenfalls psychiatrische Syndrome auslösen, die für eine bestimmte Bevölkerungsgruppe oder geografische Region typisch sind (z. B. Brain-Fag-, Dhat-Syndrom, Pibloktoq). In vielen Fällen können wir über Ursachen bzw. Auslöser aber nur spekulieren (Chronisches Ermüdungssyndrom, Intermetamorphose, Syndrom des subjektiven Doppelgängers, Ganser-, Diogenes-Syndrom, Vampirismus, Eigengeruchswahn usw.).

Zudem machen wir einen kurzen Abstecher zu anomalen Hirnverschaltungen, die nicht krankhaft, sondern nur selten und interessant sind: Menschen mit Hyperthymestischem Syndrom können sich an jede noch so geringfügige Einzelheit ihres Lebens erinnern. Und bei Menschen mit Synästhesie sind Sinne in einer Weise miteinander verknüpft, die den Betroffenen höchst ungewöhnliche sensorische Eindrücke vermittelt, die jedoch auch für das Savant-Syndrom und Erkrankungen aus dem autistischen Spektrum wie dem Asperger-Syndrom eine wichtige Rolle spielt.

Ein weiteres Kapitel ist einer Geisteskrankheit gewidmet, die keine ist und niemals eine war, aber den Geist ihrer Zeit widerspiegelt: Sklaven, die sich der Schinderei auf den Baumwollplantagen in den Südstaaten durch Flucht zu entziehen suchten, wurde im 19. Jahrhundert Drapetomanie („Fluchtwahn") attestiert. Dieses Beispiel zeigt sehr klar, dass das, was wir als „gesund" oder „krank" bezeichnen, eher eine gesellschaftliche Übereinkunft ist als eine wissenschaftliche Erkenntnis: Sieht eine Gesellschaft Sklaverei als normal und gottgegeben an, dann ist jemand, der diesen Konsens nicht akzeptiert, eben „verrückt".

Der Übergang zwischen gesundem und krankhaftem Verhalten ist stets fließend und eine Grenzziehung ist immer schwierig, wenn nicht gar unmöglich. Litt Don Juan unter Sexsucht oder war er nur ein Freigeist, der sich keinen Deut um die herrschende Moral scherte? Ist die „Fütterungs"-Beziehung zwischen Feeder und Feedee oder zwischen zwei „Vampiren" *per se* pathologisch oder eine freie Entscheidung erwachsener Menschen?

Die Antwort darauf richtet sich allgemein nach einem medizinisch/psychiatrischen Mehrheitsvotum, das zeit- und kulturabhängig ist – es ist noch nicht lange her, dass Homosexualität als Geisteskrankheit galt. Und je nach kulturellem Hintergrund kann sich die Bewertung einer psychischen Störung unterscheiden: In Japan werden Kinder mit Williams-Syndrom viel stärker als Belastung empfunden als in den Vereinigten Staaten und landen daher auch häufiger in Heimen.

Aber nicht nur, was in einer Gesellschaft als „verrückt" gilt, kann sich im Lauf der Zeit ändern, sondern psychiatrische Diagnosen unterliegen ebenfalls Modeerscheinungen. Vietnamkriegsveteranen, die sich mit Symptomen wie Wut und Angst Anfang der 1970er Jahre an psychiatrische Institutionen ihrer Heimat wandten, wurden fast alle als paranoid-schizophren diagnostiziert; wenn der erste Kontakt in den späten 1970er Jahren erfolgte, als manisch-depressiv oder schizo-affektiv, und ab Mitte der 1980er Jahre lautete die Diagnose dann posttraumatische Belastungsstörung. Wie sehr wir bei vielen mentalen Störungen noch im Dunkeln tappen, zeigt die Tatsache, dass sich Experten bis heute uneins sind, ob es sich beim Eigengeruchswahn um eine hypochondrische Psychose, eine affektive Störung, eine Zwangsstörung, eine Neurose oder eine Wahnstörung vom somatischen Typ handelt.

Ob „normal" oder „psychisch krank", ist nicht selten eine Frage des Maßes. Das Bedürfnis sich zurückzuziehen, der Reiz einer „verbotenen" sexuellen Beziehung, der Wunsch, jung und attraktiv zu bleiben – all das sind durchaus normale Gefühle. Pathologisch werden sie erst dann, wenn sie so stark ausgeprägt sind, dass sie ein normales Leben unmöglich machen – Hikikomoris, die jahrelang ihr Zimmer nicht verlassen, Frauen, die sich blind in Massenmörder verlieben (Bonnie-und-Clyde-Syndrom), Menschen, die sich Schönheitsoperationen wie am Fließband unterziehen (Dorian-Gray-Syndrom).

Das von der Norm Abweichende, das sich in neuropsychiatrischen Erkrankungen zeigt, hat Künstler aller Fachrichtungen schon immer gereizt, vielleicht auch deshalb, weil sie sich gut in manche Betroffenen einfühlen können. Man muss wohl im wörtlichen Sinne ein wenig „verrückt" sein, um die Dinge aus einer anderen, neuen Perspektive zu sehen. Und so sind viele der hier vorgestellten Phänomene – sei es die Wut des Berserkers, der Blutdurst des Vampirs, die Einsamkeit des Hikikomori oder das Doppelgängermotiv – künstlerisch verarbeitet worden, meist literarisch, aber auch in Filmen und auf der Bühne, in der Malerei und der Musik.

Verblüffend und verstörend ist bei vielen neuropsychiatrischen Phänomenen, wie eng „Normalität", gesunder Menschenverstand und wirklich bizarre Verhaltensweisen in unserem Gehirn nebeneinander existieren können, seien es Nobelpreisträger von bestechender Logik, die sich mit Waschbären unterhalten, Anwältinnen mit glasklarem Verstand, die Massenmördern bedingungslos Glauben schenken, und kühl kalkulierende Banker, die sich um des Himmelreichs Willen mit glühenden Eisen kastrieren (skoptisches Syndrom). Das menschliche Gehirn ist ein Organ, dessen Komplexität uns weiterhin fasziniert und verwirrt.

Genauso wie im ersten Band, *Die Frau, die ihren Mann für einen Doppelgänger hielt*, ist die Auswahl der Phänomene subjektiv – Eingang fand, was mir besonders interessant und erzählenswert erschien (so genannter Küchentisch-Test). Wieder können die Kapitel in beliebiger Reihenfolge unabhängig voneinander gelesen werden; am Ende eines jeden Kapitels finden sich Querverweise, die auf Verbindungen zu anderen Kapiteln hinweisen.

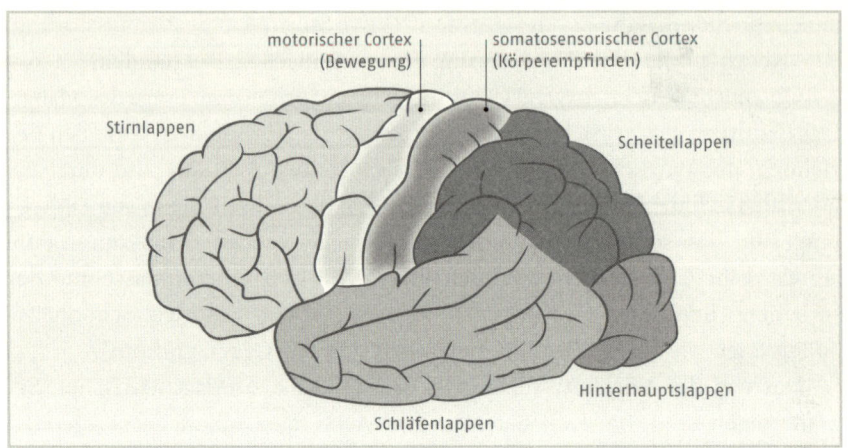

Das menschliche Gehirn von der Seite (die Nase sitzt links). Wird es eines Tages „nachgebaut" werden? Momentan laufen zwei große Projekte: das europäische *Human Brain Project* (seit 2013), das unser Gehirn mit computerbasierten Modellen und Simulationen nachbilden soll, und das amerikanische *Human Connectome Project* (2010), das den anatomischen Schaltplan des Gehirns aufklären soll. Beide werden sicherlich interessante Ergebnisse erbringen, aber angesichts der Tatsache, dass wir bisher nicht einmal das Nervensystem eines Fadenwurms mit seinen kaum mehr als 300 Zellen völlig verstehen, scheint für die absehbare Zukunft eine gewisse Skepsis angebracht.

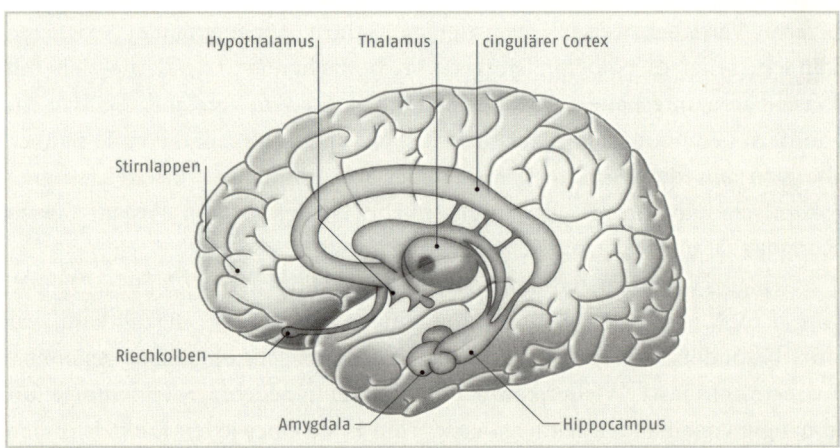

Das limbische System ist eine Sammlung stammesgeschichtlich relativ alter Strukturen, die tief in unserem Gehirn sitzen. Dazu gehören Amygdala (Mandelkern) und Hippocampus (Seepferdchen), die besonders wichtig für Emotionen und Erinnern sind. Ganz allgemein bezeichnet man den Anteil des Gehirns, der vorwiegend aus Zellkörpern besteht, als graue Substanz, denjenigen, der vorwiegend Leitungsbahnen enthält, als weiße Substanz.

Alien-Abduction-Syndrom: von Außerirdischen entführt

Andere Bezeichnung: UFO-Abduction-Syndrom

Stellen Sie sich vor, Sie wachen auf und befinden sich in den Händen unheimlicher Fremder. Diese sind offensichtlich mit übermenschlichen Kräften ausgestattet und gerade dabei, spitze Geräte in Ihre Körperöffnungen bzw. durch Ihren Nabel einzuführen, um Sie als medizinisches Versuchskaninchen zu missbrauchen. Viel hilf- und wehrloser kann man sich wohl kaum fühlen – kein Wunder, dass Menschen, die überzeugt sind, von Außerirdischen entführt worden zu sein, Angstzustände und immer wieder Alpträume haben. Das Perfide dabei ist, dass sie sich nur vage an das Geschehene erinnern können, weil die Fremden das Gedächtnis ihrer Opfer manipulieren.

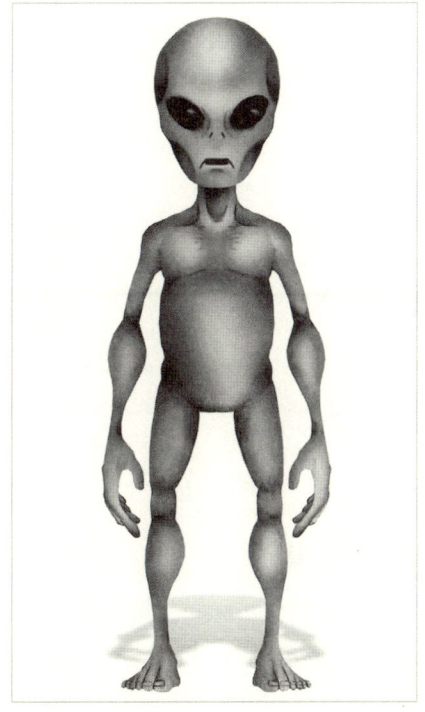

Darstellung eines grauen Aliens
(LeCire/Wikimedia)

Hier einige Fallbeispiele aus einem Zeitraum zwischen Anfang der 1960er Jahre und heute:

Auf einer nächtlichen Autofahrt beobachten Betty und Barney Hill auf dem US-Highway 3 ein helles, fluoreszierendes Licht. Später finden sie sich 60 Kilometer weit entfernt in ihrem Auto sitzend wieder, ohne zu wissen, wie sie dort hingekommen sind. Beide suchen schließlich wegen Alpträumen und Angstzuständen einen Hypnotherapeuten auf und erinnern sich, von kleinen grauen Wesen in ein UFO gebracht worden zu sein: „Dann rollen sie mich auf den Rücken, und der Untersucher hat eine lange Nadel in der Hand ...", erinnert sich Betty. „Und sie ist größer als irgendeine Nadel, die ich je gesehen habe." Von Betty entnehmen die Wesen Gewebe, von Barney eine Samenprobe. Anschließend verlangen sie von den Hills, alles zu vergessen.[2, 8]

Die 44-jährige amerikanische Hausfrau Linda hat gerade ihr Nachtgebet verrichtet, als sie ihre Augen öffnet und einen grauhäutigen Zweibeiner neben dem Bett stehen sieht: etwa 1,20 m groß, dunkle Glupschaugen, aufgeblähter Kopf. Linda fühlt sich wie gelähmt und verliert das Bewusstsein. Unter Hypnose erinnert sie sich später daran, dass der Alien sie mithilfe eines blauen Lichtstrahls in ein wartendes Raumschiff transportiert hat, wo sie verschiedenen medizinischen Eingriffen unterzogen wurde. Anschließend sei sie mit einem Plumps wieder im Bett neben ihrem friedlich schlummernden Mann gelandet.[6]

„Ich wurde von menschenähnlichen Echsen entführt, die mich jede Nacht auf dem Mond missbrauchten", erklärt Terela Isley in einem aktuellen Zeitungsinterview ihre Erlebnisse 1980 als Offizier der US-Air Force im Tonopah-Testgebiet. Von langschwänzigen Humanoiden mit Schlitzpupillen wird die damals 25-Jährige im Lauf von 3 Monaten mehrmals auf die dunkle Seite des Mondes gebracht, wo sie tagsüber – überwacht von grauen Wesen – zusammen mit anderen Erdlingen im Bergwerk schuftet, während sie nachts als Sexsklavin arbeiten muss. Anschließend sei ihre Erinnerung gelöscht worden und erst dank Hypnose zurückgekehrt.[5]

Millionen UFO-Gläubige in den USA

Es ist kein Zufall, dass alle drei Fallgeschichten aus den USA stammen: Entführung durch Außerirdische ist ein Phänomen, das vor allem dort und in Großbritannien ein Thema war und ist[2]; gegen Mitte der 1990er Jahre grassierte das „UFO-Abduction-Syndrom" unter mehreren Millionen US-Amerikanern, die sich als „Abductees" outeten; insgesamt galten 2–4 Prozent der Bevölkerung als betroffen.[1, 2, 4]

Als Abductee gilt allgemein, wer vier der folgenden fünf Symptome erlebt hat: aufwachen, sich nicht rühren können und die Präsenz eines fremden Wesens spüren; eine Erinnerungslücke von einer Stunde oder mehr; durch die Luft fliegen, ohne zu wissen wie und warum; unerklärliche ungewöhnliche Lichter oder Lichtkugeln sehen; seltsame Narben am Körper, von denen man nicht weiß, wie sie dahin gekommen sind.[2]

Der Fall Betty und Barney Hill, der sich 1961 in New Hampshire ereignete, löste in den USA eine wahre Alien-Manie aus und wurde zum Archetyp der Alien-Storys: ein auffälliges Leuchten, kleine graue Wesen mit besonderem Interesse an menschlichen Fortpflanzungsorganen, medizinische Untersuchungen mit spitzen Gegenständen, gelöschte Erinnerungen, die unter Hypnose zurückkehren. Die Story wurde zur Vorlage, an der sich die meisten späteren Geschichten orientieren, manchmal erweitert um unerklärliche Narben oder Implantate.

Linda erinnert sich beispielsweise, dass ihr ein Implantat durch die Nase eingepflanzt wurde. Ihr Fall ist insofern interessant, als 1992 das Gerücht aufkam, der damalige Generalsekretär der UN, Perez de Cuellar, sei zusammen mit ihr entführt worden und könne ihre Geschichte bezeugen. Seine Weigerung, den Tatbestand zu kommentieren, wurde von Lindas Unterstützern als Bestätigung ausgelegt.[6]

Die dritte Fallgeschichte liegt schon länger zurück, kam aber erst kürzlich (2015) ans Licht; sie erregte einiges Aufsehen in den USA und in Deutschland, denn Verschwörungstheoretiker sahen darin ihren Verdacht bestätigt, dass die US-Regierung nicht einmal den Behauptungen ihrer eigenen Leute, ehemaliger Militärs, gründlich nachgeht und insgeheim mit den „Grauen" zusammenarbeitet.[5]

Was steckt hinter diesen Entführungsgeschichten? Pro und Contra ...

Menschen, die mit Außerirdischen kommuniziert haben, hat es schon immer gegeben. Man nennt sie Mystiker oder Propheten, und sie sehen bzw. erleben Dinge, die anderen verborgen bleiben – sie empfangen Botschaften von Engeln, kämpfen mit satanischen Mächten oder haben direkten Zugang zum Himmel (Jakobs Himmelsleiter; Genesis 28 : 11).

UFO-Storys stellen die profane Seite solch religiöser Erfahrungen mit dem Übernatürlichen dar: Außerirdische mit UFOs und hoch überlegener Technik entführen Menschen zu Forschungszwecken (Fall 1 und 2) oder Schlimmerem (Fall 3). Dafür gibt es zahlreiche Zeugen, eben die „Abductees", deren Geschichten über das Procedere und Aussehen der Aliens so viele Übereinstimmungen aufweisen, dass es sich kaum um Zufall handeln kann.

Skeptiker wenden ein, Letzteres ließe sich auch dadurch erklären, dass die Betroffenen dieselben Filme und Fernsehsendungen gesehen, dieselben Comics gelesen haben. Zudem verweisen sie darauf, dass die meisten Entführungsstorys nicht spontan, sondern zur „Gedächtnisauffrischung" unter Hypnose zutage kamen. Da ist es zu falschen Erinnerungen nicht weit[4], denn das menschliche Gehirn ist als großer Geschichtenerzähler stets bemüht, Erinnerungslücken zu schließen, und sei es mit Konfabulation (erfundenen Geschichten, die vom Erzähler selbst für wahr gehalten werden; siehe Korsakow-Syndrom, Band 1).

Andere Zweifler verweisen darauf, dass Menschen begeisterte Souvenirsammler sind – warum gibt es bislang kein einziges außerirdischen Artefakt? Was ist mit dem Linda durch die Nase eingepflanztem Implantat?[6] Eine Samenprobe außerirdischer Reptiloiden wäre eine Sensation, wir hätten so viel über ihre DNA lernen können – leider alles *tabula rasa*; ebenso haben sich Spuren von UFO-Landeplätzen und Narben der Betroffenen als innerirdischen Ursprungs erwiesen. UFO-Anhänger sehen in den fehlenden materiellen Belegen für die Existenz von Aliens eine Verschwörung der Regierung, um die Bevölkerung im Dunkeln zu halten – sei es, um eine Panik zu vermeiden oder aus finsteren Gründen (geheime Zusammenarbeit mit den „Grauen").

Obwohl ich selbst Science-Fiction schreibe, neige ich – sehr zu meinem Bedauern – der Contra-Fraktion zu. Auch wenn es durchaus wahrscheinlich ist, dass es im All intelligentes außerirdisches Leben gibt, ist der nächstgelegene Stern, Alpha Centauri, doch sehr weit entfernt: mehr als 40 Billionen Kilometer. Ein großer Reiseaufwand für ein paar Gewebeproben, Arbeits- oder Sexsklaven …

Wenn keine Außerirdischen, wer dann?

Für das Phänomen sind einige naturwissenschaftliche Erklärungen vorgebracht worden. Manche Psychiater fühlen sich durch die Erzählungen von „Abductees" an Menschen mit Identitätsstörungen erinnert: „Die Symptome [bei Entführung durch Aliens] erinnern in bemerkenswerter Weise an die

Symptome, die wir Kliniker zur Diagnose von dissoziativen Störungen benutzen, wie Erinnerungslücken, unerklärliche Flecken oder Wunden am Körper, das Spüren einer Präsenz, das Gefühl, nicht allein zu sein, das Gefühl, das eigene Verhalten werde beeinflusst und in gewisser Weise gesteuert …", meinte ein Spezialist der Emory University.[6]

Dem wird entgegengehalten, dass viele „Abductees" offenbar ganz durchschnittliche, gesunde Menschen sind. An dieser Stelle kommt die Schlaflähmung ins Spiel, die fast jeder von uns beim Einschlafen bzw. beim Aufwachen schon erlebt hat. Es ist das kurze Stadium, wenn der Geist bereits wach, der Körper aber noch im Schlafmodus ist: Typische Symptome einer Schlaflähmung sind Bewegungsunfähigkeit, Druckgefühl auf der Brust, schemenhaftes Sehen einer unheimlichen Figur und/oder das Gefühl, es befinde sich eine furchterregende Präsenz im Raum[7] – das passt sehr gut zu dem, was „Abductees" immer wieder beschreiben* (interessanterweise geht Schlaflähmung nicht selten mit dem Exploding Head Syndrom [siehe Seite 93 ff.] einher; das könnte den Eindruck verstärken, hier seien Aliens am Werk).

Auch massiver Stress kann zu tiefgreifenden psychischen Veränderungen mit Erinnerungslücken und plötzlichen Flashbacks führen. So gibt die ehemalige Soldatin Isley selbst an, an einer posttraumatischen Belastungsstörung (PTBS) gelitten zu haben.

Flashbacks aus dem OP?

Eine interessante Theorie über die Entstehung des Alien-Abduction-Syndroms entwickelte der kanadische Psychiater David V. Forrest. Ihm fiel auf, wie ähnlich die Beschreibungen der Abductees der Situation in einem Operationssaal sind: Der Proband liegt unter hellem Licht nackt auf einem Tisch; seine Muskeln sind durch die Narkose gelähmt; Köpfe, von denen man unter der Maske nur die Augen sieht, beugen sich über ihn; Instrumente werden in seinen Körper eingeführt. Eigentlich sollte er bewusstlos sein, doch es gibt das Phänomen der „interoperativen Wachheit bei Vollnarkose", d. h., trotz Betäubung bekommt der Patient bruchstückhaft mit, was geschieht, ohne sich bemerkbar machen zu können – eine albtraumhafte Situation, die prädestiniert ist für eine PTBS und viele der Bilder erklären könnte, die in den Geschichten der Abductees immer wieder auftauchen.[3, 8]

---

* Dazu gibt es ein aktuelles (2018) Fallbeispiel aus einem ganz anderen Kulturkreis: Bei einem jungen Saudi, der nachts immer wieder das Gefühl hatte, ein Dschinn hocke auf seiner Brust und wolle ihn entführen, ohne dass er sich hätte rühren oder wehren können, wurde eine Schlaflähmung diagnostiziert. Nach 3 Wochen kognitiver Verhaltenstherapie sowie Beratung zur Schlafhygiene verschwand der Dschinn und kehrte nicht wieder.[7]

Ob medial gespeiste Massenhysterie, überbordende Fantasie, Bedürfnis nach Aufmerksamkeit, Schlaflähmung, Flashbacks traumatischer Ereignisse oder andere psychoneurologische Probleme, die durch zunehmend antiwissenschaftliche Tendenzen in westlichen Gesellschaften befeuert werden – welcher Mix für UFO-Gläubigkeit und Alien-Entführungen verantwortlich ist, lässt sich kaum auseinanderpflücken. Wenn man Ockhams Rasiermesser anlegt, kommt man wohl zu dem Schluss, dass wir die Außerirdischen weniger auf der dunklen Seite des Mondes als in unserem Kopf suchen sollten. Und nun, da sie sich einmal dort eingenistet haben, werden sie unseren Planeten wohl so bald nicht wieder verlassen.

Literatur und Filme

… über Entführung durch Außerirdische gibt es wie Sand am Meer, auch Dokumentationen über berühmte Fälle wie den der Hills, aber das Syndrom selbst war offenbar noch nie Thema eines Romans oder Spielfilms.

Siehe dazu auch posttraumatische Belastungsstörung beim Berserker-Syndrom.

Berserker-Syndrom:
blinde Wut und Bärenkräfte

Andere Bezeichnung:
im Englischen auch Blind rage syndrome

Wenn sie in Rage geraten, und sei der Anlass noch so trivial, reagieren sie blindwütig: Um den Urheber ihres Zorns zu vernichten, schlagen sie alles kurz und klein und entwickeln dabei schier übermenschliche Kräfte. Verletzungen spüren sie nicht, mögliche Konsequenzen für Leib und Leben fürchten sie nicht, ihr Verstand ist ausgeschaltet. Und wenn der Rausch vorüber ist, können sie sich oft an nichts mehr erinnern. Diese Menschen – vorwiegend jüngere weiße Männer – leiden am Berserker-Syndrom.

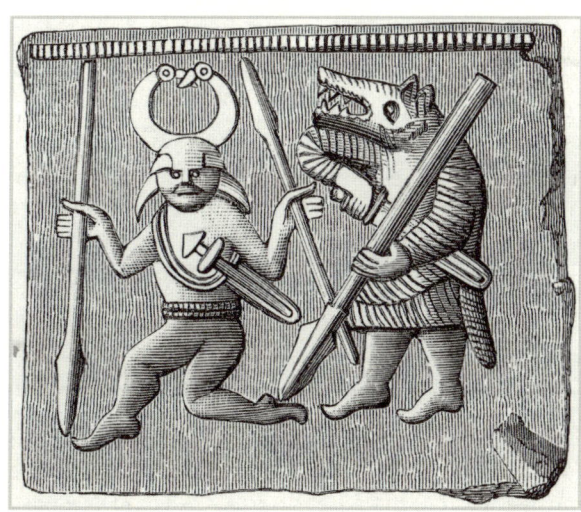

Ein Berserker, gekleidet in eine Bärenhaut, zieht sein Schwert (Holzschnitt einer Helmzier aus der Vendelzeit [550–800 n. Chr.], gefunden im mittelschwedischen Öland).

Wie Menschen reagieren, die von Berserkerwut ergriffen werden, zeigen die Fallbeispiele:

Ein Amerikaner überrascht seine geschiedene Frau beim Verkehr mit einem anderen Mann – er im Garten, die beiden hinter der großen Wohnzimmerscheibe. „Das Nächste, was ich weiß, ist, dass ich drinnen bin, bedeckt mit Glasscherben – aber ohne einen Kratzer –, oben auf meiner Frau, die ich totgeschlagen habe." Bei der Verhaftung wegen Mordes ist der Mann fassungslos und beharrt darauf, sich an nichts erinnern zu können. Der Liebhaber der Frau berichtet, der Mann sei durch die Fensterscheibe gebrochen, habe ihn niedergeschlagen und dann seine Ex-Frau zu Tode geprügelt.[4]

Ein junger Amerikaner schwedischer Abstammung nimmt mit seinen Freunden einen Drink in einer Lounge, wo an der Bar einige Autoverkäufer einen großen Abschluss feiern. Einer der Verkäufer macht sich wiederholt über die Schuhe des jungen Mannes lustig. Als der sich der Bar nähert, um neue Drinks zu holen, sieht er das Gesicht des Spötters auf einmal überscharf vor sich, während die Gesichter der Umstehenden verschwimmen [...] Kurz darauf verlässt der junge Mann die Lounge. Er hat keine Erinnerung daran, dass er den Autoverkäufer mit einer Waffe, die er stets bei sich trägt, erschossen hat.[4]

„Er feuerte und ich spürte ein Brennen an meiner Wange. Ich [...] feuerte mit meinem M-16 zurück und leerte mein ganzes Magazin in ihn. Dann sah ich Blut von meiner Hand tropfen und wurde verrückt vor Wut. Ich zog ihn ins Reisfeld und schlitzte ihn mit meinem Messer auf. Als ich fertig war, sah er wie eine Flickenpuppe aus, mit der ein Hund gespielt hatte. [...] Danach fühlte ich mich völlig verändert. Ich konnte nicht genug bekommen, ich spürte einen solchen Hass in mir. [...] Und es wurde mit der Zeit immer schlimmer. Ich liebte dieses Scheiß-Töten. Je mehr ich tötete, desto besser fühlte ich mich; das linderte den Schmerz ein wenig."[3]

„Alle außer mir stellten das Feuer ein, und irgendwann hörte auch ich auf. Es war still. Ich fühlte mich wie ein Gott, diese Kraft durchströmte mich. Jeder hätte mich da abknallen können – aber ich war unverwundbar."[3]

„[Das Verlangen nach Rache] fraß mich auf. Es fraß meinen Verstand. [...] Ich hätte jeden Tag einen dieser Schlitzaugen erwürgen können, und es wäre nicht genug gewesen. Ich nahm es mit mir nach Hause. Ich verlor all meine Freunde, schlug meine Schwester, griff meinen Vater an. Ich wütete einfach gegen jeden und alles. Alle 3 Tage explodierte ich völlig ohne Grund. Ich saß ganz ruhig da, und dann kam dieses Ungeheuer aus mir heraus mit einer unvorstellbaren Wut. Ich war also nicht nur einfach drüben. Ich habe es mit mir hierhin zurückgebracht."[3]

Berserkern im Mittelalter und heute

„Berserker" wird gewöhnlich mit „Bären-Haut" übersetzt und bezieht sich auf die Kleidung, die die Wikinger in der Schlacht trugen; aber auch die Übersetzung „bloße Haut" (= ohne Rüstung) ist gängig.[1] Erstmals erwähnt werden Wikingerkrieger, die in der Schlacht einem Blutrausch verfallen, in einem altnordischen Gedicht aus dem 9. Jahrhundert, das von dem isländischen Dichter Snorri Sturluson im 13. Jahrhundert aufgegriffen und erweitert wurde: „[Odins] Mannen stürmten ohne Brünnen [Rüstung] voran, und sie waren wild wie Hunde oder Wölfe. Sie bissen in ihre Schilde und waren stark wie Bären oder Stiere. Sie töteten Menschen mit einem Schlag, aber weder Feuer noch Eisen konnte ihnen etwas anhaben. Man nannte dies *Berserkergang* [zum Berserker werden]."[2] In diesem Epos werden Berserker als tierisch wild, gewalttätig und unverwundbar geschildert.

Die ungezügelte Angriffswut dieser mittelalterlichen Krieger ist bis heute sprichwörtlich: „Toben wie ein Berserker" heißt alles zerstören, ohne Rücksicht auf fremde oder eigene Verluste. Kennzeichnend für das moderne Berserker-Syndrom sind blinde Wut, gefolgt von Erinnerungsverlust (Amnesie), Aggressivität, die beim geringsten Anlass explodieren kann, dann aber durchaus zielgerichtet ist; und „Bärenkräfte", verbunden mit der Überzeugung, selbst unverwundbar zu sein. So erlebte der amerikanische Psychiater Armando Simon seine Patienten (von ihm stammen die ersten beiden Fallbeispiele).[4] Auffällig sind die geradezu übermenschlichen Kräfte der Betroffenen – es ist nicht so leicht, durch eine Fensterscheibe zu springen (Fall 1), und Simon berichtet von einem anderen Patienten, der einen schweren massiven Holztisch mit bloßen Händen zertrümmerte. Dabei betont er, dass all diese Männer nicht unter Alkohol oder Drogen gestanden hätten.

Blinde Wut in anderen Kulturen

Berserkerwut gilt als kulturgebundene Affektstörung, die historisch Nordmänner befiel. Auch die irisch-keltische Mythologie kennt Krieger wie Cuchulain, die im Kampfrausch ob ihrer „Wutverzerrungen" unüberwindlich sind. Als ähnliches kulturgebundenes Syndrom gilt das malaiische Phänomen des Amoklaufs, bei dem das Töten allerdings in der Regel nicht zielgerichtet ist, sondern wahllos erfolgt und die Täter sich später ebenfalls nicht an die Tat erinnern können (retrograde Amnesie, siehe Korsakow-Syndrom, Band 1).

Was lässt einen Mann* zum Berserker werden?

Früher sind häufig „Zaubertränke" mit Beimischung verschiedener halluzinogener Pilze (Fliegenpilz, Mutterkorn) und Pflanzen (Sumpfporst) für die „Berserkerwut" verantwortlich gemacht worden, doch die Symptome passen nur bedingt, und die These wird heute nur noch selten vertreten.[1] Andere Theorien spekulieren über genetische oder medizinische Prädispositionen oder psychische bzw. neurologische Erkrankungen (z.B. Bipolarstörungen, Epilepsie)[1], ohne dies allerdings überzeugend zu belegen.

Nach einer neueren Deutung handelt es sich beim Berserker-Syndrom um ein Phänomen, das bereits in der Antike beschrieben wurde und so alt ist wie die Beziehung zwischen Mensch und Gewalt.[1] Der klinische Psychiater Jonathan Shay, der lange mit amerikanischen Kriegsveteranen gearbeitet hat, verweist auf die Kontinuität der Auswirkungen von Kriegen auf die menschliche Psyche, vom Trojanischen Krieg, den Homer in seiner *Ilias* (7./8. Jahrhundert v. Chr.) so eindringlich schildert, bis zum Vietnamkrieg (ca. 1955–1975). Er sieht im Berserkerverhalten die Folge eines psychischen Zusammenbruchs von Menschen, die extremer Gewalt ausgesetzt sind, eine posttraumatische Belastungsstörung (PTBS).[2, 3] Shay (von ihm stammen die Fallbeispiele 3–5) erkennt eine ununterbrochene Kette traumatischer Kriegsereignisse von den antiken Griechen bis in unsere Tage, und er schreibt:

„Wenn Soldaten den Berserker-Zustand überleben, führt dies psychologisch zu emotionaler Kälte und Anfälligkeit für explosive Wut und psychisch zu einer ständigen Überreiztheit [...] typische Kennzeichen einer posttraumatischen Belastungsstörung bei Kriegsveteranen. Meine klinische Erfahrung mit Vietnamkriegs-Veteranen hat mich davon überzeugt, dass der Berserkerzustand im Zentrum ihrer schweren psychologischen und psychophysiologischen Verletzungen steht."[3]

Demnach hieße „zum Berserker werden" in diesem Kontext, durch einen Adrenalinschock unter einer Überdosis körpereigener Opioide zu stehen, die dazu führen, dass der Betroffene, ob Soldat oder Zivilist, weder Angst noch Schmerz fühlt, sich für unverwundbar hält und geradezu übermenschliche Kräfte entwickelt. Zudem ist bekannt, dass traumatische Ereignisse häufig zu Erinnerungslücken führen. Wenn man Dr. Shay folgt und das Berserker-Syndrom als Resultat einer posttraumatischen Belastungsstörung sieht, ste-

---

* In der Literatur ist praktisch nur von Männern die Rede, aber nach einer Stelle in der *Edda* gab es auch Berserkerinnen: „Wölfinnen waren es, Weiber kaum."

hen Homers Achill (der nach dem Tod seines Gefährten Patroklos in Raserei verfällt), Berserker und Vietnamveteranen alle in einer Reihe[1], und diese Wut wird es geben, solange es Kriege oder andere Formen extremer Gewalt gibt.

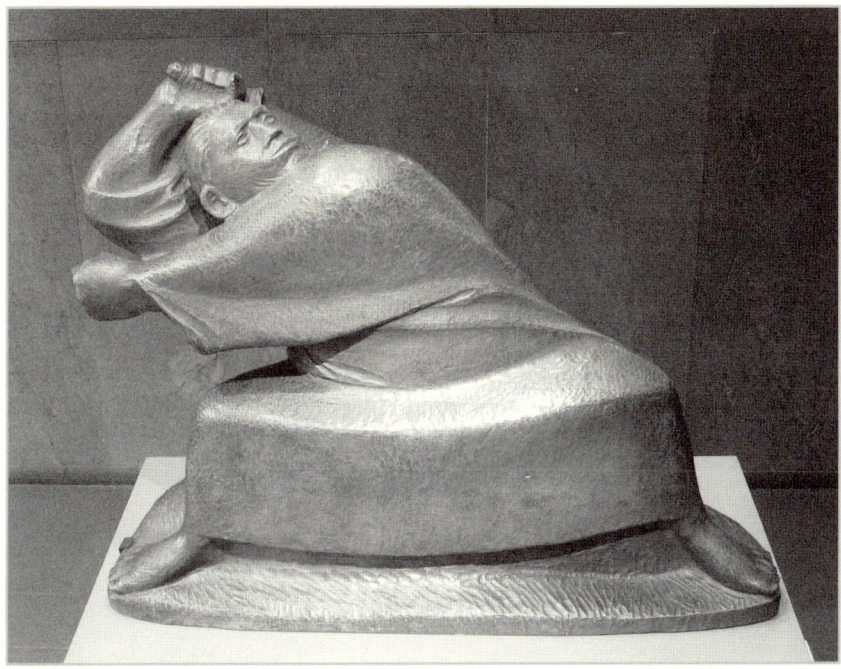

Auch die Bildhauerei hat sich des Themas angenommen: Hier eine Holzskulptur von Ernst Barlach (1910). Er schrieb dazu: „Der Berserker ist mir der kristallisierte Krieg." (Foto: Rufus46/Wikimedia)

Literatur und Kunst – Berserker allenthalben

Das Berserker-Motiv findet in der Kunst so häufig Verwendung, dass hier nur wenige Beispiele genannt werden können.

In R. R. Tolkiens Roman *Der kleine Hobbit* (1937) wird Beorn, ein Nachfahre der Nordmenschen, zum Berserker und verwandelt sich in der „Schlacht der fünf Heere" tatsächlich in einen Bären. Auch einige von Robert E. Howards Charakteren, z. B. *Conan, der Barbar* (ab 1932), können im Kampf Berserkerwut entwickeln.

In den Marvel-Comics steigert sich der Superheld Wolverine gern in Berserkerwut, und auch der gewaltige Hulk hat einen kurzen Geduldsfaden und ist ständig in Rage.

In dem Spielfilm *Der 13. Krieger* (1999), der auf Michael Crichtons Roman *Eaters of the Dead* basiert, wird eine Wikingersiedlung von einer Horde kampfeswütiger Berserker in Bärenfellen bedroht; angedeutet wird, dass es sich dabei um eine Restgruppe Neandertaler handeln könnte. Berserker-verhalten in Uniform schildert Oliver Stones Film *Platoon* (1986), der im Vietnamkrieg spielt.

In dem Computerspiel *Lord of the Rings: The Third Age* tauchen Berserker (Typ Uruk-hai) auf, und in *Star Wars Galactic Battlegrounds* verfügen die Wookies über eine Spezialeinheit von Berserkern.

Berserker war 1984 der Titel eines Albums von Gary Newman, dessen Titelmusik damals zu den Top 30 der UK-Hitliste gehörte.

Und wenn Sie Lust haben, können Sie sich auch einen Berserker-Cocktail mixen (offenbar mögen es die harten Kerle süß):

Berserker
2 cl Amaretto-Likör
1 Glas Ananassaft

Skål!

Bonnie-und-Clyde-Syndrom: kriminelle Anziehungskraft

Andere Bezeichnung: Hybristophilie

Auf manche Frauen üben kriminelle Männer eine starke erotische Anziehungskraft aus – je monströser die Taten, desto größer die Zahl der Verehrerinnen. Diese Frauen stammen aus allen Gesellschaftsschichten, von der Kellnerin bis zur Anwältin. Sie schreiben Schwerverbrechern leidenschaftliche Briefe, besuchen sie im Gefängnis, zahlen ihre Anwaltskosten. Und einige machen sogar gemeinsame Sache mit dem Objekt ihrer Begierde und werden selbst kriminell; dabei reichen die Taten von versuchter Gefangenenbefreiung über Mordversuch bis zum Mord.

Hier einige Fallbeispiele, die die unheilvolle Attraktivität dieser Männer für bestimmte Frauen erahnen lassen:

1974 heiratet die deutsche Krankenschwester Gisela Deike (24) den Metzgergesellen und vierfachen Kindermörder Jürgen Bartsch (28) im Gefängnis. Jahrelang hat sie ihm Briefe geschrieben, da sie ihn sehr sympathisch findet und ihm die Einsamkeit der Einzelhaft – er ist zu 10 Jahren Jugendstrafe verurteilt – erleichtern möchte. Mit der Heirat will sie sich „ganz zu ihm bekennen"; sie hofft auf Heilung und irgendwann auf ein normales Familienleben.

Als Rosalie Martinez 1995 die Pflichtverteidigung für den Trucker Oscar Ray Bolin Jr. übernimmt, ist sie verheiratet und bei der Staatsanwaltschaft beschäftigt. „Oscar, der Schlächter" ist angeklagt, drei Frauen in Florida brutal vergewaltigt und ermordet zu haben. Die Begegnung mit ihm habe ihr „den Atem verschlagen", so Martinez später, und sie habe seine tiefe Einsamkeit gespürt. In seiner Zelle lässt sie sich mit ihm ein, wird entdeckt, verliert ihren Job. Sie verlässt ihren Mann und ihre vier Töchter und heiratet Bolin noch im gleichen Jahr in einer Telefonzeremonie.[5]

Ted Bundy, Serienkiller, Vergewaltiger und Leichenschänder, hat an die 30 Morde gestanden. Das hindert seine Freundin Carol Anne Boone nicht, Geld ins Gefängnis zu schmuggeln, mit dem er einen Ausbruch finanzieren will. Kurz bevor

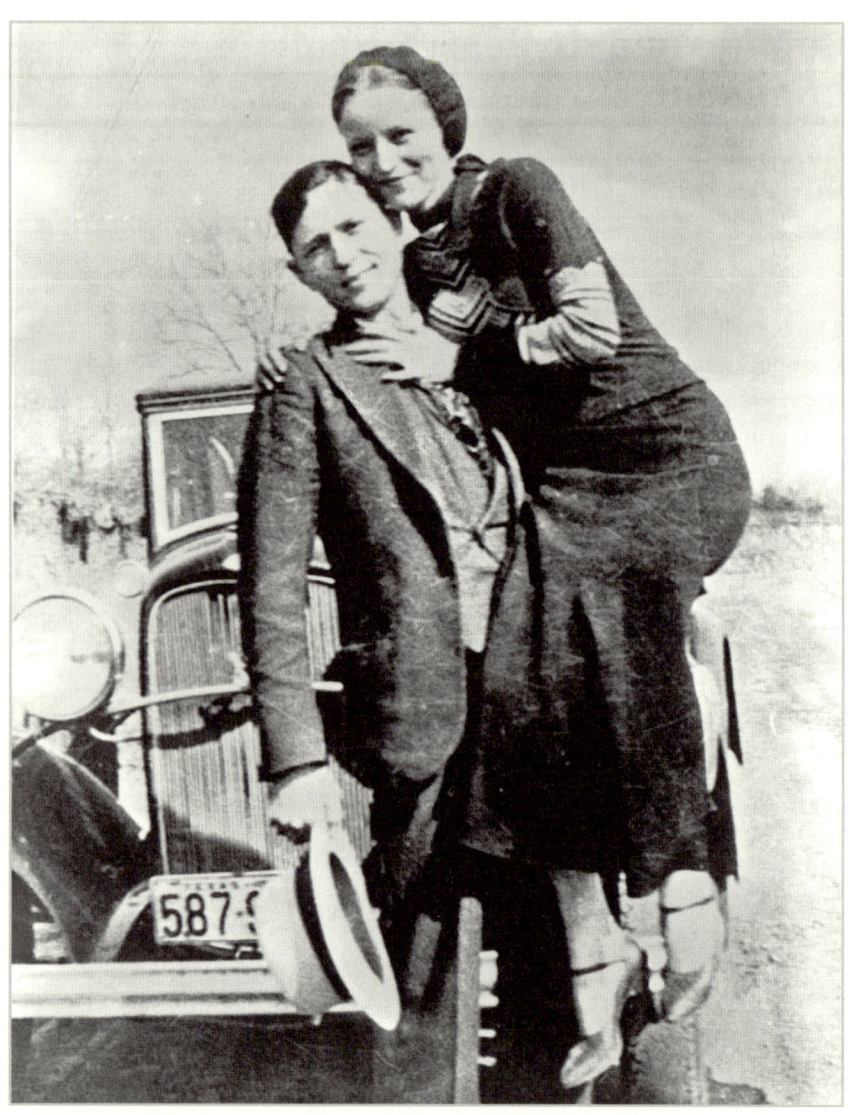

Das Gangsterpaar Bonnie Parker und Clyde Barrow posiert vor einem 1932er Ford V-8 (Aufnahme zwischen 1932 und 1934; Library of Congress).

er 1980 zum Tode verurteilt wird, heiratet sie ihn – fest überzeugt, er sei unschuldig und das Urteil ein Justizirrtum.[5]

Die amerikanische Bühnenautorin Veronica Lynn Compton (23) schreibt dem „Hillside Strangler" Kenneth Bianchi, der in den 1970er Jahren zahlreiche

Frauen entführte, vergewaltigte und ihre zerstückelten Leichen über die Hügel von Los Angeles verteilte, und bittet ihn um seine Meinung zu ihrem Stück über eine Serienkillerin. Im Lauf ihres Briefwechsels verliebt sie sich heftig in ihn und plant, seine „Unschuld" zu beweisen, indem sie eine junge Frau nach seinem Modus operandi umbringt. Bei einem Besuch im Gefängnis steckt er ihr einen Gummihandschuh mit seinem Sperma zu, um die Leiche damit zu besprenkeln [damals gab es noch keinen DNA-Nachweis] und vorzutäuschen, der „Hillside Strangler" befinde sich noch auf freiem Fuß. Aber Compton vermasselt die Sache, das Opfer entkommt. [2, 4]

Fatale Anziehung

Hybristophilie bedeutet, frei übersetzt, „jemanden lieben, der anderen Gewalt antut". Der amerikanische Sexualpsychologe John Money definiert Hybristophilie als eine „deutlich von der Norm abweichende sexuelle Neigung, bei der es eine Person erregt, einen Sexualpartner zu haben, der eine Gewalttat oder ein Verbrechen begangen hat, wie Vergewaltigung, Mord oder Raubüberfall". [3] Dabei sind es vor allem Frauen, die sich von kriminellen Männern angezogen fühlen – und diese Faszination manchmal mit dem Verlust ihrer bürgerlichen Existenz, im Extremfall sogar mit dem Leben bezahlen (siehe unten).

Populär geworden ist diese eigenartige sexuelle Beziehung unter der Bezeichnung Bonnie-und-Clyde-Syndrom: Bonnie Parker war gerade 20, als sie den um ein Jahr älteren Clyde Barrow 1930 im Haus einer Freundin traf. Es war „Liebe auf den ersten Blick" zwischen der Kellnerin, die sich von ihrem Mann getrennt hatte, und dem jungen Gangster. Der Fortgang der Geschichte ist bekannt: Die beiden tun sich zusammen, scharen eine Gang um sich und ziehen raubend und mordend durch den Mittleren Westen, bis sie schließlich 1934 in eine Polizeifalle laufen und von mehr als 100 Schüssen durchsiebt sterben.

Häufigkeit und Geschlechterverteilung

Das Phänomen Hybristophilie ist wissenschaftlich kaum erforscht, es gibt fast nur anekdotische Fallschilderungen und Interviews [3]; am eingehendsten sind Beziehungen zwischen Gefängnisinsassen und Gefängnispersonal erforscht. Hybristophilie sei ein Tabu, klagt der kanadische Kriminologe

Philippe Bensimon von der University of Montreal in einer aktuellen Studie (2016), das von den Gefängnisbehörden totgeschwiegen und nicht einmal bei der Ausbildung ihres Personals behandelt werde.

Wie Bensimon bei einer Untersuchung von mehr als 300 Fällen fand, beträgt die Häufigkeit an diesem sehr speziellen Arbeitsplatz rund 4 Prozent, wobei weibliches Personal mit ca. 70 Prozent deutlich häufiger auffällig wird als männliches (obwohl weniger Frauen als Männer im Strafvollzug arbeiten). Dabei bleibt kaum eine Berufssparte ausgenommen: Vollzugsbeamtinnen, Psychologinnen, Psychiaterinnen, Kriminologinnen, Krankenschwestern, Sozialarbeiterinnen, Lehrerinnen, Köchinnen, Ehrenamtliche, Seelsorgerinnen, ganz gleich, ob jung oder alt.[1] Das Problem ist also belegt, nur am Problembewusstsein mangelt es noch.

Fanpost für Massenmörder und eine Menge Hypothesen

Dass Serienkiller – vor allem solche mit viel Medienpublizität – waschkörbeweise weibliche Fanpost erhalten, ist seit langem bekannt. Spitzenreiter ist dabei der norwegische Massenmörder Anders Breivik mit 800 Briefen pro Jahr.[1] Dieses Phänomen ist so häufig, dass Fachleute von „Gefängnis-" oder „Serienkiller-Groupies" sprechen.[3] Frauen, die sich zu Serienkillern hingezogen fühlen, sind gewöhnlich in ihren Dreißigern oder Vierzigern und weisen oft ein nur geringes Selbstbewusstsein auf; allen gemein ist, dass sie ihre vermeintliche Beziehung mit aller Macht zu schützen suchen.[3, 5]

Was treibt Frauen zu einem derart verblendeten, selbstzerstörerischen Verhalten? Da gibt es eine Menge Hypothesen, aber kaum gesicherte Fakten. Vermutet wird zum Beispiel, dass manche Frauen vom „Sexy bad boy"-Image der Schwerverbrecher fasziniert sind und darin den Reiz des Verbotenen sehen, das ultimative Tabu und damit auch das ultimative Aphrodisiakum – ein notorischer Partner ist nötig für sexuelle Erfüllung.[3, 1] Auch das Helfersyndrom könnte für so manche Frau eine Rolle spielen. Sie hofft, ihren Liebsten zu ändern und zu retten und befriedigt damit auch ihr Bedürfnis nach Drama – zu gestehen, dass man einen Serienmörder liebt, ist ein sicheres Ticket in eine Talkshow. Andere Frauen sehen den „kleinen Jungen" in dem Killer und wollen ihn bemuttern.[5, 3, 1]

Noch andere sehen in dem Häftling, so seltsam es klingen mag, den „perfekten Freund".[5] Eine solche Frau kann von Liebe sprechen, muss aber weder kochen noch waschen noch trägt sie für ihn Verantwortung im Alltag. Allein ihre romantische Phantasie über ihre Beziehung ist wichtig, und die hat keine Basis in der Realität, denn säße der Mann nicht im Gefängnis, gäbe es diese Beziehung gar nicht.[5] So weiß sie immer, wo er ist. Der „perfekte Freund" verbringt seine Freizeit im Fitnessraum, seine Abende mit dem Schreiben von Briefen und Gedichten. Ein Traumgeliebter (er muss nicht einmal gut aussehen) – und dieses Mal sitzen die Frauen am längeren Hebel: Sie sind frei und haben das Geld. Und Frauen, die schon Erfahrungen mit gewalttätigen Beziehungen gemacht haben, können von Liebe träumen, ohne sich physisch in Gefahr zu begeben.[4] Hier wie beim Helfersyndrom ist der sexuelle Aspekt vermutlich von eher untergeordneter Bedeutung.

Religiöser Eifer kann ebenfalls eine Rolle spielen. Das trifft z. B. für evangelikale Christinnen in der Gefängnishilfe zu, die die Sünder wieder zu Gott führen wollen und sich dabei in sie verlieben. Das klappt so gut wie nie, und die Überzeugung, der andere werde „ein neuer Mensch" werden, wenn er „sich dem Herrn ergibt", hat oft tragische Folgen – für die beiden australischen Schwestern Alice und Rose, die ihre „Schützlinge" nach deren Entlassung heiraten, endete die Beziehung mit schweren Verletzungen bzw. dem Tod.[4]

Diskutiert werden auch weitere (schräge) Hypothesen, z. B. die vom biologisch tief verwurzelten Drang: Der Serienkiller als ultra-maskulin, als Alpha-Männchen, das seinem Weibchen Schutz und Status bietet. Denn als Primaten bevorzugen Weibchen das größte, lauteste und aggressivste Männchen, das klare Merkmale seiner Männlichkeit zeigt.* Ebenfalls diskutiert wird die Vermutung, es könne sich um ein Stellvertreter-Syndrom handeln: Die Frau fühle selbst die mörderischen Impulse in sich, die die Täter ausleben, und verspüre daher eine Mitschuld.[4]

Passiver und aggressiver Typ

Vielzahl und Heterogenität der Hypothesen zu den Ursachen der Hybristophilie machen deutlich, wie wenig wir über diese seltene psychische Störung eigentlich wissen. Im Grunde gibt es nicht viel mehr als eine Sammlung von mehr oder minder bizarren Fallbeispielen. Um wenigstens etwas Ordnung ins Chaos zu bringen, teilt man hybristophile Frauen je nach ihrem Verhalten

---

* Die Schimpansenforscherin Jane Goodall beobachtete einmal, wie Mike, das schwächste Männchen der Horde, zwei Blechkanister aus ihrem Vorratslager stahl und damit einen Höllenlärm veranstaltete. Damit stieg er in der Rangordnung schnurstracks zum Alpha-Männchen auf: Wer so unverschämt imponiert, muss eben was draufhaben.

in zwei Gruppen ein: Diejenigen, die Schwerverbrechern mit Briefen, Besuchen und Gebeten zur Seite stehen, sich aber nicht an deren kriminellen Machenschaften beteiligen, werden als *passiver Typ* bezeichnet. Beim *aggressiven Typ* unterstützen die Frauen hingegen ihre kriminellen Männer aktiv bei ihren Verbrechen.

Die Frauen in den ersten beiden Fallbeispielen gehören zum passiven Typ; Bonnie, die ein aktives Gangmitglied war, gehört dem *aggressiven Typ* an, ebenso Compton (Fall 4) wie auch die belgische Lehrerin Michelle Martin, die ihren Mann Marc Dutroux bei der Vergewaltigung und Ermordung junger Mädchen unterstützte.[1] Carol Anne Boone (Fall 3) neigt dem aggressiven Typ zu, durchschaut aber schließlich die manipulative und psychopathische Natur ihres Ehemannes und sagt sich von ihm los.

Was aus ihnen wurde

Dem Ehepaar Bartsch (Fall 1) wurde zunächst der körperliche Vollzug der Ehe zugesagt, die Zusage aber dann widerrufen. Daraufhin entschloss sich Jürgen Bartsch zu einer Kastration und starb 1976 aufgrund eines Narkosefehlers.
Oscar Ray Bolin (Fall 2) wurde 2016 in Florida hingerichtet.
Carol Ann Bone (Fall 3) bekam ein Kind, als dessen Vater sie Ted Bundy angibt. Jahre später erkannte sie, dass er tatsächlich schuldig war und sie manipuliert hatte, und zog mit ihrem Kind fort.
Während Veronica Lynn Compton (Fall 4) wegen Mordversuchs im Gefängnis saß, heiratete Bianchi eine andere Verehrerin. Über diesen Verlust tröstete sich Compton mit einem weiteren Serienkiller, der ihr als Valentinsgruß einen kopflosen Frauenkörper schickte.

Ob Beate Zschäpe, Angeklagte im NSU-Prozess, die zwei rassistisch motivierten Massenmördern jahrelang den Haushalt führte, in die Kategorie Hybristophilie fällt, ist nicht bekannt. Wie Michelle Martin sieht sie sich nach Aussagen ihrer Anwälte als Opfer ihrer mörderischen Freunde.

Und hybristophile Männer? Über sie ist nicht viel bekannt – es gibt eben so wenige weibliche Serienkiller. Aufsehen erregte der Fall des Jurastudenten James Whitehouse, der 1987 die 15 Jahre ältere Susan Atkins heiratete, die als Mitglied der berüchtigten Manson-Familie an zahlreichen brutalen Gewaltakten beteiligt war (darunter am Mord an der schwangeren Sharon Tate, Ehefrau des Filmregisseurs Roman Polanski). Die Ehe hielt bis 2009, als Atkins an einem Hirntumor starb.

Filme, Comics, Musik

Was hat gerade Bonnie und Clyde so berühmt gemacht, dass die Geschichte dieses Gangsterpärchens mehrfach verfilmt wurde? Nun, die beiden sahen gut aus. Sie lebten wild und gefährlich, liebten sich leidenschaftlich und starben jung. Und Bonnie schrieb Gedichte ... Das ist der Stoff, aus dem großes Kino gemacht wird!

Das Leben der beiden berühmtesten amerikanischen Outlaws der 1930er Jahre wurde in Hollywood mehrfach verfilmt. Den cineastischen Ruhm des Gangsterpaares begründete der biografische Spielfilm *Bonnie and Clyde* (1967) mit Warren Beatty und Faye Dunaway in den Hauptrollen. Während der Film auf der einen Seite ein romantisch-glamouröses Bild der Geschehnisse zeichnete, machte er auf der anderen Seite vor Sex und Gewalt nicht halt – ein Novum für die damalige Zeit. Der Film wurde mit zwei Oscars ausgezeichnet und gehörte zu den ersten 100 Filmen, die für die National Film Registry der USA ausgewählt wurden.

Im Gegensatz dazu schildert der aktuelle Netflix-Film *Highwaymen* (2019) die Story aus der Sicht zweier abgehalfterter Texas-Ranger. Anders als in seinem klassischen Vorgänger werden Bonnie und Clyde in dieser Version nicht glorifiziert – wer's eher realistisch mag, dem wird dieser Film mit seinen großartigen Hauptdarstellern Kevin Costner und Woody Harrelson gefallen.

Die klassische aggressive Form der Hybristophilie verkörpert auch die Figur der Harleen Quinzel alias Harley Quinn, bekannt aus Comics, TV-Shows und dem Fantasy-Film *Suicide Squad* (2016). Harley Quinn startet ihre Karriere als Psychiaterin am Gotham Hospital im Arkham Asylum. Dort trifft sie den Clown-Prinzen des Bösen, Joker, verliebt sich augenblicklich in ihn und ermöglicht ihm den Ausbruch aus der Anstalt. Zwischen beiden entwickelt sich eine Hassliebe, mal ist sie seine Geliebte, mal seine Widersacherin.

Im März 2019 wurde Hybristophilie in dem Münsteraner *Tatort* „Spieglein, Spieglein ..." thematisiert: Ein einsitzender Serienmörder veranlasst sein Groupie, Ebenbilder der Menschen zu töten, die ihn ins Gefängnis gebracht haben – also die Stars des Münsteraner Ermittler-Teams. Sehr konstruiert!

Im Jahr nach dem gleichnamigen Film kam der sehr erfolgreiche Song *Bonnie and Clyde* von Serge Gainsbourgh und Brigitte Bardot heraus, in dem die brutalen Ereignisse als tragische romantische Liebesgeschichte dargestellt werden. Auch die Kölner Punkband Die Toten Hosen hat 1996 einen Song unter dem Titel *Bonnie & Clyde* veröffentlicht.

Wie ihr gemeinsamer Weg mit Clyde enden würde, ahnte Bonnie bereits 1932; hier die erste und die letzte Strophe ihres Gedichts:

The Trail's End
You've read the story of Jesse James
of how he lived and died.
If you're still in need;
of something to read,
here's the story of Bonnie and Clyde.
[...]

Some day they'll go down together
they'll bury them side by side.
To few it'll be grief,
to the law a relief,
but it's death for Bonnie and Clyde.

Natürlich haben die beiden auch ihren eigenen Cocktail:

Bonnie und Clyde
4 Kugel Limonen- oder Passionsfruchtsorbet
4 cl Zitruswodka
2 cl Granatapfelsaft
2 cl Spumante

Man gebe zwei Kugeln Eis mit dem Zitruswodka in zwei Gläser, anschließend den Granatapfelsaft in eines davon. Beide Gläser mit Spumante auffüllen und mit einem Zweig Minze garnieren. Beim Anschauen des Films zu zweit genießen.

Siehe auch De-Clérambault-Syndrom (Band 1).

Brain-Fag-Syndrom:
ein Zusammenprall von Kulturen?

Es trifft westafrikanische, vor allem nigerianische Schüler und Studenten, Mädchen wie Jungen, und macht ihnen das Leben und besonders das Lernen schwer: Kopf und Nacken kribbeln und brennen, Lern- und Konzentrationsschwierigkeiten, Zeilen, die vor den Augen verschwimmen – all das lässt die jungen Leute, die am Brain-Fag-Syndrom leiden, um ihren akademischen Erfolg fürchten und stürzt sie in tiefe Verzweiflung.

Hier zwei Berichte über klassische Symptome des Brain-Fag-Syndroms:

„Ich hatte das Gefühl, als versuchten spitze Würmer in mein Gehirn einzudringen", schildert ein 22-jähriger nigerianischer Medizinstudent seine Beschwerden. „Ich schreibe diese Gefühle einem spirituellen Angriff zu und beginne zu beten, denn ich kann mich nicht mehr auf meine Studien konzentrieren oder lesen [...] Ich habe das Gefühl, ein Ofen wolle mein Gehirn schmelzen [...] Später hatte ich das Empfinden, mein Gehirn sei mir weggenommen, hänge fern von mir in der Luft, so dass ich nicht denken kann." Er fürchtet, dass diese Hitze im Hirn und das Krabbeln im Kopf, Benommenheit und Konzentrationsschwierigkeiten seinen Studienerfolg gefährden.[2]

Ein 20-jähriger Student klagt über „brennende Hitze bzw. Schmerzen in Kopf und Nacken". Zudem fällt es ihm schwer, sich zu konzentrieren, Dinge aufzunehmen und Gelerntes wieder abzurufen, als sei das „Gehirn [...] leblos oder arbeite nicht". Manchmal sieht er nur verschwommen und er schläft auch schlecht. Der Student möchte seine Ausbildung gerne fortsetzen und sorgt sich wegen seiner Symptome.[1]

Ein kulturgebundenes Syndrom im Wandel der Zeiten

Erstmals beschrieben wurde das Brain-Fag-Syndrom 1960 in Nigeria. Der gerade einmal 23-jährige kanadische Psychiater Raymond Prince (1934–2012) begann seine Karriere 1957 auf Bitten der britischen Kolonialregierung in Nigeria, zu diesem Zeitpunkt noch Britisch-Westafrika: „Ich fand mich plötzlich in eine völlig anderen Welt katapultiert", schrieb er damals. „In

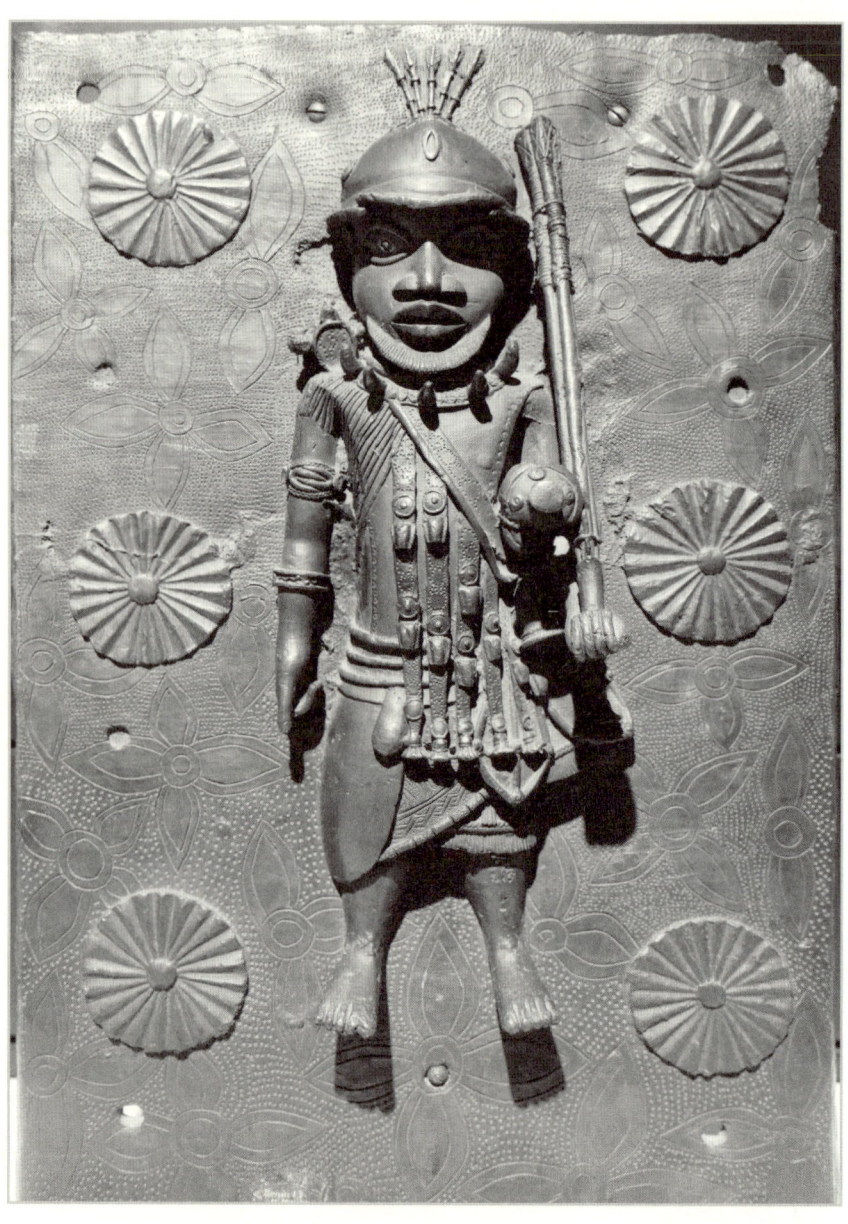

Bis zu seiner Unabhängigkeit 1960 gehörte Nigeria rund ein Jahrhundert lang
zum britischen Kolonialreich, und das Erziehungssystem ist britisch geprägt –
für viele nigerianische Schüler und Studenten ein Problem. Diese Plakette aus
dem 17. Jahrhundert gehört zu den ersten Abbildungen, die einen europäischen
Forscher oder Händler zeigen (Edo-Bronze, Königreich Benin, Nigeria;
Foto: Marie-Lan Nguyen/Wikimedia).

Brain-Fag-Syndrom: ein Zusammenprall von Kulturen?

Kanada hockte ich ganz unten am Totempfahl und stand dem psychiatrischen ‚System' sehr kritisch gegenüber. In Nigeria war ich hingegen ein Jahr lang der einzige Psychiater des Landes [...], es gab niemanden zu kritisieren. Psychiatrie – das war ich!"[7]

Bald stieß er an seiner neuen Wirkungsstätte auf eine ungewöhnliche Störung unter nigerianischen Studenten: „Hier konzentrierten sich die körperlichen Beschwerden auf den Kopf; Brennen, Schmerzen, ein Gefühl der Leere, Kribbeln und das Empfinden krabbelnder Würmer – damit einher ging das Unvermögen, sich zu konzentrieren und Texte zu verstehen. Manchmal mussten die Studenten ihre Studien aufgeben [...] Allmählich, nachdem ich dieses Muster mehrfach gesehen hatte, dämmerte es mir, dass es sich um ein eigenständiges Syndrom handelte. Ich nannte es *brain fag**, weil einige der Studenten es so bezeichneten und einer Überanstrengung ihres Gehirn zuschrieben."[5, 7]

So beschrieb Prince, einer der Gründerväter der transkulturellen Psychiatrie, 1960 seine Beobachtungen im gerade unabhängig gewordenen Nigeria. Neben den typischen körperlichen Beschwerden im Kopfbereich gehören zu den Symptomen kognitive Probleme (Schwierigkeiten beim Verstehen, Lernen und Erinnern von Geschriebenem oder Gehörtem), Sehstörungen (verschwommenes Sehen, schmerzende bzw. tränende Augen), Schlafprobleme (Müdigkeit und Erschöpfung trotz ausreichender Nachtruhe) und oft ein unglücklicher, angespannter Gesichtsausdruck sowie charakteristische Gesten, wie sich mit der Hand über den Kopf streichen oder sich den Scheitel reiben.[4, 1] Nicht selten geht das Syndrom mit weiterer körperlichem Missempfindungen, Angstzuständen und Depressionen einher. Im DSM 5 (einem wichtigem Klassifikationssystem in der Psychiatrie) wird das Brain-Fag-Syndrom heute unter „kulturgebundene Angststörung" erwähnt.

Was heißt „kulturgebunden" in der Psychiatrie?

Prince definierte 1987 ein kulturgebundenes Syndrom als „eine Sammlung von Anzeichen und Symptomen (ohne auf deren Ursachen einzugehen), die auf eine begrenzte Zahl von Kulturen beschränkt ist, und zwar hauptsächlich aufgrund der psychosozialen Merkmale dieser Kulturen".[6] Dabei stellt er den Symptomkomplex – also das Syndrom – in den Vordergrund, denn dieses, einmal ausreichend beschrieben, sei zeitunabhängig und von jedem Interessierten wie-

---

*   Abgeleitet von *brain fatigue*, im Sinne von Gehirnermüdung und Erschöpfung durch zu viel Denken.

derzuerkennen, während sich die Krankheitsursachen und Etiketten, die man
einem Syndrom zuschreibt, im Lauf der Zeit ändern können.

Allgemein kann man sagen, dass ein kulturgebundenes neuropsychologischen
Syndrom in seiner eigenen Kultur bekannt ist und als Krankheit angesehen wird,
während es in fremden Kulturen unbekannt ist oder nicht verstanden wird.
Neben psychischen können auch körperliche Symptome auftreten („Würmer im
Kopf" beim Brain-Fag-Syndrom) oder es kann sich allein um Verhaltensstörun-
gen handeln (Amok, Schreckreaktion beim Jumping-Frenchman-Syndrom, siehe
Band 1). Einige kulturgebundene Syndrome weisen in verschiedenen geografi-
schen Regionen ähnliche Symptome auf, die jedoch ihre eigene kulturelle und
historische Prägung zeigen (Dhat-Syndrom auf dem indischen Subkontinent,
Angst vor den Folgen der Onanie im Westen).

Was als kulturgebundenes Syndrom angesehen wird, ist auch von Moden und
Zeitströmungen abhängig. Anthropologen neigen dazu, die kulturspezifischen
Eigenheiten einer Krankheit zu betonen, während Ärzte und Psychiater eher auf
die neuropsychologischen Gemeinsamkeiten verweisen.

Häufig bei Schwarzafrikanern, bei Weißen so gut wie unbekannt

Prince zufolge war *brain fag* ein überaus häufiges „psychoneurotisches"
Syndrom in Nigeria – so häufig, dass ein Amtsarzt damals einmal zu ihm
meinte: „Wenn ein junger Mann mit Brille und europäischer Kleidung her-
einkommt, kann man sicher sein, dass er über ein Brennen im Kopf und sein
Unvermögen zu lesen klagen wird."[5, 3]

Zuerst wurde dieses Syndrom bei südlichen Völkern Nigerias, wie den
Yoruba, beobachtet, doch inzwischen auch in anderen afrikanischen Ländern
nachgewiesen, so in Liberia, Elfenbeinküste, Uganda, Malawi und Südafrika[2, 3, 4], und man findet es sogar in der schwarzafrikanischen Diaspora; bei
weißen Afrikanern ist dieses Syndrom hingegen so gut wie unbekannt.[4, 2]

Je nach Studie beträgt die Häufigkeit des Brain-Fag-Syndroms bei jungen
Nigerianern (Schülern, Studenten, Auszubildenden) 22–40 Prozent; in
Südafrika sind es immerhin noch 17–25 Prozent.[3] Früher nahm man an, es
treffe vorwiegend junge Männer, doch nach aktuellen Untersuchungen
(2017) leiden etwa gleich viele junge Frauen am Brain-Fag-Syndrom. Mög-
licherweise streben inzwischen mehr nigerianische Schülerinnen und
Studentinnen höhere Bildungsabschlüsse an, und damit wächst auch der
Leistungsdruck, der auf ihnen lastet.[3]

Mögliche Ursachen und Therapie

Bis zum 19. Jahrhundert, bevor der europäische Einfluss an Bedeutung gewann, waren schriftliche Texte und Schulen bei der Bevölkerung Südnigerias so gut wie unbekannt; diese Form der Bildung brachte erst die Kolonialzeit mit sich. Daher vermutete Prince einen „Clash westlicher und afrikanischer kultureller Werte" als Auslöser für das Brain-Fag-Syndrom[5, 3]: Die rigiden zeitlichen Regeln für Schüler und Studenten, wie sie die europäische Bildung kennt, müssten den Nigerianern als Zwangskorsett erscheinen, und europäische Lernmethoden gerieten in Konflikt mit ihrer anders gearteten Mentalität, was zu den besagten Symptomen führe.

Oft sind es hochmotivierte begabte Jungen und Mädchen aus einfacheren Verhältnissen, die am Brain-Fag-Syndrom erkranken. Sie stellen hohe Leistungsanforderungen an sich selbst, und auch ihre Familie und ihr Dorf setzen große Erwartungen in sie. Der Schulbesuch kostet Geld, die Schüler und Schülerinnen spüren den Druck, emsig zu lernen, ihre Prüfungen zu schaffen und das manchmal vom ganzen Dorf ausgelegte Geld zurückzuzahlen. Genauso reagieren Studenten auf eine emotionale Überforderung durch die hohen an sie gestellten Erwartungen mit einer Mischung aus physischen und psychischen Symptomen, wie sie für Brain Fag typisch ist – vielleicht eine Schutzreaktion, um nicht völlig zusammenzubrechen, so eine Vermutung.[4, 1, 3, 2] Auch über Schuldgefühle der jungen Menschen, weil sie aus dem Dorfmilieu herauswachsen und Familie und Nachbarn intellektuell und sozial überflügeln, wird spekuliert – Erklärungsansätze gibt es viele, doch „unser Verständnis dieses kulturgebundenen Syndroms ist in dem halben Jahrhundert seit seiner Erstbeschreibung nicht wirklich vorangekommen", heißt es in einer Studie von 2015.[1]

So vielfältig wie die Theorien zur Entstehung des Syndroms sind auch die Behandlungsmethoden. Neben Psychotherapie, Counselling, kognitiver Verhaltenstherapie (die dem Patienten im ersten Fallbeispiel half) und Familientherapie werden je nachdem auch Medikamente (Antidepressiva, angstlösende Medikamente) eingesetzt und Verhaltensänderungen angeregt, z. B. eine andere Lernmethodik und/oder eine bessere Schlafhygiene.[1]

Und in Zukunft?

Schon Prince vermutete, dass dieses „psychoneurotische Muster", wie er es nannte, mit dem Wandel der nigerianischen Gesellschaft von einer kollektivistischen zu einer stärker individualistisch geprägten Struktur zurückgehen und schließlich verschwinden werde.[5] Zumindest wird die Diagnose inzwischen deutlich seltener gestellt.

In einer aktuellen Studie (2017), in der es um die diagnostische Bedeutung des Brain-Fag-Syndroms ging, wurden Psychiater in ganz Nigeria um ihre Diagnose zu einem (konstruierten) Fall gebeten, der klar auf das Syndrom zugeschnitten war (Fall 2). Praktisch alle Psychiater kannten das Syndrom, und viele hatten auch schon Patienten mit ähnlichen Symptomen behandelt, doch nur rund ein Drittel diagnostizierte bei dem „Patienten" ein Brain-Fag-Syndrom; die übrigen Psychiater – und das waren die jüngeren – bevorzugten Diagnosen, die ihnen aus dem ICD-10 (Klassifikationssystem der Weltgesundheitsorganisation für medizinische Diagnosen) vertrauter waren, wie depressive Störung, Angst- oder Befindlichkeitsstörung. Sollte sich dieser aktuelle Trend fortsetzen, so die Autoren, drohe diesem kulturgebundenen Syndrom wohl das diagnostische Verschwinden, und das in der Gesellschaft, in der es ursprünglich beschrieben wurde.

Wie viele ihrer Kollegen bedauern die Autoren der Studie um den Londoner Neuropsychiater Oyedeji Ayonrinde diese Entwicklung, denn sie sehen in diesem Syndrom keine regionaltypische Beschreibung bereits bekannter klinischer Störungen, sondern einen eigenständigen Komplex von Symptomen.[1] Peter O. Ebigo, einer der führenden nigerianischen Experten auf diesem Gebiet, pflichtet ihnen bei: „Wenn diese kulturell geprägte Konstellation nicht ganzheitlich verstanden, sondern stattdessen versucht wird, es [das Syndrom] mit westliche Diagnosekriterien zu klassifizieren, könnte es zu einer Fehldiagnose und/oder einer ungeeigneten Behandlung kommen"[2], frei nach dem Motto: Die Diagnose verschwindet, das Syndrom bleibt.

Siehe auch andere kulturgebundene Syndrome wie Dhat-Syndrom und in Band 1 Koro, Jumping-Frenchman-Syndrom.

Chronisches Erschöpfungssyndrom: todmüde und doch kein Schlaf

Andere Bezeichnungen: Myalgische Enzephalomyelitis und viele weitere

Oft setzen die Symptome nach einer fiebrigen Erkrankung ein. Einige Zeit nach überstandener Infektion fühlen sich die Betroffenen plötzlich schlapp und kraftlos, klagen über Kopf-, Muskel- und Gliederschmerzen, empfindliche Lymphknoten, Schlaf ohne Erholung sowie Gedächtnis- und Konzentrationsstörungen. Wird dieser Zustand chronisch und hält mindestens 6 Monate oder länger an, wird er durch Ruhe nicht besser; verschlimmert er sich schon nach der geringsten Anstrengung, spricht man von einem Chronischen Erschöpfungssyndrom. In schweren Fällen sind die Kranken lange Zeit ans Bett gefesselt und ein normaler Alltag wird unmöglich. Dabei sind Frauen häufiger betroffen als Männer, Ältere (zwischen 40 und 60 Jahren) häufiger als Jüngere.

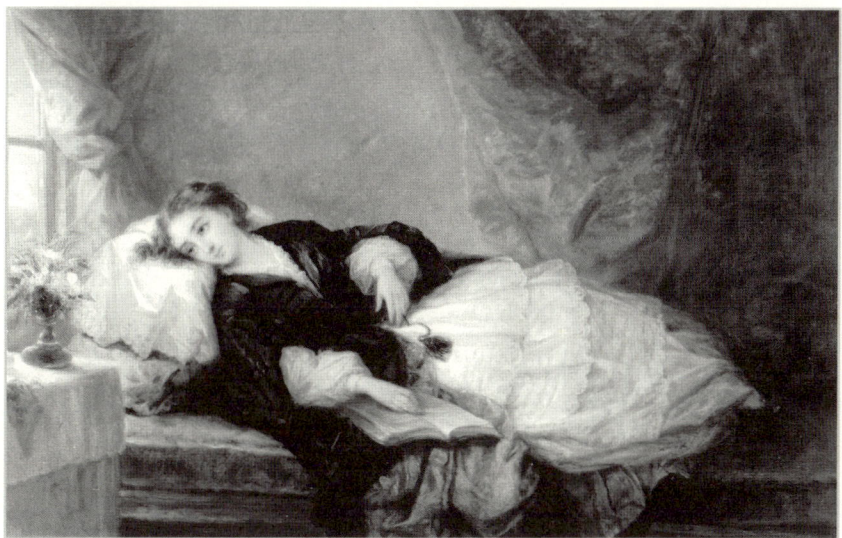

Manche Menschen mit chronischem Erschöpfungssyndrom sind kaum in der Lage, ihr Bett zu verlassen; einige müssen sogar künstlich ernährt werden (*Die Invalide*, Louis Lang, 1870).

Hier ein typisches Fallbeispiel:

> „Es war wie lebendig begraben sein", erzählt die Britin Samantha Miller bei einem Interview. „Ich war erschöpft und hatte schreckliche Gelenkschmerzen. Es war, als hätte ich ständig Grippe, ohne Gewissheit, mich jemals wieder zu erholen. Ich konnte nichts tun. Ich saß in der Falle." Sie fühlt sich erschöpft, kann aber nicht schlafen und das Bett kaum verlassen, hat ständig Schmerzen und reagiert überempfindlich auf Geräusche und Licht. Da sich ihr Zustand monatelang nicht bessert und sie jede Hoffnung auf Wiederherstellung verliert, verliert sie auch ihren Lebenswillen.[4]

Geschichte eines unverstandenen Leidens

Erstmals aufmerksam wurde die Fachwelt auf das Syndrom durch Epidemien in London und Nevada in den 1950er bzw. 1980er Jahren, als viele Menschen über unerklärliche Schwäche- und Erschöpfungszustände klagten. Anschließend wurden ähnliche Symptome auch bei Einzelpersonen beobachtet. Der Symptomkomplex, dessen Ursache ungeklärt blieb, erhielt den Namen Chronisches Erschöpfungssyndrom (*Chronic Fatigue Syndrome*, CFS) oder Myalgische Enzephalomyelitis (ME, etwa: Entzündung von Gehirn und Rückenmark, verbunden mit Muskelschmerzen), oft auch zusammengezogen zu CFS/ME oder ME/CFS.[4]

Eine komplexe Krankheit

Das Chronische Erschöpfungssyndrom ist eine ernste und komplexe Erkrankung, die die Ärzteschaft noch immer vor Rätsel stellt. Hinzu kommt, dass sich Mediziner, Psychiater und Patientenorganisationen (wie die britische *ME Association*, MEA) über die Ursachen von ME/CFS uneins sind, ebenso über die Behandlung und selbst über den Namen – manche Experten halten CFS und ME für verschiedene Störungen oder sehen die Krankheit als reines Phantom an.[4]

Bei der Häufigkeit herrscht in der Fachliteratur ebenfalls große Uneinigkeit: zwischen 7 und 3000 Fällen auf 100 000 Erwachsene (die Deutsche Gesellschaft für ME/CFS schätzt die Zahl der Betroffenen in Deutschland auf 240 000 Menschen, also rund 0,3 Prozent der Bevölkerung). Das liegt auch daran, dass eine allgemein akzeptierte Definition des Syndroms fehlt, und es gibt zudem keine allgemein akzeptierten Tests zur Diagnose der Krankheit[4] … ein ziemliches Kuddelmuddel.

Als Ursachen werden Virusinfektionen, Immunstörungen, Fehlregulation des Hormonsystems, hirnorganische, neurologische und neuropsychiatrische Veränderungen diskutiert, seit Neuestem (2018) sogar eine veränderte Darmflora.[6] Stress scheint dabei eine Rolle zu spielen, wohl auch eine gewisse genetische Veranlagung. Rund 10 Prozent der Betroffenen entwickeln etwa ein halbes Jahr nach einem Pfeiffer'schen Drüsenfieber ein CFS. Einen klaren biologischen Mechanismus, wie das geschieht, kennen wir nicht …

Die meisten Patientengruppen stehen auf dem Standpunkt, dass CFS nichts mit psychischen Faktoren zu tun hat, sondern eine rein körperliche Erkrankung ist, die medikamentös zu bekämpfen wäre, wenn man den Übeltäter nur fände. Offenbar fürchten viele Patienten und ihre Unterstützer, als Hypochonder oder Faulpelze abgestempelt zu werden, wenn ihre Krankheit keine robuste körperliche Ursache hat* – keine völlig unberechtigte Sorge, wie die Bezeichnung „Yuppie Flu" (Yuppie-Grippe) belegt, die eine Weile durch die Medien geisterte und das Leiden der Betroffenen trivialisiert. Solange gilt CFS/ME in diesen Kreisen als unheilbar, und die MEA rät Patienten zu einer *Adaptive Pacing Therapy* (APT; siehe unten).

Erbitterte Auseinandersetzungen

War das Verhältnis von Patientenorganisationen und Forschern schon länger angespannt, so gewann die Kampagne gegen unliebsame Forschungsergebnisse und ihre Urheber mit der Veröffentlichung der PACE-Studie in der Fachzeitschrift *Lancet* 2011 an Heftigkeit. In dieser randomisierten Studie wurden drei Behandlungsformen für CFS verglichen, spezielle medizinische Pflege allein (Vergleichsgruppe) oder in Kombination mit:

- kognitiver Verhaltenstherapie (*Cognitive Behavior Therapy*, CBT), bei der betont wurde, eine Wiederherstellung sei möglich,

---

* Es ist sicherlich richtig, dass sich manche Syndrome, die früher als rein psychisch bedingt galten, als banale Infektionen herausgestellt haben (Beispiel Magengeschwüre und *Helicobacter*), aber genauso kann die kategorische Ablehnung jeder Diskussion über eine mögliche Beteiligung psychischer Ursachen zu denken geben; so weisen Menschen mit Ekbom-Syndrom jede noch so vorsichtige Vermutung, ihr Ungezieferwahn könnte auf Einbildung beruhen, vehement zurück.

- *Graded Exercise Therapy* (GET, einer Bewegungs- und Belastungstherapie, die die Patienten ganz langsam wieder auf die Beine bringen soll),
- *Adaptive Pacing Therapy* (APT), einer energetischen Anpassung an die (als unheilbar angesehene) Krankheit.

Dabei schnitten CBT und GET moderat, aber signifikant besser ab als die von den ME-Patientenorganisationen befürwortete APT.[9, 2] Das führte zu heftigen Angriffen von CFS-Aktivisten auf die Forscher, vor allem auf den Studienleiter Peter White. Noch schlimmer wurde es, als eine andere Forscherin nachwies, dass eine von den Aktivisten bejubelte Studie, die CFS mit einer Virusinfektion (XMRV) in Verbindung brachte, auf eine Laborverunreinigung zurückging. Sie erhielt daraufhin Hassmails und Todesdrohungen.[5]

White und seine Mitarbeiter können jedoch auf Erfolge verweisen, so auch bei Samantha Miller, bei der das Chronische Erschöpfungssyndrom Ende der 1990er Jahre ganz klassisch nach einer langen Phase der Überlastung und einem Drüsenfieber eingesetzt hatte. Sie kam mithilfe von kognitiver Verhaltenstherapie und *Graded Exercise Therapy* ganz langsam auf die Beine. und gehört inzwischen zu den rund 5 Prozent der CFS-Patienten, die wieder vollständig hergestellt sind.[4] Kritiker wenden ein, wem die Methode helfe, bei dem habe es sich nicht um eine echte ME gehandelt.

Eine Verhaltens- und Belastungstherapie, wie sie White et al. vorschlagen[7], wird nicht bei jedem funktionieren. Die Autoren einer unabhängigen Cochrane-Studie* kamen 2017 jedoch zu dem Schluss, GET könne manchen Patienten helfen und führe auf jeden Fall nicht zu Verschlimmerungen ihres Zustands.[3] Die vehemente Ablehnung seitens vieler Patientenorganisationen erscheint bei dieser Datenlage nicht ganz rational.

„Warum funktioniert bei CFS/ME nicht, was bei anderen bekannten chronischen Krankheiten funktioniert, nämlich dass Patienten, Pflegekräfte, Ärzte und Forscher zusammenarbeiten, um wissenschaftliche Fragen zu stellen und Erkenntnisse zu gewinnen und – solange es keine zufriedenstellenden Erklärungen und Therapien gibt – zumindest Wege finden, den Patienten zu helfen?", fragte Trish Groves, Redakteurin des *British Medical Journal* nach dem Besuch einer Konferenz von CFS-Unterstützergruppen 2011 ratlos.[1]

---

* Cochrane-Studien sind systematische Übersichtsarbeiten eines weltweiten wissenschaftlichen Netzwerks, in denen medizinische Therapien bewertet werden.

Unselige historische Trennung zwischen Körper und Geist

Wir wissen bislang nicht, was die Ursachen für CFS sind – höchstens, dass eine Entzündung des Zentralnervensystems, wie sie sich in der Bezeichnung „Enzephalomyelitis" ausdrückt, auszuschließen ist; dafür wurden bislang keinerlei Indizien gefunden. Dennoch bevorzugen viele Patientengruppen diese Bezeichnung, weil sie auf eine physische Ursache verweist und „Erschöpfungssyndrom" von den Betroffenen als Understatement angesehen wird.

Diese Neuauflage eines überholten cartesischen Körper/Geist-Dualismus geht aber vor allem zu Lasten der Patienten. Welcher Forscher wird sich noch auf ein emotional derart aufgeheiztes und vermintes Gelände wagen? Wie Simon Wessely, Professor am Institute of Psychiatry des King's College London, der von CFS-Aktivisten mit dem KZ-Arzt Mengele verglichen wurde, meinte: „Ich arbeite jetzt am Golfkriegssyndrom […], das hat mich in den Irak und nach Afghanistan geführt, wo ich mich ganz ehrlich deutlich sicherer fühle – und das meine ich nicht als Scherz."[2, 5, 7]

Diese heftigen Diskussionen wurden 2011 durch die PACE-Studie ausgelöst, und schon damals verwiesen besonnene Köpfe darauf, dass eine einzige Studie wohl kaum alle Fragen in Bezug auf eine so vielfältige und komplexe Krankheit wie CFS beantworten könne.[1] Doch die alten Streitigkeiten flammen auch Jahre später immer wieder auf.[7, 8, 10]

Keine guten Aussichten für CFS-Patienten.

Siehe auch Kleine-Levin- oder Dornröschensyndrom (Band 1).

Dhat-Syndrom: panische Angst vorm Samenverlust

Die jungen Männer klagen über Schwäche, leichte Ermüdbarkeit, Appetitlosigkeit, Herzrasen, Schlafprobleme, Niedergeschlagenheit, Vergesslichkeit, Angst- und Schuldgefühle sowie vorzeitigen Samenerguss und Erektionsstörungen. All diese Probleme führen sie auf Samenverlust zurück, sei es durch unfreiwillige nächtliche Ejakulation, Abgang von Samen mit dem Urin oder Selbstbefriedigung. Dieser Samenverlust versetzt die Männer in Panik, denn sie fürchten, er ruiniere ihre Gesundheit, mache sie impotent und verkürze ihr Leben.

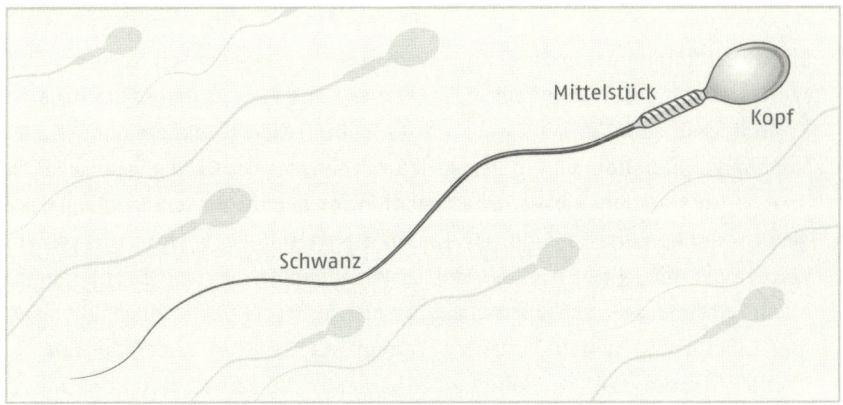

Ein menschliches Spermium ist rund 0,06 Millimeter lang; 1 Milliliter Ejakulat enthält 20–150 Millionen Spermien. Bei einem normalen Samenerguss von 2–6 Milliliter machen die Spermien nur 0,5 Prozent aus, der Rest ist Samenflüssigkeit. Anders als bei den Eizellen im weiblichen Geschlecht, deren Zahl bei der Geburt bereits im Eierstock festgelegt ist, werden Spermien ab der Pubertät ständig in den Hoden nachgebildet.

Hier einige Fallstudien aus neuerer Zeit:

Ein gut situierter, gebildeter 28-jähriger Hindu aus einer konservativen, strengen Familie, der seit Jahren exzessiv Pornofilme anschaut und dazu masturbiert, sorgt sich, weil er immer länger für eine Erektion braucht und auch die Steife seines Gliedes abgenommen hat. Er führt das auf den Samenverlust beim Masturbieren zurück und meint, sein Samen wäre dünner und die Menge geringer geworden. Nun fürchtet er um seine Potenz und Männlichkeit, was ihn sehr bedrückt, vor allem, da er bald zu heiraten gedenkt.[2]

Ein 21-jähriger muslimischer Teppichknüpfer leidet seit 4 Jahren unter Schlafstörungen, Appetit- und Energieverlust, Hoffnungslosigkeit und geringem Selbstwertgefühl. Seit er mit 14 Jahren zusammen mit Kollegen einen Pornofilm gesehen hat, masturbiert er regelmäßig. Dann erfährt er, dass der Islam Selbstbefriedigung verbietet. Er ist nun überzeugt, Körperkraft, Aussehen und Beischlaffähigkeit würden unter seinem sündigen Tun leiden. Dass er seinen Trieb nicht kontrollieren kann, verstärkt seine Schuldgefühle. Er sucht zahlreiche Hakims (traditionelle Heiler) auf, doch ihre Behandlung bleibt ohne Erfolg. Wegen Weinkrämpfen und Suizidgedanken bringt ihn seine Mutter schließlich in die Klinik.[12]

Ein sexuell unerfahrener 24-jähriger indischer Landarbeiter soll heiraten, und seine Freunde geben ihm Ratschläge, wie er seine Frau in der Hochzeitsnacht beeindrucken kann. Daraufhin kommt es mehrere Nächte hintereinander zum Samenerguss, und er gerät in Panik, denn er fürchtet, sich völlig verausgabt zu haben. Ein traditioneller Heiler erklärt ihm, er leide unter einen „Ungleichgewicht der Körpersäfte" und sein Samen dränge nun via Speichel aus seinem Körper. Der junge Mann entwickelt schwere Depressionen und unternimmt einen Selbstmordversuch. Auch in der Psychiatrie lässt er sich nicht von der fixen Idee abbringen, seinen kostbaren Samen via Speichel auszuscheiden. Er fürchtet, dadurch seine Männlichkeit zu verlieren und zum Gespött der Leute zu werden.[5]

Die vierte Fallstudie ist insofern ungewöhnlich, als es sich um eine ganz ähnliche Problematik in einer weiblichen Version handelt:

Eine 23-jährige jung verheiratete Hausfrau aus einer konservativen Sikh-Mittelschichtfamilie klagt über Schwäche, Kopfweh, Schmerzen am ganzen Körper und vaginalem Ausfluss. In dieser „Feuchtigkeit", die aus ihrer Scheide austritt, sieht sie die Ursache für ihre Abgeschlagenheit, denn sie hat das Gefühl, etwas Wertvolles zu verlieren. Auch die Feuchtigkeit, die sie beim Beischlaf absondert, ängstigt sie sehr. Sie fürchtet, immer schwächer zu werden und schließlich nicht mehr arbeiten zu können.[10]

Samen als mystisches Lebenselixier

In ayurvedischen Texten (5. Jahrtausend v. Chr. bis 7. Jahrhundert n. Chr.) heißt es, es brauche 40 Tage, bis sich 40 Tropfen Nahrung in einen Tropfen Blut umgewandelt haben, es brauche 40 Tropfen Blut für einen Tropfen Knochenmark und 40 Tropfen Knochenmark für einen Tropfen Samen.[4, 8, 11] Dieser Mythos hält sich in Indien seit Jahrtausenden.

Der Begriff „Dhat-Syndrom" (Angst vor Samenverlust) wurde 1960 von dem renommierten indischen Psychiater Narendra Wig geprägt. Er bezeichnete dieses Syndrom, das vor allem auf dem indischen Subkontinent (Indien, Pakistan, Sri Lanka, Bangladesch) verbreitet ist, auch als die „Sexualneurose des Orients".[6, 11] „Dhat" leitet sich vom Sanskrit-Wort *dhatu* ab, was so viel wie „Lebenselixier" bedeutet: Sperma ist demnach die „konzentrierteste, perfekteste und mächtigste Körpersubstanz, deren Bewahrung Gesundheit und Langlebigkeit garantiert". Die Krankheit, die mit Dhatu in Zusammenhang gebracht wird, heißt in den alten Texten „Shukrameha", was soviel bedeutet wie „Sperma, das mit dem Urin abgeht"; in China wird ein ähnliches Syndrom als *shen-k'uei* bezeichnet.

Kein Wunder, dass viele traditionell eingestellte Inder das Gefühl haben, der Verlust eines einzigen Samentropfens könne das „Säftegleichgewicht" ihres Körpers aus der Balance bringen. Die Angst vor Samenverlust wird vor allem von traditionellen Heilern (*vaids* und *hakims*) wachgehalten: In den meisten nordindischen Städten finden sich überall an Wänden, im Fernsehen, in Zeitungen und auf Anzeigentafeln Werbung, die Heilung von diesem Übel verspricht.[8] Fast drei Viertel aller Männer, die unter dem Dhat-Syndrom leiden, suchen zunächst einmal *Hakims* und Homöopathen auf; die Zahl derer, die sich direkt an einen Psychiater oder Psychologen wendet, ist hingegen verschwindend gering.[6, 1]

Einer aktuellen Studie zufolge (2018) halten die meisten befragten Männer mit Dhat-Syndrom Samen denn auch für eine lebenswichtige Flüssigkeit, die lebensverlängernd wirkt und deren Verlust schädlich ist, da er Probleme bei Fruchtbarkeit, Potenz und Gesundheit der Sexualorgane mit sich bringt. Ein nicht unbeträchtlicher Teil glaubt zudem, auch die geistige Gesundheit werde durch „feuchte Träume" beeinträchtigt.[7]

In der „Bibel" der Psychiatrie, dem Handbuch der Internationalen Klassifikation psychischer Störungen (ICD-10), gilt das Dhat-Syndrom als „kulturgebundenes Syndrom" und wird wie Koro (Angst, dass sich der Penis in den Unterleib zurückzieht; siehe Band 1) unter der vagen Bezeichnung „sonstige neurotische Störungen" aufgeführt.

Ein häufiges Problem, aber kaum Zahlen

Allgemein gilt das Dhat-Syndrom in Indien als weit verbreitet, doch genaue Zahlen gibt es nur aus Pakistan; dort liegt die 1-Monats-Prävalenz bei erstaunlichen 16 Prozent (d.h. bezogen auf den Beobachtungszeitraum von einem Monat und alle in den beteiligten Praxen behandelten Patienten litten 16 Prozent am Dhat-Syndrom).[6] In Indien leiden Schätzungen zufolge rund zwei Drittel aller Männer, die psychiatrische Einrichtungen aufsuchen, am Dhat-Syndrom; für Frauen mit der weiblichen Variante des Syndroms (Angst vor dem Verlust wertvoller Körpersäfte via Scheide, Fall 4) gibt es bislang keine Zahlen.[10, 3]

Betroffen sind vor allem Hindus (Fälle 1 und 3), zu einem deutlich geringeren Teil aber auch Muslims, Sikhs (Fälle 2 und 4) und selten Christen.[7] Meist sind es junge unverheiratete Männer, die aus der Unter- oder Mittelschicht stammen; sie sind in der Regel sexuell unerfahren und konservativ erzogen.[8, 3, 7] Zum Glück hält das Syndrom auch unbehandelt oft nur einige Monate an, in Einzelfällen kann es aber jahre- oder gar jahrzehntelang persistieren.[8, 7]

Drei Viertel aller Patienten mit Dhat-Syndrom zeigen hypochondrische Symptome.[11] Sie haben nächtliche Samenergüsse, betrachten ängstlich ihren Urin, der ihnen trüb erscheint (Samenbeimischung!), überlegen, wie oft sie onaniert haben, und geraten immer mehr unter Stress. Die häufigsten psychiatrischen Begleiterkrankungen sind dementsprechend Depressionen und stressbedingte neurotische Störungen; organisch ist vorzeitiger Samenerguss die häufigste Klage.[9, 7]

Der indische Psychiater Om Prakash hat diesen Teufelskreis anschaulich beschrieben: „Diese Vorstellung des Samenverlusts führt dazu, dass der Einzelne ein Gefühl drohenden Unheils entwickelt, wenn auch nur ein einziger Samentropfen verlorengeht, so dass eine ganze Reihe somatischer Symptome ausgelöst wird. Daher addieren sich in diesem Syndrom hypochondrische, angstbedingte und depressive Symptome zu einer sichtbaren ‚pathologischen' Hauptursache, dem Samenverlust."[8]

Behandlungsprobleme durch widersprüchliche Erklärungsmodelle

Nach einer Übersichtsstudie von 2007 erholten sich rund zwei Drittel aller Patienten in klinischer Behandlung vollständig, bei einem Fünftel besserten sich die Symptome. Über die restlichen mehr als 10 Prozent ist nichts bekannt, denn sie tauchten nach dem Erstbesuch nicht mehr auf – vermutlich waren sie mit den Erklärungen, die ihnen die Schulmediziner für ihre Symptome boten, nicht zufrieden und wandten sich (wieder) traditionellen Heilern zu.[8] Daran scheint sich bislang nicht viel geändert zu haben, denn noch immer (2017) suchen fast alle Betroffenen zunächst traditionelle Heiler auf, bevor sie zum Psychiater gehen. Auf diese Weise werden Mythen verfestigt und Hilfe verzögert sich.[1]

„Diese Mythen und Missverständnisse, die tief in der indischen Kultur verwurzelt sind, werden von Generation zu Generation weitergegeben", klagt die indische Psychiaterin Neena Sawant. „Aufgrund mangelnder Aufklärung und fehlender offener Kommunikation mit den Eltern bleiben Altersgenossen, die ebenso wenig über das Thema wissen wie sie selbst, für viele Jugendliche die einzige Informationsquelle, und das führt zu weit verbreiteten Missverständnissen. Viele konsultieren auch unqualifizierte Heiler, was ihr Unwissen verstärkt."[9]

Dass der Konflikt zwischen traditionellen und schulmedizinischen Ansätzen tragische Züge annehmen kann, zeigt das dritte Fallbeispiel: Der junge Mann war von den widersprüchlichen Erklärungen des Siddha-Heilers („Samenverlust macht krank") und der Psychiater („nächtlicher Samenerguss ist ungefährlich und natürlich") so verunsichert, dass er in der Klinik wahnhafte Vorstellungen entwickelte: Er meinte seinen Samen tatsächlich im Speichel zu riechen und zu schmecken; gleichzeitig glaubte er, sein Penis schrumpfe (was er durch ständiges Messen kontrollierte) und er könne keine Frau mehr schwängern. Um diesen emotionalen Zwiespalt, in den viele Dhat-Patienten geraten, zu lösen, ist ärztlicherseits viel Fingerspitzengefühl nötig.[5]

Eine solche psychotische Entwicklung ist beim Dhat-Syndrom selten; in vielen Fällen reicht bei den Patienten, die eine Klinik aufsuchen, schon ein wenig Aufklärung über Anatomie und Physiologie männlicher bzw. weiblicher Geschlechtsorgane. Allein damit konnten dem Mann in Fall 1 und der Frau (Fall 4) geholfen werden. Dazu haben sich kognitive Verhaltenstherapie sowie Entspannungstherapien als hilfreich erwiesen, falls nötig zusammen mit antidepressiven und angstlösenden Medikamenten. Aber immer wieder fordern Ärzte, Psychologen und Psychiater, es erst gar nicht so weit kommen zu lassen und die jungen Menschen frühzeitig aufzuklären. Sexualkundeunterricht ist an indischen Schulen jedoch noch immer nicht üblich …[8, 9, 5, 7]

Angst vor Samenverlust im Okzident

Eine mystische Überhöhung des männlichen Samens und die damit einhergehende Angst vor Samenverlust sind jedoch keine Spezialität des Morgenlandes.[4] Bereits in der Antike erklärten abendländische Autoritäten wie Hippokrates und Aristoteles den männlichen Samen zu einem höchst kostbaren Gut, dessen Verlust, so Galen, zu einem „Ungleichgewicht der Körpersäfte" (!) führe und die körperliche und geistige Gesundheit aufs Spiel setze.

Auf Galen beruft sich auch der Schweizer Arzt Samuel Tissot 1760 in seinem Buch *Versuch von denen Krankheiten, welche aus der Selbstbefleckung entstehen*: „Der Samen wird aus dem Blute, mit vielerlei Umständen, welche allezeit ein grosen Werth anzeigen, zubereitet, und er ist so ädel, daß wie schon Galenus erinnert, der Verlust einer halben Unze denen Kräften mehr Schaden tut, als wenn man vierzig Unzen Blut abzapft: es erhellet daher von selbst, daß die unmäsige Verschwendung dieser Feuchtigkeit viele Krankheiten nach sich ziehen müse." Das klingt doch ziemlich ähnlich wie der exotische indische Mythos …

Bis weit ins 19. Jahrhundert hinein galt Samenverlust durch Onanie in der westlichen Welt als Auslöser für „Rückenmarkserweichung" und geistigen Verfall. In den Vereinigten Staaten schufen Onanieparanoiker wie der Psychiater Sylvester Graham und die Kellogg-Brüder ihre geschmacklosen Cracker bzw. Getreideflocken vor allem deshalb, um junge Männer möglichst fad und reizarm zu ernähren. Auch der wohl berühmteste Psychiater des 20. Jahrhunderts, Sigmund Freud (1865–1939), sah in häufiger Masturbation die Ursache für „Neurasthenie", die bei Männern mit Ermüdung, Ängstlichkeit, Kopfschmerzen und Impotenz einhergehe.

Und noch in den 1960er Jahren kursierten bei uns in Deutschland christliche Aufklärungsschriften wie *Von Mann zu Mann* (im Besitz der Autorin), in denen neben „schwüler Negermusik" Onanie als Geißel des Teufels hingestellt werden; um der Versuchung zu widerstehen, werden kaltes Duschen, Knopfannähen oder das Lösen von Mathematikaufgaben empfohlen. Das ist magisches Denken in Reinkultur und gehört im Westen erst seit wenigen Jahrzehnten weitgehend der Vergangenheit an.

Vielleicht sollte man die „Angst vor Samenverlust" und seinen Folgen nicht geografisch definieren, wie es das ICD-Manual, das medizinische Diagnosesystem der Weltgesundheitsorganisation, tut, sondern als gesellschaftlich geprägte Reaktion auf Zeitgeist und kulturelle Gepflogenheiten.[11]

Beziehungen bestehen zu anderen kulturgebundenen Syndromen wie Brain Fag, Pibloktoq oder im Band 1 Koro- und Jumping-Frenchmen-Syndrom.

Diogenes-Syndrom:
Äußerlichkeiten sind mir egal

Andere Bezeichnungen:
Vermüllungssyndrom, Syllogomanie; im Englischen auch senile squalor, Augean stables syndrome

Menschen mit Diogenes-Syndrom stammen aus allen Schichten; meist leben sie allein oder zu zweit (Ehepaare, Geschwister, Mutter-Tochter). Sie horten wahllos oft wertlose Dinge, bis ihre Wohnung zur Mülldeponie verkommt, und ebenso wie ihre Umgebung vernachlässigen sie ihre Körperpflege. Dabei sind sie misstrauisch gegenüber Außenstehenden und lehnen Hilfsangebote meist kategorisch ab – nicht etwa, weil sie sich schämen, sondern weil sie sich ganz wohl in ihrer Haut fühlen und überzeugt sind, allein klarzukommen.

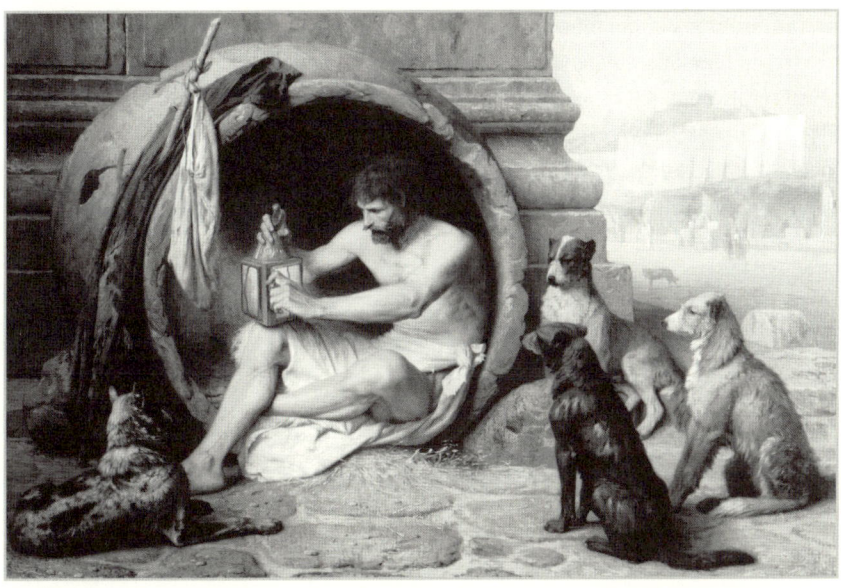

Der griechische Philosoph Diogenes (404–323 v. Chr.) war berühmt für seine Verachtung von Äußerlichkeiten. Hier hockt er in seiner Tonne, umgeben von Hunden. Seinen Beinamen „der Hund", wohl eine Anspielung auf seine Schamlosigkeit, trug er mit Stolz (Gemälde von Jean-Léon Gérôme, 1860).

Hier zwei Fallbeispiele, die seinerzeit Schlagzeilen machten und literarisch verarbeitet wurden:

Edith Bouvier Beale (1917–2002), genannt Little Edie, ist eine New Yorker Society-Schönheit aus bestem Hause und beginnt mit 17 eine Modellkarriere; ihr werden Affären mit Paul Getty und Howard Hughes nachgesagt. Doch 1952 lässt sie ihr glamouröses Leben hinter sich, um sich um ihre kränkliche Mutter Edith, genannt Big Edie, zu kümmern, die von ihrem Mann verlassen worden ist. Die beiden Frauen leben in einer Villa mit 28 Zimmern im exklusiven New Yorker Stadtteil East Hampton. Sie gehen kaum aus dem Haus, haben nur selten Gäste und lassen sich alles Nötige anliefern. Big Edie bleibt meist im Bett, mischt sich Cocktails in einem Marmeladenglas und zankt mit ihrer Tochter. Ab Anfang der 60er Jahre kommen Geldprobleme hinzu, das Haus verfällt, das Grundstück verwildert.

1971 stellen Gesundheitsinspektoren fest, dass es im Haus kein fließendes Wasser, dafür aber bis zu 75 Katzen sowie haufenweise vergammelte Futterdosen und Tierkot gibt; dazu kommen zahlreiche Waschbären, die durch den verrotteten Dachboden immer wieder in die Halle purzelten. Nur das Eingreifen von Little Edies Cousine, Jackie Bouvier Kennedy, verhindert, dass die Gemeinde das heruntergekommene Anwesen der beiden exzentrischen Frauen zwangsversteigert. Die ehemalige First Lady organisiert eine gründliche Reinigung, bei der mehr als 1000 Säcke Müll abtransportiert werden.[9]

Die Brüder Homer (*1881) und Langley (*1885) Collyer, beide Absolventen der Universität Columbia – der ältere Ingenieur, der jüngere ein begabter Pianist und Jurist, der bis zu einem Schlaganfall 1933 praktiziert –, leben allein in ihrem ererbten Haus in Harlem. Nach einem Streit mit den Versorgern wird zunächst das Telefon, später dann auch Gas und Wasser abgestellt. [...] Die Brüder verweigern jeden Kontakt zur Außenwelt, ihr Anwesen verfällt. Gerüchte kommen auf, dort drinnen würden sagenhafte Schätze gehortet; nach Einbruchsversuchen verwandeln die Brüder ihr Haus in eine Festung und legen mit Kartons voller Müll ein ausgeklügeltes, mit Fallen gespicktes Tunnelsystem an. Einer Zwangsräumung entgehen die beiden, indem Homer mit einem Federstrich Hypotheken im heutigen Gegenwert von 90 000 Dollar begleicht.

Am 21. März 1947 versucht die Polizei nach Meldung von Verwesungsgeruch in das Haus einzudringen; sie muss durchs Fenster in den ersten Stock einsteigen, das rattenverseuchte Untergeschoss ist völlig verrammelt. Dort stoßen die Beamten auf Homer; er ist erst seit wenigen Stunden tot, offenbar verdurstet. Wenige Meter neben ihm, unter zusammengestürztem Gerümpel, findet sich schließlich die halb verweste Leiche seines Bruders Langley, der ihn, durch einen Tunnel kriechend, versorgen wollte und dabei wohl eine seiner Fallen ausgelöst hat. Bei der Entrümpelung des Hauses kommen neben 14 Klavieren ca. 25 000 Bücher, dazu Gemälde, Wandteppiche, Schmuck, Uhren zutage – und nicht weniger als 100 Tonnen Müll ...[1]

What's a name ...?

Das Diogenes-Syndrom ist nach Diogenes von Sinope (412–323 v. Chr.) benannt. Dieser antike Philosoph machte aus seiner Verachtung für Konventionen und Äußerlichkeiten einschließlich Hygiene und seinem Mangel an Schamgefühl keinen Hehl. Insofern passt der Namen zum Syndrom, andererseits war der Philosoph kein zwanghafter Sammler, sondern sah in seiner Bedürfnislosigkeit einen Ausdruck von Freiheit. Und auch menschenscheu war er keineswegs, er hatte Schüler und ging häufig unter Leute.

Eingeführt wurde der Begriff 1975 von A. N. Clark, der damit abwertende Bezeichnungen wie *senile squalor* (senile Vernachlässigung bzw. Verelendung) und *Augean stables syndrome** – auch Vermüllungssyndrom oder Syllogomanie („Sammelwut") – durch einen neutralen Begriff ersetzte.[3, 7]

Messie- und/oder Diogenes-Syndrom?

Messies zeichnen sich dadurch aus, dass sie in ihrer Wohnung Dinge sammeln, horten und stapeln, bis sie sich dort kaum noch bewegen können. Die gehorteten Objekte besitzen, so wertlos sie auch sein mögen (z. B. alte Zeitungen oder Prospekte), für ihren Eigner einen großen emotionalen Wert, was ein „Ausmisten" praktisch unmöglich macht. Ordnung weicht im Lauf der Zeit immer mehr dem Chaos.

Bei uns hat sich für dieses Verhalten der Begriff „Messie" eingebürgert, der sich vom englischen *mess* (Unordnung, Chaos) ableitet; im englischen Sprachraum spricht man hingegen von *compulsory hoarding*, zwanghaftem Horten. Diese Störung wird im DSM-5, dem Diagnostischen und statistischen Leitfaden psychischer Störungen, unter „Zwangsstörungen und verwandten Störungen" aufgeführt.[8]

---

* Der Sage nach säuberte der antike Held Herakles die vollgemisteten Rinderställe (Augias-Ställe) von König Elis auf einen Streich, indem er einen Fluss umlenkte.

Als typisch für das Diogenes-Syndrom gilt in der Regel die Triade Sammelwut (Horten), Selbstvernachlässigung und sozialer Rückzug. Ist dieses Syndrom, das bislang nicht ins DSM-5 aufgenommen wurde, nun ein eigenständiges Syndrom, das allein oder gemeinsam mit dem Messie-Syndrom auftreten kann, gibt es wechselnde Überschneidungen zwischen beiden oder ist das Diogenes-Syndrom das extreme Ende des Messie-Spektrums (Vermüllung)?[3, 8, 6, 4]

In dieser Beziehung herrscht in der Fachliteratur ein ähnliches Durcheinander wie in so mancher Messie-Wohnung; nach einer aktuellen Studie (2017), die für ein eigenständiges Diogenes-Syndrom und Aufnahme ins DSM plädiert, gibt es neben der klassischen Triade (Typ 1) auch Diogenes-Betroffene mit nur zwei der Symptome – solche ohne Selbstvernachlässigung (Typ 2) ohne sozialen Rückzug (Typ 3) bzw. ohne Horten (Typ 4) – und sogar solche mit nur einem der Symptome – ausschließlich Selbstvernachlässigung (Typ 5) oder Horten (Typ 6); die Autoren definieren das Syndrom primär durch die Ablehnung jeder Hilfe trotz eindeutigen Bedarfs.[7] Andere Autoren stellen hingegen „mangelndes Schamgefühl" in den Vordergrund oder unterteilen die Art der Sammelwut weiter.[5, 8] Nicht ganz leicht, da den Durchblick zu behalten ...

Das Diogenes-Syndrom ist kein Unterschichten-Phänomen; die Betroffenen sind nicht selten intelligent, gebildet, beruflich (zumindest vor Einsetzen der Symptome) erfolgreich und auch keineswegs arm (siehe Fallbeispiele).[7, 2, 8] Ein solcher falscher Eindruck entsteht möglicherweise u. a. deshalb, weil eine mangelnd gepflegte, hortende und zurückgezogen lebende Millionärin mit Eigentumswohnung nicht so schnell ins Visier der Behörden gerät wie eine streng riechende Hartz-IV-Empfängerin mit vermüllter Sozialwohnung.[4] Und obgleich vorwiegend ältere Menschen jenseits der 60 betroffen sind, kann das Phänomen schon in jüngeren Jahren einsetzen (Edith Bouvier Beale und die Collier-Brüder waren in mittleren Jahren, als die ersten Symptome auftraten).

Vermüllung, mangelnde Körperhygiene und schlechte Ernährung erhöhen das Erkrankungsrisiko für die Betroffenen deutlich: Sie leiden nicht nur vermehrt unter Parasitenbefall und Infektionen, sondern auch unter Dehydrierung, Vitaminmangel und Stürzen aufgrund all der Hindernisse in der Wohnung; manche Menschen mit Diogenes-Syndrom entwickeln zudem aufgrund ihrer Wasserscheu eine typische hornige Kruste auf der Haut (Dermatitis passivata).[8] Ihr jährliches Sterberisiko (Anzahl der Todesfälle dieser Personengruppe innerhalb eines Jahres) ist denn auch gegenüber ihren Altersgenossen um fast das Sechsfache erhöht.[6]

Forensische Probleme: natürlicher Tod oder Fremdeinwirkung?

Menschen mit Diogenes-Syndrom leben häufig allein und scheuen Arztbesuche. Daher wird ihre Leiche manchmal erst gefunden, nachdem schon Verwesungs-prozesse eingesetzt haben. Zudem existieren oft keine Krankenakten, die Aus-kunft über den Gesundheitsbefund zu Lebzeiten geben könnten.

Frühere Stürze können leicht als Gewalteinwirkungen missdeutet werden, der Verbiss der Leiche durch Haustiere wie Katzen und Hunde sowie Wildtiere wie Ratten und Mäuse kann zugefügte Verwundungen vortäuschen, und fehlende Organe die Feststellung der Todesursache erschweren. Da die Zahl älterer isoliert lebender Menschen in den westlichen Gesellschaften weiterhin steigt, könnten sich solche Fälle zukünftig in der Forensik häufen – ein Alptraum für jeden Pathologen.[2]

Häufigkeit und Ursachen

Die Häufigkeit dieses Syndroms pro Jahr wird bei allein lebenden Über 59-Jährigen auf 5 von 10 000 geschätzt.[3, 6, 8] Nur rund die Hälfte der Betrof-fenen weist eine psychiatrische Begleiterkrankung auf wie Alkoholsucht, De-menz, Schizophrenie, klinische Depression, Zwangsstörungen (z. B. Tourette-Syndrom) und psychotische Störungen[5, 8, 6]; bei der anderen Hälfte lässt sich nichts finden. Männer und Frauen sind etwa gleich häufig betroffen[7]; was die Sammelwut allein angeht, liegen Männer allerdings leicht vorn. Sie nimmt bei beiden Geschlechtern mit dem Alter zu.[8]

Bei der Frage nach den Ursachen für das Diogenes-Syndrom bei Menschen ohne psychiatrische Begleitstörungen herrscht Ratlosigkeit. Über eine Stressreaktion infolge eines einschneidenden Lebensereignisses wie des Todes einer nahen Bezugsperson wird ebenso spekuliert wie über „eine problematische Persönlichkeitsstruktur, die verhindert, dass die Betroffenen ihrer Lebenssituation gewachsen sind"[8] – man könnte auch kürzer und knapper sagen „keine Ahnung".

Zwischen Autonomie des Einzelnen und Fürsorge der Gemeinschaft

Eine kognitive Verhaltenstherapie könnte Menschen mit Diogenes-Syndrom vielleicht helfen – wenn sie sich denn darauf einlassen würden. In der Regel haben sie weder Krankheitseinsicht noch wollen sie an ihrer Situation etwas ändern.[5]

Das Diogenes-Syndrom stürzt Psychiatrie und Gesellschaft daher in ein Dilemma. Wenn die Betroffenen eine Belästigung (Müll, Gestank) oder gar Gefahr (Ungeziefer, erhöhtes Brandrisiko) für ihre Umwelt darstellen, ist ein äußeres Eingreifen gerechtfertigt. Und wenn zum Syndrom weitere psychische Störungen wie Altersdemenz, Schizophrenie usw. hinzukommen, kann ein Eingreifen auch gegen den Willen der Betroffenen nötig werden. Therapien und Betreuung richten sich dann nach der Grundstörung.

Schwieriger ist die Frage, wie man mit Menschen umgeht, die neben einem Diogenes-Syndrom *keine* weiteren diagnostizierten psychischen Erkrankungen aufweisen, beispielsweise die Collyer-Brüder und die beiden Beale-Frauen, denn eine angenommene Persönlichkeitsstörung ist *per se* noch kein Grund für Zwangsmaßnahmen. Und diese beiden Fallbeispiele zeigen nicht nur, wie komplex die menschliche Psyche sein kann, sondern auch, zu welch extremen Wandlungen sie fähig ist: Sowohl Miss Beale als auch die Collyer-Brüder lebten jahrzehntelang in eleganten Häusern und gehörten zur New Yorker High Society, bis sie sich völlig aus der Gesellschaft zurückzogen, ihr Anwesen verrotten ließen, ihr einst so gepflegtes Äußeres vernachlässigten (Collyer-Brüder) und jede Hilfe ablehnten.

Etwas anders lag der Fall bei Little Edie; sie legte Wert auf ihr Äußeres, kleidete sich stets in ihrem eigenen Stil, und beide Frauen akzeptierten schließlich die Hilfe ihrer Cousine Jackie. Nach dem Tod ihrer Mutter 1977 verkaufte Little Edie das Anwesen und kehrte in die Gesellschaft zurück. Katzen spielten in ihrem späteren Leben – sie starb 2002 – keine Rolle mehr. Das Diogenes-Syndrom hat vermutlich eine erbliche Komponente[8] – möglicherweise handelte es sich bei dieser Mutter-Tochter-Beziehung um ein „Diogenes à deux", bei der die Mutter die treibende Kraft war.

Alles, was sie wollten, erklärte Langley Collyer einmal, sei, in Frieden gelassen zu werden. Und Leute, die sie kannten, bezeichneten Edith Bouvier Beale als eine „seltsame Kombination von Wahnsinn und Aristokratie. Trotz ihrer Verrücktheit kam Little Edie in der Welt sehr gut zurecht."[9]

Zwangsmaßnahmen oder nicht, das lässt sich nur im Einzelfall beantworten. Diogenes hätte sich im Zweifel wohl auf die Seite der Freiheit gestellt, denn wie schon der große englische Dichter John Milton (1608–1674) meinte: „Der Geist ist eine Welt für sich, in der die Hölle zum Himmel und der Himmel zur Hölle werden kann."

Literatur, Theater und Film

Menschen, die Züge eines Diogenes-Syndroms aufweisen, sind in der Literatur weit verbreitet; hier nur zwei Beispiele:

Miss Havisham, eine reiche Jungfer in Charles Dickens' Roman *Große Erwartungen* (1881) hat nach ihrer geplatzten Hochzeit einen Zusammenbruch. Sie weigert sich, ihr Brautkleid abzulegen und zieht sich völlig in ihr verfallenes Herrenhaus zurück, wo Hochzeitsfrühstück und Hochzeitskuchen, die sie nicht abräumen lassen will, langsam vor sich hinrotten.

Ein noch überzeugender Vertreter des Diogenes-Syndroms ist vielleicht der Landbesitzer Stepan Plyushkin aus Nikolai Gogols Roman *Tote Seelen* (1842). Er hortet zwanghaft alles, was ihm in die Hände gerät. Auch lässt er sein Anwesen verkommen und das Getreide verrottet. Als er einen Besucher erwartet, befiehlt er seinem Diener, dem Gast einen uralten Kuchen aufzutischen, nicht ohne vorher den Schimmel abzukratzen.

Das Theaterstück *The Dazzle* (2002) fußt auf der Geschichte der Collyer-Brüder. Das Musical *Grey Gardens* (2006) und der gleichnamige amerikanische Spielfilm (2009; deutsch: *Die exzentrischen Cousinen der First Lady*) basieren auf den Dokumentarfilm *Grey Gardens* (1975) über das wechselvollen Leben von Edith Bouvier Beale und ihrer Mutter.

Enge Beziehungen bestehen zum Messie-Syndrom (siehe Kasten), eine gewisse Verbindung auch zu Zwangsstörungen wie dem Gilles-de-la-Tourette-Syndrom und zu Folie à deux (beide Band 1).

Don-Juan-Syndrom: krankhaft männlich?

Andere Bezeichnungen: (männliche) Hypersexualität, Sexsucht, früher auch Satyrismus

Sex ist ein Grundpfeiler der Evolution; alle höheren Organismen haben Sex[*], denn ohne Sex kein Nachwuchs und ohne Nachwuchs stirbt eine Art aus, ob Regenwurm oder *Homo sapiens*. Nun ist bekannt, dass Sex und Fortpflanzung beim Menschen nicht unbedingt gekoppelt sein müssen; Sex macht auch als Selbstzweck Spaß und trägt zur Paarbindung bei. Aber wie bei fast allen Vergnügungen kann übermäßiger Sex zum Problem und aus der Lust eine Last werden.

Schon früh wurde Sexsucht als Geisteskrankheit angesehen:

„Satyriasis und Nymphomanie[**] sind Krankheiten, bei denen die darunter Leidenden einen unwiderstehlichen Trieb zu kopulieren verspüren, ebenso wie zu einem Missbrauch der Fortpflanzungsfunktionen. Die erste betrifft Männer, die zweite Frauen. M. Deslandes ist der Meinung, und ich stimme ihm völlig zu, dass es zwischen diesen Krankheiten und ungezügelter Masturbation keinen wirklichen Unterschied gibt und beides als Form einer Geistesstörung angesehen werden sollte", schrieb der Arzt Michael Ryan 1839.[9]

„P., Hausbesorger, 53 Jahre, [...] quälte seine Frau mit Eifersucht, verführte aber selbst schon bald die Schwester seiner Frau, ein unschuldiges Mädchen, und zeugte mit ihr ein Kind. 1873 nahm er Mutter und Kind in seinen Haushalt auf. Er hatte nun zwei Frauen, bevorzugte die Schwägerin, was die Ehefrau als kleineres Uebel tolerierte. Mit den Jahren wuchs eher die Libido, wenn auch die Potenz nachließ. Er half sich oft mit Masturbation [...]. Seit 1892 trieb er Un-

---

[*] Auch die so genannte Jungfernzeugung (Parthenogenese), wie man sie z. B. bei Rädertierchen und manchen Eidechsen findet, gilt als sexuelle Fortpflanzung, da Geschlechtszellen (Eier) gebildet werden.

[**] Als „Heilmittel" galt im 18. Jahrhundert ein Entfernen der Klitoris und/oder der Schamlippen; danach sei ein solches Verhalten jedenfalls nicht mehr aufgetreten, versicherten die Ärzte.[1]

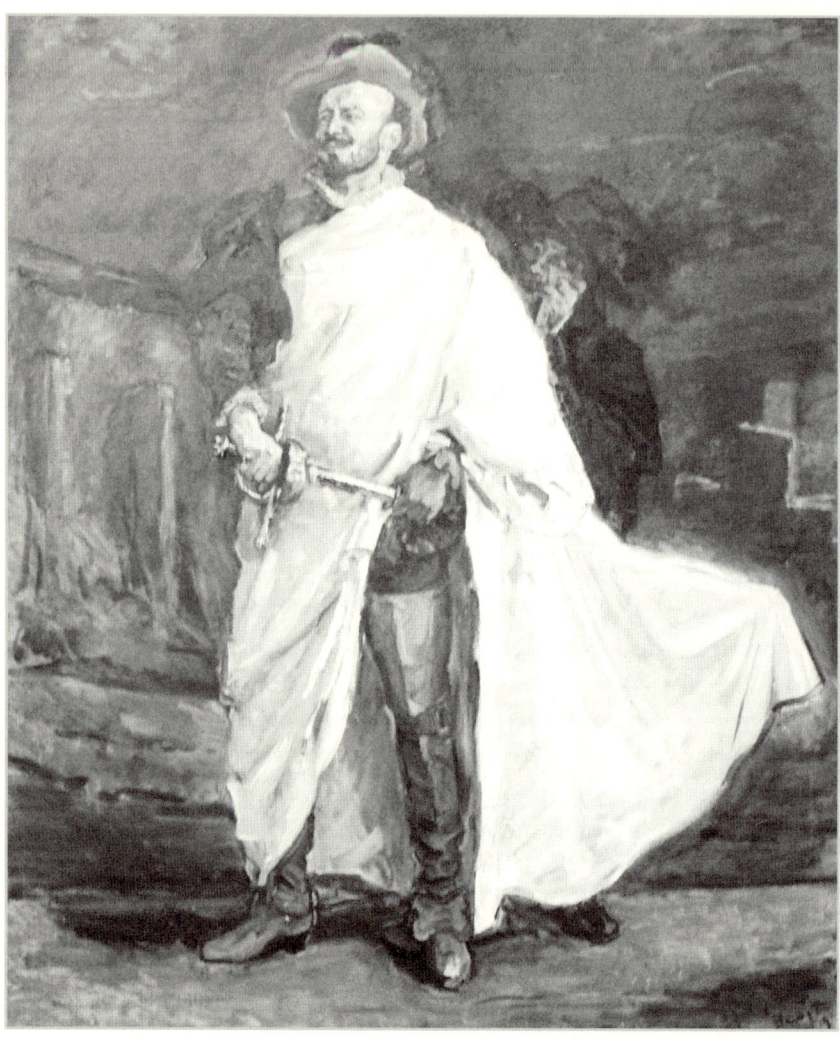

Max Slevogt malte 1912 Francisco d'Andrade in der Titelrolle von Mozarts *Don Giovanni*.

zucht mit seinem 16-jährigen Mündel [...], er versuchte sogar mit vorgehaltenem Revolver, das Mädchen zum Koitus zu zwingen. Das Gleiche versuchte er mit seiner unehelichen Tochter [...]. In der Klinik entschuldigte sich P. mit Hypersexualität. Was er getan, sei nicht recht gewesen, aber er habe sich nicht anders zu helfen gewusst. [...] Keine Intelligenzstörung, aber Darniederliegen aller ethischen Gefühle."[5]

Ein 18-jähriger Inder wird aus der Dermatologie, wo er wegen Syphilis im 2. Stadium behandelt wurde, in die Psychiatrie überwiesen. Die letzten 6–7 Jahre, so berichtet er, empfinde er einen übermäßig starken Sexualtrieb. Er schaue seitdem mehrfach am Tag Pornos, was seinen Alltag zunächst nicht behindert habe. Seit 3 Jahren kreisen seine Gedanken aber ständig um Sex. Er beginnt, Bordelle zu besuchen, hat ungeschützten Sex, und vor einem Jahr zeigen sich die ersten Schwären am Penis und schließlich am ganzen Körper. Er muss immer wieder zwanghaft an Sex denken, was dazu führt, dass er häufig mehrmals am Tag masturbiert und Sex hat. Das bereitet ihm zwar Vergnügen, doch er möchte nicht derart vom Sex beherrscht werden.[2]

Namen und Definitionen

Der erste, der den Begriff „Hyperästhesie" oder „Hypersexualität" im modernen Sinne verwendete, war der renommierte deutsche Sexualforscher Richard von Krafft-Ebing in seinem Standardwerk *Psychopathia sexualis* (1886; von ihm stammt das zweite Fallbeispiel). Seine Definition spiegelt unser modernes Verständnis wider: ein Geschlechtstrieb, der „das ganze Fühlen und Denken in Beschlag nimmt, nichts anderes neben sich aufkommen lässt, stürmisch, brunstartig nach Befriedigung verlangt, ohne die Möglichkeit sittlicher und rechtlicher Gegenvorstellungen zu gewähren, mehr oder weniger impulsiv sich entäußert und gleichwohl nach vollzogenem Geschlechtsakt nicht oder nur für kurze Frist befriedigt, in unstillbarer Begierde nach neuem Genuss den ihm Unterworfenen sich verzehren lässt".[5]

Kein Wunder, dass dieses unstillbare Verlangen im männlichen Geschlecht nach den geilen Satyren der griechischen Mythologie aus dem Gefolge des Bacchus benannt wurde, im weiblichen Geschlecht nach den nicht minder lüsternen Nymphen. Und auch kein Wunder, dass es später Don Juan (italienisch Don Giovanni) zugeordnet wurde, neben Casanova der sprichwörtliche Frauenheld der europäischen Kultur.

Heute wird Hypersexualität als klinisches Syndrom definiert, das durch sexuelles Verlangen, Fantasien und Verhalten gekennzeichnet ist, die immer wiederkehren, intensiv sind und den Alltag des/der Betroffenen in stark belastender Weise stören.[3] Allerdings ist diese Definition wie fast alles bei diesem Thema umstritten.

Häufigkeit und Ursachen

Hypersexualität ist weltweit verbreitet. Zu den kognitiven Symptomen gehören u. a. Zwangsgedanken über Sex, Schuldgefühle aufgrund des eigenen Sexualverhaltens, Einsamkeit, geringes Selbstwertgefühl, eine Bevorzugung von anonymem Sex, die Neigung, Intimität von Sex zu trennen, und fehlende Kontrolle in vielen Lebensbereichen.[3]

Die Häufigkeit von Störungen im Zusammenhang mit Hypersexualität wird in der Allgemeinbevölkerung in Europa und den USA auf 3–6 Prozent geschätzt. Und wie es aussieht, sind Männer häufiger betroffen als Frauen; geschätzt wird, dass auf 3–5 Männer eine Frau kommt.[3] Eine aktuelle Studie unter amerikanischen Studenten kam auf eine Häufigkeit von 2 Prozent (3 % für Männer, 1 % für Frauen).[1]

Die Ursachen für hypersexuelles Verhalten sind weitgehend unbekannt. In Neuroimaging-Studien (PET, fMRT), die die Reaktion von sexuell hyperaktiven Menschen auf sexuell gefärbte optische Reize untersuchten, zeigte sich, dass diese Reize eine Reaktion im Belohnungszentrum einschließlich des limbischen Systems auslösen. Dabei stellte sich heraus, dass die Amygdala-Region bei Männern deutlich stärker aktiviert wurde als bei Frauen, was dafür sprechen könnte, dass Männer und Frauen optische Sexsignale anders verarbeiten.[3] Zudem wird angenommen, dass die Stirn- und Schläfenlappen an der Regulierung der Libido beteiligt sind und deren Kontrollfunktion (Hemmung sozial unerwünschten Verhaltens) beeinträchtigt ist, wie man es z. B. vom Klüver-Bucy-Syndrom (siehe Band 1) kennt.

Für einen Suchtcharakter des Verhaltens spricht, dass 70 Prozent der Patienten mit Hypersexualität zwischen ihren sexuellen Erlebnissen Symptome wie Nervosität, Schlaflosigkeit, Schwitzen, Übelkeit, Herzrasen, Atemnot und Erschöpfung erleben, wie man sie bei Alkohol- oder Drogenkranken und Spielsüchtigen auf Entzug findet.[3]

Die Kontroverse um den Eintrag von Hypersexualität ins DSM

Seit längerem ist umstritten, in welche Kategorie Hypersexualität/Sexsucht/ Don-Juan-Syndrom – es gibt noch zahlreiche weitere Bezeichnungen – klinisch einzuordnen ist. Manche Sexualforscher sehen darin ein Suchtverhalten, andere eher eine sexuelle Störung oder eine Störung der Impulskontrolle. Und noch andere sehen dieses Verhalten nicht als eigenständige

Störung an, sondern lediglich als Symptom anderer psychischer Erkrankungen wie Klüver-Bucy- und Kleine-Levin-Syndrom (siehe Band 1) oder Demenz (Krafft-Ebings Patient P. und der junge Inder wiesen jedoch keinerlei Anzeichen einer [zusätzlichen] geistigen Störung auf).[5, 2]

Im ICD-10, dem medizinischen Diagnosesystem der Weltgesundheitsorganisation, lässt sich Hypersexualität bislang nur unter „Sexuelle Funktionsstörungen, nicht verursacht durch eine organische Störung oder Krankheit" einordnen. Ein Vorschlag, *hypersexual disorder* in das *Statistical Manual of Mental Disorders* (DSM-5) aufzunehmen, scheiterte 2010: zu wenig belastbare Daten, fand die amerikanische Psychiaterorganisation APA. Aber die Aufnahme scheiterte nicht zuletzt an einer viel breiteren und prinzipielleren Kontroverse: Was ist eigentlich eine Geisteskrankheit und wie abhängig ist sie von kulturellen Normen?[6, 7]

Das heißt, auf Don Juan bezogen: War er krank und litt er an einer psychischen Störung? Oder war er lediglich promisk und nahm sich seinen Spaß, ein Freigeist, den die Gefühle anderer – seiner Geliebten wie der ganzen Gesellschaft – keinen Deut kümmern?

Das lässt sich bei einer fiktiven Figur kaum entscheiden, wirft aber die Frage auf, wie man Hypersexualität überhaupt messen soll. An der Triebstärke, also der Häufigkeit des Geschlechtsverkehrs/der Selbstbefriedigung? Aber wie oft am Tag ist normal – wie viel ist zu viel? Ist das eine medizinische oder doch eher eine moralische Frage? Das lässt sich sicher nicht allgemein beantworten, aber wenn Masturbation zu Gewebsschäden führt, wenn Sexfantasien jeden anderen Gedanken verdrängen, wenn keine Paarbeziehung mehr möglich ist und beim Sex hohe Gesundheitsrisiken (sexuell übertragbare Krankheiten, unerwünschte Schwangerschaft) eingegangen werden – wenn „Don Juan" also unter seinem Geschlechtstrieb mehr leidet, als Lust daraus zu ziehen, und ihn nicht mehr kontrollieren kann –, scheint die Grenze zum Pathologischen überschritten.[8] Sicher ist sie das im 2. Fallbeispiel, in dem Frauen von P. genötigt, bedroht und misshandelt werden.

Klar ist: Don-Juan-Syndrom oder Hypersexualität ist ein Überbegriff, der viele Verhaltensweisen umfasst, die ernste psychosoziale Probleme mit sich bringen können: Masturbieren bis aufs Blut, Telefon- und Cybersex, Bordellbesuche, exzessiver Pornokonsum usw.[3, 1] All dies kann einen Menschen unter Umständen sozial isolieren und finanziell ruinieren. Bei den meisten Betroffenen (96 %) wird das exzessive Verlangen nach Sex übrigens durch eine traurige oder depressive Stimmung ausgelöst[1] – so ziemlich das Gegenteil von der Vorstellung eines Don Juan als strahlendem Herzensbrecher. Viele leiden sehr darunter, dass sie ihr Sexualverhalten nicht kontrollieren können, und das Selbstmordrisiko ist bei Sexbesessenen auch deutlich höher als in der Allgemeinbevölkerung (19 % gegenüber 4 %).[1]

Therapie

Eine allgemeingültige pharmakologische oder psychologische Therapie gibt es nicht, bis heute wurden keine größeren Doppelblindstudien mit Patienten mit Sexsucht bzw. hypersexuellen Störungen durchgeführt.[3,1] Bei dem jungen Mann (Fall 3) konnten Antidepressiva und eine Verhaltenstherapie im Lauf einiger Wochen eine deutliche Besserung erreichen, doch dann verschwand er …

Es ist schon erstaunlich, dass sich seit Krafft-Ebings Beschreibung vor mehr als 130 Jahren auf dem Gebiet der Hypersexualität so wenig getan hat, was eine allgemeinverbindliche Definition und klinische Studien über eine angemessene Therapie angeht. Wie es in einer aktuellen Arbeit (2017) heißt: „Wir stimmen [mit anderen Autoren] darin überein, dass das Studium der Hypersexualität tatsächlich noch in den Kinderschuhen steckt …"[4] Daran, dass Sex in allen seinen Spielarten und die damit einhergehenden Probleme kein Thema in unserer Gesellschaft wären, kann es wohl kaum liegen.

Theater und Oper

Über das Don-Juan/Giovanni-Motiv gibt es seit dem 19. Jahrhundert Dutzende von Romanen, Erzählungen, Filmen und Musiktiteln. Hier seien nur zwei frühe und besonders einflussreiche Behandlungen des Themas erwähnt, ein Theaterstück und eine Oper.

Am 15. Februar 1665 wurde Molières *Don Juan* als Komödie in fünf Akten aufgeführt: Der junge Adlige Don Juan verführt auf Sizilien Dutzende von Frauen und macht dabei keinerlei Standesunterschiede. Doch kaum hat er sie erobert, erlischt sein Interesse, er lässt sie fallen und wendet sich der nächsten Beute zu. Wütende Gatten und Brüder, die ihn zum Duell fordern, ersticht er ebenso elegant wie kaltschnäuzig. Für Sitte, Religion und Kirche hat der Freigeist nur Spott übrig. Klar, dass die Moral schließlich siegt und der Unbußfertige zur Hölle fährt. Man fragt sich beim Lesen des Stücks allerdings, auf welcher Seite die Sympathien Molières lagen …

Wolfgang Amadeus Mozart hat das Thema in einer Oper mit zwei Akten umgesetzt, die 1787 uraufgeführt wurde. Die Story ist im Wesentlichen die gleiche wie bei Molière, verzaubert durch Mozarts Musik; eine hübsche Legende ist, dass es Giacomo Casanova gelungen sein soll, an der Uraufführung mitzuwirken.

Don Juan war auch Namenspatron für einen fruchtig-frischen Cocktail:

Don Juan
2 cl Licor 43
6 cl Orangensaft

À votre santé!

Siehe auch Klüver-Bucy-Syndrom, Kleine-Levin-Syndrom (beide Band 1).

Dorian-Gray-Syndrom: das Altern verweigern

Andere Namen: körperdysmorphe Störung usw.

Sie sehen morgens ängstlich in den Spiegel, suchen nach lichten Stellen im Haupthaar, nach ersten Anzeichen von Falten, Tränensäcken und Orangenhaut, prüfen die Straffheit ihrer Silhouette – all die kleinen Signale, die verraten, dass der Zahn der Zeit unerbittlich sein Werk tut, sind ihnen ein Gräuel. Ihre Gedanken kreisen unentwegt um Jugend und Schönheit (und damit auch um das Gegenteil, Verfall und Tod). Um ihrem übersteigerten körperlichen Idealbild zu genügen bzw. ihr jugendliches Aussehen zu erhalten, greifen Menschen mit einer körperdysmorphen Störung auch bereitwillig zu den Verheißungen der Pharmaindustrie oder legen sich sogar unters Messer – und das immer wieder.

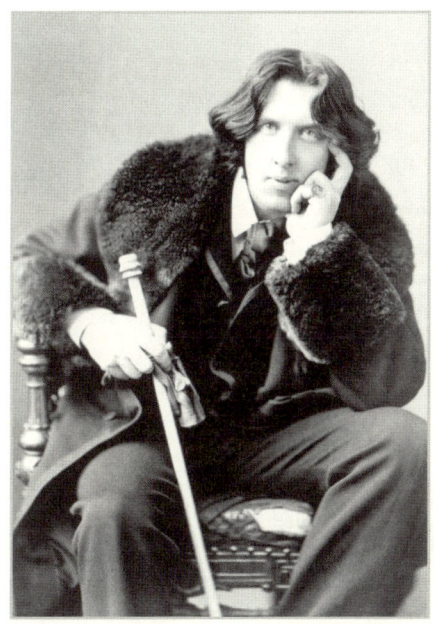

Der englische Schriftsteller Oscar Wilde, aufgenommen von Napoléon Sarony ca. 1882. In seinem Roman *Das Bildnis des Dorian Gray* schließt der junge Müßiggänger einen Pakt mit dem Teufel und lässt sein Porträt an seiner Stelle altern.

Die Fallstudien zeigen, wie sehr die Gedanken der Betroffenen auf ihr Äußeres, auf Jugend und Unsterblichkeit fixiert sind:

„Ich sehe hässlich aus, mein Haar ist dünn, andere machen Späße über mein Aussehen, auch Frauen sprechen mich auf mein Aussehen an, ich sehe so alt aus", klagt ein 34-jähriger Deutscher. „Ich kann mich im Spiegel nicht anschauen und versuche vergeblich, das Haar zurechtzukämmen. Meine Frau schneidet mir seit unserer Heirat die Haare und macht dabei immer wieder witzelnde und abwertende Bemerkungen über meine ‚lichten Stellen'. Auch meine Frau möchte, dass ich Finasterid [ein Haarwuchsmittel] einnehme.[1]

Der 14-jährige Mexikaner hat panische Angst vor dem Älterwerden. Seine pubertären körperlichen Veränderungen hält er für bedrohlich, daher isst er wenig, um nicht zu wachsen, geht gebückt, um kleiner zu erscheinen, und spricht mit möglichst hoher Stimme. Zudem sucht er im Internet nach Möglichkeiten, einen Samenerguss zu verhindern. Er hat lateinamerikanische Züge, doch sein Schönheitsideal sind „weiße Amerikaner", „wie diese Hollywoodstars". Er fürchtet sich vor dem, was als Erwachsener auf ihn zukommt: Unabhängigkeit, Partnersuche, finanzielle Verantwortung. Außerdem glaubt er, er würde als Erwachsener eher krank und müsse sterben.[9]

Der 22-jährige Iraner ist überzeugt davon, über besondere Kräfte zu verfügen, Tausende Frauen zu haben und sich jederzeit in einen Wolf verwandeln zu können. Der Wolf lebt in einer eigenen Stadt voller toter Menschen, die er wiedererweckt hat. Um ewig jung zu bleiben, versteckt er all seine inneren Organe in einer Wassermelone: „Mein Inneres ist völlig leer, wenn Sie mir nicht glauben, können Sie mich röntgen." Will er einen neuen Wolf schaffen, pflanzt er ihm diese Organe ein. Da die Wölfe durch die ständige Regeneration ihrer Organe nicht altern, sind sie unsterblich. Wenn er in den Spiegel schaut, sieht er dort nicht sich, sondern ein anderes Wesen, auf das er all seine Nöte und Sorgen übertragen kann. Als er den Spiegel einmal zerbricht, drängen all seine Gedanken heraus.[7]

Gegen den Strom der Zeit

In Würde zu altern, ist in unserer von Jugendwahn und ständiger körperlicher Optimierung besessenen Gesellschaft nicht einfach. Zum Altern gibt es jedoch nur eine Alternative: jung zu sterben. Wem beide Optionen missfallen, der sucht unter Umständen nach dem Vorbild des viktorianischen Dandys Dorian Gray, den Alterungsprozess um jeden Preis aufzuhalten: Dieser blieb ewig jung, während sein Porträt alterte. Geprägt wurde der Begriff Dorian-Gray-Syndrom von dem deutschen Psychologen Burkhard Brosig 2000 bei einem Vortrag zum Thema „Lifestyle-Drogen"; von ihm stammt das erste Fallbeispiel.

Typisch für das Syndrom ist nach dem literarischen Vorbild die Fixierung auf das Äußere und eine Vergötterung der Jugend sowie ein narzisstisches Kreisen um sich selbst.[3] Dazu kommen die Überzeugung, andere würden sich über (eingebildete) körperliche Mängel lustig machen (Fall 1), und Angst vor dem Älter- und Reifer-Werden und damit vor dem Tod (Fall 2).[1, 2]

Die Beschreibung des jungen Iraners im dritten Fallbeispiel – sicherlich kein Leser viktorianischer Romane – erinnert in vieler Hinsicht verblüffend an Oscar Wildes Szenario: Unsterblichkeit, ewige Jugend, Allmacht und zahllose libidinöse Abenteuer. Und wie Wildes Kunstfigur, deren Porträt an den Spiegelteich des mythologischen Narcissos erinnert, sieht sich der junge Mann im Spiegel als „anderes Wesen", und als dieser zerbricht, kommt „es" heraus – eine spektakuläre wahnhafte Umsetzung des Dorian-Gray-Syndroms.[7]

Die Verpuppung eines Körpers

Das wohl bekannteste Beispiel für das Dorian-Gray-Syndrom ist der „King of Pop", Michael Jackson (1958–2009), der sich zahlreichen kosmetischen Eingriffen unterzog, bis er schließlich eher an einen bleichen Zombie als an einen Menschen erinnerte. Aber es gibt auch weibliche Versionen des viktorianischen Dandys.

„Alles, was ich mir wünschte, war Schönheit. Ich wünschte mir einen eleganten Lebensstil und dass die Leute netter zu mir sind. Ich wollte nicht mehr zurückgewiesen werden", erklärte eine Landsmännin des Popstars, die damals 46-jährige Cindy Jackson, in einem Interview. „Ich wollte Barbie sein. Ich wollte diesen weichen, femininen Look – große Augen, weiche Lippen, glatte Haut. Jetzt bin ich Barbie. Ich bin genauso künstlich wie sie. Und das ist wunderbar!" Facelifting, Nasenkorrekturen, chemische Skinpeels, Kinnverkleinerung, Brustvergrößerung, Fettabsaugen ... Ms. Jackson investierte 60 000 £ in kosmetische Chirurgie, um die „perfekte Frau", eine lebende Barbiepuppe, zu werden.[11] Mit 47 Schönheitsoperationen an Gesicht und Körper schaffte sie es 2005 ins Guinness-Buch der Rekorde.

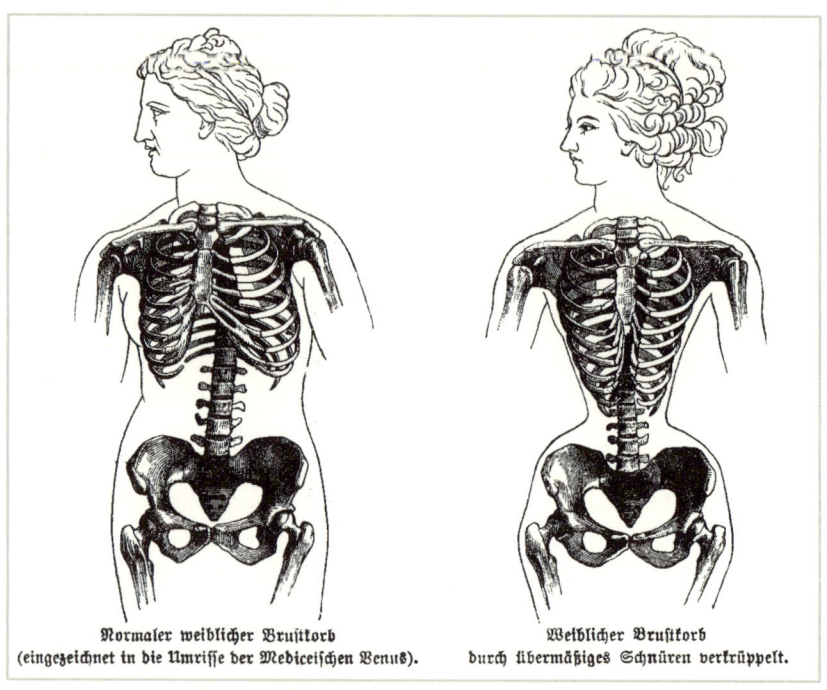

Normaler weiblicher Brustforb
(eingezeichnet in die Umrisse der Medicesischen Venus).

Weiblicher Brustforb
durch übermäßiges Schnüren verkrüppelt.

Lifestyle-Accessoires zur Veränderung der weiblichen Silhouette sind nichts Neues; Schnürkorsetts, die zu den oben abgebildeten Deformationen führen können, gibt es seit dem 16. Jahrhundert. Heute kann, wer über das nötige Kleingeld verfügt, rascher an seine Traumfigur kommen und sich einfach ein paar Rippenbögen herausnehmen lassen, damit es für die gewünschte Wespentaille reicht (aus dem Buch *Der Mensch und seine Rassen* von Bernhard Langkabel, Dietz, Stuttgart 1892).

Schönheits-OPs und Körperbildstörungen: Tendenz steigend

In Deutschland gehörten im Jahr 2015 Brustvergrößerungen (Frauen) und Lidstraffungen (vorwiegend Männer) zu den beliebtesten Schönheitsoperationen, gefolgt von Fettabsaugen und Facelifting. Die meisten Patienten und Patientinnen (die Frauen liegen weit vorn) waren zwischen 18 und 30 Jahren alt, doch die Zahl älterer Semester wies im Vergleich zu den Vorjahren den höchsten Zuwachs auf. Wie viele Schönheits-OPs es in Deutschland pro Jahr gibt, in ungewiss, denn nur der Teil, der von ästhetisch-plastischen Fachärzten durchgeführt wird, geht in die Statistik ein (ca. 50 000); die Dunkelziffer ist hoch, denn der Begriff „Schönheitschirurg" ist in Deutschland gesetzlich nicht geschützt – jeder Mediziner darf sich so nennen. Durchaus denkbar, dass ein nicht unbeträchtlicher Teil der Kunden eher auf die Couch als unters Messer gehört hätte.

In der Allgemeinbevölkerung liegt die Häufigkeit von körperdysmorphen Störungen bei 1–2 Prozent; mit ca. 15 Prozent deutlich höher ist sie bei Patienten in hautärztlichen Ambulanzen; in der ästhetisch-plastischen Chirurgie wird der Anteil gar auf 20–25 Prozent geschätzt.[10] Körperbildstörungen beginnen meist in der Pubertät, wenn das Selbstbild sowieso ins Wanken kommt und Pickel es schwer machen, das eigene Spiegelbild zu lieben. Was das Geschlechterverhältnis betrifft, so schwanken die Angaben zwischen ausgeglichen und Männer : Frauen 1 : 3.[6, 4] Einmal entwickelt, kann eine solche psychosomatische Störung jahre- bis jahrzehntelang andauern.[10] Und die Zahl der Betroffenen nimmt zu: In Deutschland stiegt die Zahl der klinischen Körperbildstörungen zwischen 2002 und 2013 auf das Doppelte (auf 1 %), die der subklinischen stieg sogar auf das Fünffache (auf 2,6 %).[4]

Ursachen unklar

Wie bildgebende Verfahren gezeigt haben, findet man bei Patienten mit Körperbildstörungen häufig Läsionen im Stirn- und Schläfenlappenbereich sowie eine verringerte Hirnrindendichte im linken Schläfen- und Scheitellappenbereich; zudem gibt es Hinweise auf eine Störung des Serotoningleichgewichts.[5, 6]

Neben einer individuellen biopsychischen Veranlagung spielen soziale Faktoren zweifellos eine wichtige Rolle. So erklärten mehr als drei Viertel aller Frauen, die sich zu einer Brustvergrößerung entschlossen, die Idee sei ihnen bei der Lektüre von Wochenmagazinen gekommen[6] – der Weg vom Frisörstuhl auf den OP-Tisch ist offenbar recht kurz und die Vorbildfunktionen von Stars und Starlets auf die weibliche Leserschaft ungebrochen, selbst wenn jede(r) weiß, dass deren makellose Haut und perfekte Figur geschicktem Photoshop-Einsatz zu verdanken sind.

Psychoanalytisch orientierte Experten vermuten hinter dem Dorian-Gray-Syndrom eine „narzisstische Triade": gestörtes Körperbild, Selbstbezogenheit und Verweigerung des Erwachsenwerdens.[1, 2] Letzteres zeigt sich besonders deutlich im zweiten Fallbeispiel: Die Pubertät ist für die meisten Teenager eine Zeit geringen Selbstwertgefühls und geringer Frustrationstoleranz. Soziale Auslöser sind oft Hänseleien und Mobbing, wie sie der mexikanische Teenager in der Schule erfuhr, sowie die in den Medien vermittelten Schönheitsideale („weiße" Hollywoodstars). Hinter dem Leugnen der körperlichen Veränderungen, die ihn zum Mann werden lassen, steht die durchaus richtige Erkenntnis der eigenen Sterblichkeit[9] — wie Peter Pan wehrt sich der junge Mexikaner daher, erwachsen zu werden, frei nach dem Motto: Leben ist eine sexuell übertragbare Krankheit, die stets mit dem Tode endet.

Ein Syndrom, viele Namen

Ob es sich beim Dorian-Gray-Syndrom um eine eigenständige Variante einer Körperbildstörung handelt[1] oder lediglich um ein neues Synonym für eine alte Bekannte[6], darüber streiten sich die Gelehrten. Daneben sind Bezeichnungen wie Dysmorphophobie (Entstellungsangst), Hässlichkeitskummer, Thersites-Komplex (Thersites war nach Homers *Ilias* der hässlichste Krieger im griechischen Heer), Schönheitshypochondrie und dermatologische Non-Disease in Umlauf, die jeweils unterschiedliche Komponenten des Syndroms betonen.[6]
Heute wird dieser Symptomkomplex von den meisten Psychologen und Psychiatern als körperdismorphe Störung bezeichnet. Ob aber die Aufteilung in nicht-wahnhafte und wahnhafte Formen sinnvoll ist, ist wiederum umstritten, denn wahnhaftes Denken tritt häufig auch bei nicht wahnhaften Form vorübergehend auf und zwischen beiden Formen finden sich statistisch kaum signifikante Unterschiede.[10]
Schon die Vielfalt der Bezeichnungen lässt anklingen, dass körperdismorphe Störungen viele Aspekte haben, die irgendwo zwischen Depression, Hypochondrie, Angst-, Zwangs- und Wahnstörungen angesiedelt sind. Letzteres wird von manchen Experten als das wichtigste Merkmal angesehen: Wer felsenfest glaubt, er/sie sei durch einen – objektiv nicht nachvollziehbaren – Makel entstellt und werde deshalb von seiner Umgebung verspottet, hängt einer Wahnvorstellung an.[10] Wie dem auch sei – sicher ist, dass Menschen mit gestörtem Körperbild psychisch sehr unter ihrer vermeintlichen Entstellung leiden, und dieser hohe Leidensdruck führt zu einem erhöhten Selbstmordrisiko.[4]

Behandlung: von der Schwierigkeit, ins Gespräch zu kommen

Menschen mit Körperbildstörungen suchen häufig Ärzte auf, seien es kosmetische Dermatologen, HNO-Ärzte oder Plastische Chirurgen; um die psychologisch-psychiatrische Zunft schlagen sie hingegen meist einen weiten Bogen. Wie bei so vielen Störungen mit Wahncharakter besteht die Krux darin, den Betroffenen klar zu machen, dass ihr „Makel" psychischer Natur ist und sich mit Lifestyle-Medikamenten und Skalpell nicht beheben lässt: In rund drei Vierteln der Fälle bringt eine OP keine Lösung, sondern verschiebt die Symptomatik lediglich: Stimmt die Nase, ist nun der Busen zu klein; eine Abnahme *aller* körperdysmorphen Symptome wird nur selten (ca. 7 %) erreicht.[10] Es gilt also erst einmal, die Betroffenen zu überzeugen, mit einem Psychologen oder Psychiater über ihre Probleme zu sprechen. Da kann das Eingehen auf das Verlangen eines Patienten nach verschreibungspflichtigen Lifestyle-Medikamenten (z. B. Finasterid*, Fall 1) ein Einstiegsangebot sein.[1, 2]

Gelingt die Gesprächsaufnahme, können den Betroffenen z. B. kognitive Verhaltenstherapien sowie Medikamente (Antidepressiva, die den Serotoninspiegel regulieren, gegebenenfalls Antipsychotika) helfen. Der junge Iraner, der neben dem Dorian-Gray-Syndrom unter anderem an Lykanthropie (Wahn, sich in einen Wolf verwandeln zu können, siehe Band 1) und am Cotard-Syndrom (Wahn, tot zu sein, siehe Band 1) litt, konnte nach mehrwöchiger Behandlung entlassen werden.[7]

Moderner Lifestyle oder psychosomatische Störung – oder ist das die falsche Frage?

Ästhetisch-plastische Chirurgie ist zweifellos ein Segen, wenn es darum geht, Geburtsfehler wie Wolfsrachen zu korrigieren oder Opfern von Verkehrsunfällen wieder ein Gesicht zu geben. Ob ästhetisch bedingte Nasenkorrekturen und Brustvergrößerungen, Schamlippenverkleinerungen und Scheidenstraffungen wirklich zu Erfolg und Lebensglück beitragen, mag eine individuelle Frage sein. Cindy Jackson sieht ihre Verwandlung in Barbie jedenfalls als Akt der Machtergreifung: „Ich habe Lust bei Männern gesucht, und nun suchen sie Lust bei mir […] Das ist die ultimative feministische Aussage. Ich weigere mich, die Natur über mein Schicksal entscheiden zu lassen, nur weil ich in der genetischen Lotterie eine Niete gezogen habe." Das hört sich selbstbewusst an, lässt aber angesichts ihrer Aussage, sie habe all das getan, um nicht länger zurückgewiesen zu werden (siehe oben), einige Zweifel offen.

---

* Die Ironie bei Finasterid ist, dass es zwar das Haupthaar bei androgenbedingtem Haarausfall wieder wachsen lässt, aber als Nebenwirkungen Libidoverlust, Beischlafprobleme (erektile Dysfunktion) und Brustdrüsenvergrößerung auftreten, die zum Teil auch nach Absetzen des Medikaments nicht wieder verschwinden (Post-Finasterid-Syndrom) – nicht gerade das, was sich Männer für ihren Erfolg beim anderen Geschlecht wünschen.

Der Trend zur Körpermodifizierung und -erweiterung ist sicherlich nicht mehr zu stoppen; der Cyborg Neil Harbisson (siehe Synästhesie), der über seine eingepflanzte Antenne direkt mit Satelliten kommunizieren kann, liefert einen Vorgeschmack. Was heute noch als gestört oder zumindest bizarr gilt, könnte in naher Zukunft schon Trend sein – gentechnisch veränderte fluoreszierende Fische in *Electric Green*, *Cosmic Blue*, *Galactic Purple* und *Sunburst Orange* gibt es schon, bald auch fluoreszierende Teenager? Als jemand, der solche *body modifications* schon häufiger in Science-Fiction-Stories verwendet hat[8], halte ich solche Lifestyle-Eingriffe in die Keimbahn zukünftig keineswegs für unwahrscheinlich …

Literatur, Film und Malerei

Im Zentrum von Oscar Wildes 1890 erschienenen Roman *The Picture of Dorian Gray* (deutsch: *Das Bildnis des Dorian Gray*) steht ein frivoler Wunsch:

> *„Wie traurig ist das!" sagte Dorian Gray leise und wandte die Augen nicht von seinem eigenen Bildnis. „Ich werde alt und gräßlich und widerwärtig werden, aber dieses Bild wird immer jung bleiben. Es wird nie älter sein als dieser Junitag heute […] Wenn es nur umgekehrt wäre! Wenn ich immer jung bleiben könnte und dafür das Bild immer älter würde! […] Ich gäbe meine Seele dafür!"*

Grays Wunsch geht in Erfüllung, und während er ein Leben exzessiver Ausschweifungen genießt und dabei über Leichen geht, zeigt nur sein Porträt die damit einhergehenden Verwüstungen, wird immer feister und verlebter. Als Gray den Anblick seines Alter Ego schließlich nicht mehr erträgt, sucht er das Bild mit dem Messer zu durchbohren. Kurz darauf finden seine Diener seinen Leichnam mit einem Messer im Herzen – „welk, runzlig und Abscheu erregend". Das Porträt hingegen erstrahlt wieder in einer ursprünglichen jugendlichen Frische.[3]

Dorian Gray Portræt war 1910 die erste, nur 17 Minuten lange dänische Verfilmung des Romans, die sich eng an die literarische Vorlage hielt. Was die Kritik davon hielt, ist nicht bekannt; eine weitere amerikanische Verfilmung 1945 in Spielfilmlänge *(The Picture of Dorian Gray)* gewann einen Oscar, während die deutsche Neuverfilmung des Stoffes mit Helmut Berger *(Das Bildnis des Dorian Gray)* 1970, das den Protagonisten in die Neuzeit versetzt, bei der Kritik auf wenig Begeisterung stieß.

Weitaus älter als das Dorian-Gray-Motiv ist der Mythos des Jungbrunnens, der seit der Antike als Quell ewiger Jugend gilt: So zeigt Lucas Cranach d. Ä. in seinem gleichnamigen Gemälde (1546) alte Frauen, die in ein Bad steigen und auf der anderen Seite verjüngt wieder hinausklettern. Jungbrunnen galten als durchaus real, und so suchten spanische Konquistadoren Anfang des 16. Jahrhunderts in Florida intensiv nach diesem magischen Ort – leider vergeblich.

Über diese Enttäuschung können Sie sich mit einem fruchtigen Cocktail hinwegtrösten:

Dorian Gray
2 cl Grand Manier
3 cl Orangensaft
10 cl Cranberry-Saft
4 cl weißer Rum

Geben Sie einige Eiswürfel hinzu, garnieren Sie das Ganze mit einer Orangenschalenspirale und genießen Sie!

Querbeziehungen bestehen zu anderen Körperbildstörungen wie dem skoptischen Syndrom sowie in Band 1 Amputee Wannabe und Koro.

Drapetomanie: Psychiatrie als bibeltreuer Rassismus

Diese „Geisteskrankheit" nimmt hier insofern eine Sonderstellung ein, als es sie nie gab. Dennoch soll sie kurz erwähnt werden, denn sie zeigt exemplarisch, wie sich psychiatrische Diagnostik missbrauchen lässt. Die Diagnose „Drapetomanie" wurde erfunden, um eine bestimmte Bevölkerungsgruppe, farbige Sklaven, zu stigmatisieren, auszugrenzen und zu unterdrücken – alles im Namen gesellschaftlicher Normen und christlicher Nächstenliebe.

Der Wunsch nach Freiheit als Geisteskrankheit

Der in den Südstaaten praktizierende Arzt und Psychologe Samuel A. Cartwright (1793–1863) war „Professor für Negerkrankheiten" an der University of Louisiana und galt als eine der führenden Autoritäten seiner Zeit.[4] Im Jahr 1851 – also kurz vor Ausbruch des Amerikanischen Bürgerkriegs, in dem

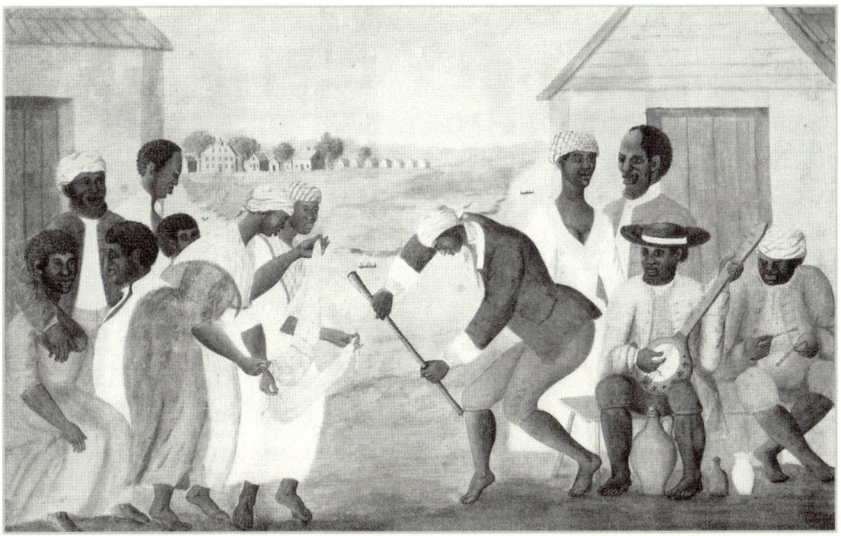

So lustig war das Leben der Sklaven nach Meinung ihrer weißen Herren, dass jeder, der zu fliehen versuchte, verrückt sein musste ... (*The Old Plantation: Slaves Dancing on a South Carolina Plantation*, John Ross zugeschrieben, zwischen 1785 und 1795).

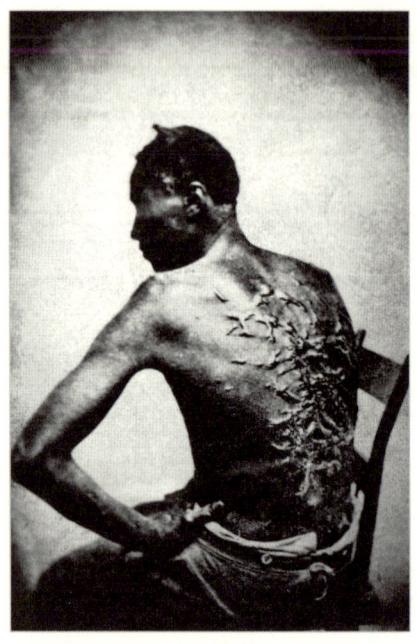

... und so sah die Realität aus (Narben eines ausgepeitschten Sklaven; 1863 aufgenommen in Louisiana; Mathew Brady, National Archives and Records Administration, USA).

südliche Sklavenhalter und nördliche Abolitionisten einander unversöhnlich bekämpften –, veröffentlichte er im Fachblatt *New Orleans Medical and Surgical Journal* einen Artikel „Report on the Diseases and Physical Peculiarities of the Negro Race" (etwa: Bericht über Krankheiten und körperliche Besonderheiten der Negerrasse).[1] Der größeren Verbreitung wegen erschien gleichzeitig eine verkürzte Fassung in einem beliebten landwirtschaftlichen Magazin[2], das seinen Lesern u. a. Ratschläge gab, wie man den meisten Profit aus seinen Sklaven „pressen" könne.

In diesem Artikel beschrieb Cartwright zwei von ihm entdeckte angebliche Geisteskrankheiten, die nur bei Sklaven vorkämen. Da war dieser unwiderstehliche wahnhafte Drang davonzulaufen, von ihm „Drapetomanie" (von griechisch *drapetes*, Entflohener, und *mania*, Wahn) genannt, die „unseren medizinischen Autoritäten unbekannt war, obgleich ihre diagnostischen Symptome, das Im-Stich-Lassen des Arbeitsplatzes, unseren Plantagenbesitzern und Aufsehern wohlbekannt ist".[1]

Zum Glück wusste der Professor, wie man diese störende Manie des Davonlaufens kurieren konnte: Erwäge ein Sklave die Flucht, so Cartwright, zeige er sich zuvor mürrisch und unzufrieden. Ließen sich die Ursachen dafür beheben, so sei alles gut; wenn es aber keine vernünftigen Ursachen gebe, so bleibe dem Herrn nichts anderes übrig, als dem Sklaven die Drapetomanie mit der Peitsche auszutreiben – nichts anderes als eine medizinisch gebotene Vorsorgemaßnahme: „Wenn einer oder mehrere von ihnen irgendwann ihr Haupt auf dieselbe Höhe wie das ihrer Herren oder ihres Aufsehers zu erheben suchen, ist es zu ihrem eigenen Besten, dass sie bestraft werden, bis sie wieder in den unterwürfigen Zustand zurückfallen, der für sie vorgesehen war und für alle Zeiten vorgesehen ist …"

Aber Drapetomanie war nicht das einzige Übel, das Cartwright bei den Sklaven auf den Baumwollplantagen und Zuckerrohrfeldern seiner Heimat diagnostizierte: Dysaethesia aethiopica war eine psychosomatische Störung, die sich durch „geistige Trägheit und eine verminderte sensorische Empfindlichkeit des Körpers" auszeichnete, „eine Besonderheit bei Negern, deren Verhalten von den Aufsehern als ‚Drückebergerei' bezeichnet wurde". Die Symptome waren leicht zu erkennen; die Dysaethesie verriet sich neben Arbeitsunwillen und Lethargie durch Abschürfungen und Narben am ganzen Körper. Das Heilmittel des guten Doktors? Die Trägheit mit der Peitsche austreiben, um die Sensibilität der Haut wiederherzustellen.[1] Das ergab neue Hautabschürfungen, was die ursprüngliche Diagnose nur bestätigte.

Bibel und Peitsche

Thomas Jeffersons „All men are created equal" bereitete Dr. Cartwright dabei keine Schwierigkeiten: Gemeint konnten nur *weiße* Männer sein; Neger stammten von einer Rasse *vor* Adam ab – in der Bibel lassen sich Belege für jede noch so abstruse Theorie finden – und waren zwar Lebewesen, aber keine Menschen. Und es war auch nicht die Schlange, die Eva im Paradies verführt hatte, sondern ein schwarzer Gärtner, der daher mit Satan gleichzusetzen war. Und wie treibt man Satan am besten aus? Vermutlich ahnen Sie es schon: mit der Peitsche.[4]

Dass Schwarze den Weißen untergeordnet sind, ist für Cartwright denn auch gottgegeben: „Wenn der weiße Mann versucht, sich Gottes Willen zu widersetzen und den Neger zu mehr als einem ‚unterwürfig das Knie Beugenden' zu machen (wozu ihn der Allmächtige bestimmt hat), indem [der weiße Mann] sich mit ihm gleich macht, oder wenn er ihm […] das Lebensnotwendige versagt, wird der Neger davonlaufen; wenn er ihn aber in der

---

* Übersetzung des Begriffs „Kanaan" bzw. „Kanaaniter". Cartwright führte die Abstammung der Schwarzen auf Noahs dritten Sohn Kanaan zurück, der vom Vater verflucht und dazu verurteilt wurde, seinen beiden älteren Brüdern, den Vorvätern der Weißen, als „Knecht der Knechte" zu dienen (Mose 9, 20–26).

Stellung hält, die ihm nach der Heiligen Schrift zugewiesen ist, also die der Unterwerfung, und wenn Herr und Aufseher gütig und gnädig sind [...] und seine körperlichen Bedürfnisse erfüllen, [...] ist der Neger wie verzaubert und kann nicht weglaufen."[1]

Das, was einem beim Lesen von Cartwrights Schriften die Galle hochkommen lässt, ist nicht nur sein Rassismus oder seine abstrusen pseudowissenschaftliche Begründung für die Minderwertigkeit der Schwarzen, sondern die Bigotterie, mit der er seine Empfehlungen verbrämt: „Sie müssen nur in diesem Zustand [der Sklaverei] gehalten und wie Kinder behandelt werden, wohlbehütet, aufmerksam und menschlich, um zu verhindern, dass sie fortlaufen, oder um sie [von diesem Übel] zu kurieren." Wenn es im Guten nicht ging, dann eben mit der Peitsche, aber niemals im Groll, sondern aus christlich-therapeutischer Nächstenliebe.[1, 4]

Von der Sklavenhaltergesellschaft im Süden erhielt Cartwright für seine Sichtweise viel Applaus. Er starb in Jackson als angesehenes Mitglied der Gemeinde, 2 Monate bevor sich die Konföderierten in Vicksburg der Armee von General Ulysses S. Grant ergaben.

Was ist normal? Was ist krankhaft?

Warum diese absurden pseudowissenschaftlichen Diagnosen aus den rassistischen Annalen des 19. Jahrhunderts überhaupt noch erwähnen? Nun, in diesem Wahnsinn liegt durchaus Methode; psychiatrische Diagnosen, die sich gegen Gruppen richtet, die man gerne ausgrenzen oder unter Kontrolle halten möchte (z. B. Homosexuelle oder auch Frauen; so wurden Mütter z. B. für die Schizophrenie bzw. den Autismus ihrer Kinder verantwortlich gemacht), sind keineswegs „Schnee von gestern".

Drapetomanie ist ein eindrucksvolles Beispiel dafür, wie die Werte der Gesellschaft von eben dieser Gesellschaft geformt werden, die sich auf sie beruft. „Die Kultur beeinflusst das, was wir für krankhaft halten", meint Alvin Poussaint, Klinischer Professor für Psychiatrie an der Harvard Medical School und einer der wenigen schwarzen Psychiater in den USA. „Cartwright sah Sklaverei als Norm an. Wenn ein Sklave also von dieser Norm abwich, bezeichnete er ihn als geisteskrank. Die Entscheidung, was normal und was psychopathologisch ist, wird von Kultur und Politik beeinflusst. Das ist keine harte Wissenschaft."[3]

Sind Bigotterie und Rassismus lediglich weit verbreitete inakzeptable soziale Verhaltensweisen oder selbst schon Symptome einer Geisteskrankheit?

Darüber kann man streiten, doch wir müssen wohl davon ausgehen, dass der Geist von Dr. Cartwright noch immer durchaus lebendig ist …

Mockumentary

2004 kam der als Dokumentarfilm inszenierte Independent-Film *C.S.A.: The Confederate States of America* ins Kino, in dem die Konföderierten den Amerikanischen Bürgerkrieg gewonnen haben. Dort gibt es ein *Cartwright Institute for Freedom Illnesses*, ein medizinisches Institut, das auf den Erkenntnissen des guten Doktors beruht und seine Theorie der Drapetomanie und anderer „Negerkrankheiten" unterrichtet. Bitterböse-komisch!

Siehe dazu auch das Odysseus-Syndrom.

Eigengeruchswahn:
Alle rümpfen die Nase über mich

Andere Bezeichnung:
Bromidrosiphobie; im Englischen Olfactory Reference Syndrom

Stellen Sie sich vor, Sie betreten einen Raum und die Anwesenden verziehen das Gesicht, rümpfen die Nase und öffnen eilends ein Fenster. Wie würden Sie sich fühlen? Wahrscheinlich ziemlich verunsichert, beschämt und verlegen. Menschen, die unter Eigengeruchswahn leiden, erleben dieses Gefühl tagein, tagaus: Sie sind davon überzeugt, einen unangenehmen, penetranten Körpergeruch auszuströmen, vor dem sich ihre Mitmenschen ekeln. Und ganz gleich, wie oft sie duschen, Deos benutzen und die Kleidung wechseln, der Geruch – der nur in ihrer Einbildung besteht – lässt sich nicht vertreiben. Das treibt diese Menschen in die Isolation; sie kapseln sich immer mehr von Familienangehörigen, Klassenkameraden und Arbeitskollegen ab.

Die Fallbeispiele machen deutlich, wie sehr die Betroffenen unter der Situation leiden:

Ein 17-jähriger Schüler sorgt sich seit einem halben Jahr wegen seines Geruchs. Jedes Mal, wenn er Wasser lässt, fürchtet er, seine Unterhose zu beschmutzen und nach Urin zu riechen. Ständig kreisen seine Gedanken um diesen Punkt. Also prüft er immer wieder seine Unterhose auf Urinflecken, wechselt ständig die Kleidung und verbraucht Unmengen von Deodorants. Da er sich dermaßen schämt, verbringt er immer mehr Zeit allein und fehlt sogar tageweise in der Schule.[6]

Ein 46-jähriger alleinstehender Südafrikaner beklagt sich über seinen schlechten Körpergeruch, der ihn quält. Vor 8 Jahren ist ihm erstmals aufgefallen, dass die Leute rund um ihn herum häufig schnüffeln und hüsteln, weil er, davon ist er überzeugt, aus Rachen, Nase, Achselhöhlen, Füßen und Analregion einen Verwesungsgeruch verströmt. Er bemerkt, dass seine Kollegen sich die Nase reiben, wenn er vorbeigeht, sich in seiner Gegenwart voller Ekel abwenden oder das Fenster öffnen. Bemerkungen anderer über Gerüche bezieht er stets auf sich. Er schämt sich sehr wegen seines Geruchs, und das Benutzen öffentlicher

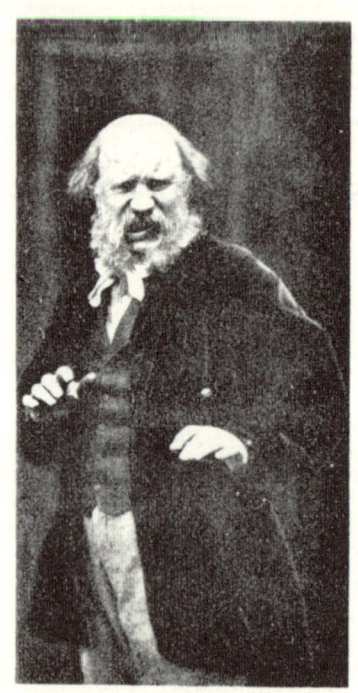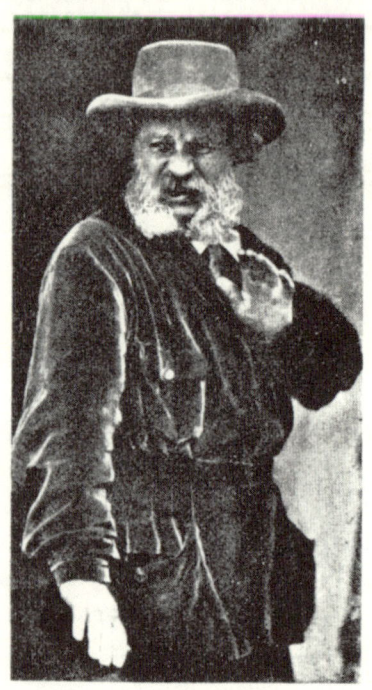

Ekel vor üblen Gerüchen gehört zu den menschlichen Grundemotionen; da die Signale aus der Riechschleimhaut auf kurzem Weg ins limbische System ziehen, hängen Geruch und Emotion eng zusammen. Und Ekelgefühle zeichnen sich klar in der Mimik ab: gerunzelte Stirn, gerümpfte Nase, manchmal gekoppelt mit abwehrenden Handbewegungen (aus dem Buch *Der Ausdruck der Gemütsbewegungen bei dem Menschen und den Tieren* von Charles Darwin, 1872; Selbstporträts von O. G. Rejlander).

Verkehrsmittel ist für ihn eine Qual, denn er ist sicher, dass die anderen vor ihm zurückweichen, weil sie sich ekeln.[7]

Eine 15-jährige Inderin ist überzeugt, seit einer Mandelentzündung vor 6 Monaten unter starkem Mundgeruch zu leiden. Seitdem zieht sie sich zurück und geht irgendwann auch nicht mehr zur Schule. Sie glaubt, sie rieche derart stark aus dem Mund, dass ihre Freundinnen sie meiden und sich auch die Lehrer von ihr abwenden. In ihrer Gegenwart würden alle, auch ihre Eltern, die Nase rümpfen, wie man es bei schlechten Gerüchen tut. Sie hat verschiedene Ärzte konsultiert und gurgelt ständig mit Mundwasser, aber nichts hilft. Alle sagen ihr, dass ihr Atem nicht unrein riecht, aber weder Ärzte, Eltern noch Freunde können ihre Überzeugung ins Wanken bringen. Sie ist sehr unglücklich.[1]

West-östlicher Diwan

Menschen mit Eigengeruchswahn beschäftigen sich ständig mit ihrem vermeintlich schlechten Körpergeruch bzw. Atem (Halitosis), ziehen sie sich aus Scham zurück und leiden gleichzeitig unter ihrer sozialen Isolation. Dabei ist ihr Geruchssinn ganz normal ausgebildet; die meisten „riechen" ihren vermeintlich üblen Körpergeruch nur in Gegenwart anderer.[2] Bromidrosiphobie ist denn auch die „unbegründete Furcht, schlecht zu riechen".

Die englische Bezeichnung *Olfactory* Reference Syndrome* wurde 1971 von W. Pryse-Philips eingeführt, der 36 Patienten beschrieb. Diese Bezeichnung verweist darauf, dass die Patienten glauben, das Verhalten anderer würde sich auf ihr Geruchsproblem beziehen *(reference)*[5]: „… sie neigen dazu, sich ständig zu waschen, immer wieder ihre Kleidung zu wechseln und sich zu verstecken". Ihr vermeintlicher Makel beschämt sie tief, und sie geben sich selbst die Schuld an ihrer sozialen Ächtung.[5] Dabei reicht das Spektrum von Betroffenen, die nach einigen Zögern zugeben, dass man das Verhalten der Menschen in ihrer Umgebung auch anders deuten könnte, bis zu solchen, die felsenfest von ihrem Wahn überzeugt sind und denen jede Einsichtsfähigkeit fehlt.[2, 7]

Ein ganz ähnliches Phänomen wurde schon früher in Japan beschrieben. Taijin-Kuofu-Sho bezeichnet die Angst vor sozialen Kontakten („Menschenfurcht") und ist im japanisch-koreanischen Kulturkreis als kulturgebundenes Syndrom geläufig.[3] Jikoshu-Kyofu, die Angst, einen üblen Körpergeruch auszuströmen, ist ein Subtyp dieser Störung.[2] Sie wurde bereits in den 1960er Jahren in der japanischen Fachliteratur beschrieben und gilt heute als das östliche Äquivalent des westlichen Eigengeruchwahns, was die Einordnung als „kulturgebunden" fraglich macht.[4]

---

*   olfaktorisch: auf den Geruch bezogen

Selten, aber mit viel Leid verbunden

Der Eigengeruchswahn ist ein facettenreiches Syndrom und vielgestaltig in seinen Erscheinungsformen. Betroffen sind vorwiegend männliche Heranwachsende und junge Erwachsene – also Menschen in einem Alter, in dem das Selbstwertgefühl sowieso manchmal auf eine harte Probe gestellt wird[2] – sowie allein lebende ältere Männer. Wie häufig Eigengeruchswahn auftritt, bleibt umstritten, Schätzungen gehen von 0,5–2 Prozent aus[7], doch die Dunkelziffern könnten hoch sein, denn die Betroffenen schämen sich ihres vermeintlichen Körpergeruchs. Die häufigste Begleiterkrankung sind klinische Depressionen.[7]

Da viele Patienten, die unter dieser Krankheit leiden, nicht von sich aus auf das Thema zu sprechen kommen, ist es wichtig, dass Ärzte und Kliniker das Syndrom kennen, um den Patienten unnötiges Leiden zu ersparen. So hatte der ältere Südafrikaner eine wahre Ärzte-Odyssee – Dermatologen, Gastroenterologen und HNOs – hinter sich, hatte immer wieder Antibiotika geschluckt und sich operativen Eingriffen in der Nasenhöhle unterzogen sowie sich die Mandeln herausnehmen lassen[7], aber solche physischen Eingriffe, wie sie bei etwa einem Drittel der Patienten vorgenommen werden, können das psychische Problem natürlich nicht lösen. Oft ist es jedoch gar nicht so leicht, die Betroffenen davon abzuhalten, denn wie Menschen mit Ungezieferwahn (Ekbom-Syndrom) beharren Menschen mit Eigengeruchswahn in der Regel darauf, dass ihre Beschwerden körperlicher Natur sind und meiden die psychiatrische Zunft wie der Teufel das Weihwasser.

Tödliche Hygiene

Verstärkt wird diese Angst nicht selten durch die allgegenwärtige Werbung für eine Flut von Hygieneprodukten. Körpergeruch bzw. schlechter Atem werden als absoluter Beziehungskiller dargestellt: Nach „Mensch" zu riechen, muss unbedingt verhindert werden – manchmal mit schlimmen, sogar tödlichen Folgen: Im Vietnamkrieg wurde den GIs per aggressiver Werbung zugeredet, ihren Körpergeruch mit Aftershaves und parfümierter Seife (*„Aren't you glad you use Dial!"*) im Zaum zu halten, bis deutlich wurde, dass die Vietkong-Kämpfer durch diesen scharfen und typischen Geruch bestens über den Standort ihrer Gegner informiert wurden.

Viele Ausprägungen, viele mögliche Diagnosen

Über die Ursachen dieser seltsamen und belastenden Erkrankung wird noch immer gerätselt.[7] Spect-Studien (*single photon emission computed tomography*, Einzelphotonen-Emissionscomputertomografie) haben erbracht, dass bei Menschen mit Eigengeruchswahn die Durchblutung der Stirnlappen herabgesetzt ist[1] – ein Hinweis, mehr nicht.

Umstritten ist, in welche psychiatrische Schublade der Eigengeruchswahn gehört; das ist neben der individuellen Ausprägung des Syndroms wohl auch ein wenig vom Zeitgeist abhängig[2]: Handelt es sich um eine hypochondrische Psychose, eine affektive Störung, eine Zwangsstörung, eine Neurose oder eine Wahnstörung (somatischer Typ)?[6, 2, 4, 7] Einig ist sich die Fachwelt hingegen, dass vorwiegend Menschen mit Minderwertigkeitsgefühlen und stark ausgeprägtem Schamgefühl betroffen sind.[2]

Therapie

So vielfältig wie die Vermutungen über die Ursachen der Erkrankung sind auch die Therapien.[4] Wenn es gelingt, die fehlende Krankheitseinsicht der Betroffenen zu überwinden und ein Vertrauensverhältnis aufzubauen, was bei dieser Art von Störung notorisch schwierig ist, sind die Behandlungsaussichten gar nicht so schlecht. Der Schüler (Fall 1) sprach graduell auf eine Therapie mit Serotonin-Wiederaufnahmehemmern an; dem älteren Patienten (Fall 2), der zusätzlich unter Depressionen litt, verhalf ein Antidepressivum zusammen mit Atem- und Entspannungstechniken zu einer deutlichen Linderung seiner Symptome.[7] Bei der indischen Schülerin (Fall 3) war eine medikamentöse Therapie mit Neuroleptika so erfolgreich, dass sie nach 6 Wochen symptomfrei war.[1]

Einige Autoren plädieren in jüngster Zeit (2017) dafür, Eigengeruchswahn als eigenständigen Eintrag in das weltweite Klassifikationssystem für medizinische Diagnosen, das zukünftige ICD-11, aufzunehmen, um der Krankheit stärkeres Gewicht zu verleihen und einen besseren Überblick über die Fallzahlen zu gewinnen. Denn wenn die psychiatrische Einordnung des Syndroms auch umstritten ist, so sind die Leiden der Betroffenen doch sehr real.

Beziehungen bestehen z. B. zum Hikikomori-Syndrom und zum Ekbom-Syndrom (Band 1).

Exploding-Head-Syndrom:
ein Brüllen, so laut, dass es töten könnte

Andere Bezeichnung:
im Englischen Exploding Head Syndrome

Stellen Sie sich vor, Sie werden nachts plötzlich von einem „gewaltiges Brüllen" aus dem Schlaf gerissen, „so laut, dass es mich töten könnte", wie eine Frau ihr Erleben beschreibt. Oder von einem anderen extrem lauten und aggressiven Geräusch, das klingt wie eine Bombenexplosion im eigenen Kopf, wie ein ohrenzerreißender Knall, ein Pistolenschuss, ein knisternder elektrischer Kurzschluss oder Stromschlag … und das oft nicht nur einmal, sondern immer wieder. Kein Wunder, wenn den Betroffenen der kalte Schweiß ausbricht und sie um ihre körperliche und geistige Gesundheit fürchten. Diese Menschen leiden unter einer harmlosen, aber beunruhigenden Schlafstörung, dem Exploding-Head-Syndrom.

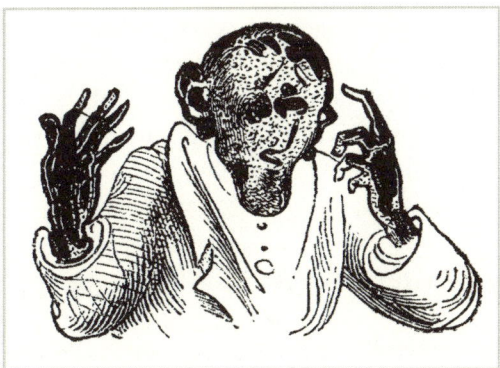

So wie Lehrer Lämpel, dem Max und Moritz übel mitgespielt haben, mögen sich Menschen mit Exploding-Head-Syndrom fühlen, die mitten in der Nacht von einer Explosion in ihren Kopf aufgeschreckt werden … (aus *Max und Moritz* von Wilhelm Busch).

Hier einige typische Fallbeispiele

„Ich wurde von einem plötzlichen Knall in meinem Kopf geweckt", berichtet eine 73-jährige Britin. „Es war, als explodiere mein Kopf mit einem Lichtblitz, der sich über beide Sehfelder zog; danach war ich für einen Sekundenbruchteil wie betäubt. Als ich wieder klar denken konnte, war ich sehr erschrocken und mein Herz pochte wild. Ich hatte keine Schmerzen, nur das angsteinflößende Gefühl einer Explosion." Sie fürchtet, die Symptome seien Anzeichen für einen Hirnschlag oder eine Hirnblutung.[6]

Eine 39-jährige Amerikanerin wird seit 3 Jahren immer wieder von einem lauten Knall und einem summenden Geräusch aus dem Schlaf gerissen. Wenn dieses Geräusch von außen käme, so die Frau, „hätte mein Mann es unten hören müssen, während ich oben im Schlafzimmer lag". Da die Attacken mit der Zeit häufiger und heftiger wurden, argwöhnte die Frau, sie könnten einen ernsten medizinischen Hintergrund haben.[5]

„Es passiert öfter, wenn ich auf dem Rücken liege und immer dann, wenn ich gerade am Einschlafen bin", erklärt eine 21-jährige Studentin. „Dann bumm! Es klingt, als ginge eine Bombe hoch, und mein Magen rutscht mir in die Knie. Ich wache sofort auf, aber das Geräusch dauert nur eine Sekunde. Ich kann nicht genau sagen, wo das Geräusch herkommt, aber am ehesten von oben. Jedes Mal, wenn das passiert, wache ich auf, meine Muskeln zucken, und ich muss mich zum Luftholen zwingen. Es ist fast, als hätte ich vergessen, wie man atmet, und ich zittere am ganzen Körper. Ich habe wirklich große Angst."[7]

Ein 57-jähriger Inder wird mehrmals hintereinander von „Blitz und Donner" in seiner rechten Kopfseite geweckt. Es fühlt sich an, so der Mann, „als gäbe es Explosionen in meinem Schädel" und erinnert ihn an die Lichtblitze und knisternden Geräusche, wie sie bei einem elektrischen Kurzschluss entstehen. All das geschieht stets kurz nach dem Einschlafen.[3]

Ungefährlich, aber beängstigend

Der amerikanische Arzt Silas Weir Mitchell war der Erste, der diese seltsame akustische Schlafstörung 1876 in der medizinischen Literatur beschrieb; er spricht von einem „lauten Geräusch wie ein Pistolenschuss oder dem Zerschellen von Glas oder dem Dröhnen von Glocken oder dem Schwirren einer zerspringenden gezupften Gitarrensaite".[2, 7] Möglicherweise wurde das Phänomen aber bereits rund 200 Jahre früher literarisch beschrieben. 1691 schilderte Adrien Ballint, Biograf von René Descartes, einen Traum des Philosophen: Der schlafende Descartes glaubt ein durchdringendes dröhnendes Geräusch zu hören, das ihn an einen Donnerschlag erinnert. Der Schreck reißt ihn aus dem Schlaf, und als er die Augen öffnet, ist ihm, als regne es Feuerfunken in seinem Zimmer. So etwas war ihm schon öfter passiert, und daher wunderte es ihn nicht …[1, 4]

Die Bezeichnung *Exploding Head Syndrome* für diese beunruhigende, aber harmlose Schlafstörung wurde 1988/1989 von dem britischen Neurologen John M. S. Pearce geprägt, der 50 Fälle aus seiner Praxis beschrieb; von ihm stammt das erste Fallbeispiel. Die typischen abrupten und lauten akustische Halluzination treten ausschließlich im Schlaf auf (also meistens nachts, aber auch bei einem Nickerchen), und zwar bevorzugt im Dämmerungszustand zwischen Wachheit und Einschlafen, wenn man nicht mehr ganz bei Bewusstsein, aber auch noch nicht im Tiefschlaf ist; seltener beim nächtlichen Aufwachen und Wieder-Einschlafen. Manchmal gehen sie mit Lichtblitzen und einem momentanen Gefühl von Atemnot, Herzklopfen und Schweißausbrüchen einher.

Die Symptome können monatelang anhalten, dann spontan verschwinden oder unregelmäßig einen Großteil des Lebens hindurch alle paar Tage, Wochen oder Monate wieder auftreten; im Durchschnitt kommt es einmal pro Tag bis einmal pro Woche zu einer Episode, doch manche Patienten erleben mehrere Attacken pro Nacht, was die Lebensqualität deutlich einschränken kann. Obwohl die Episoden schmerzfrei verlaufen, sind sie dramatisch und beunruhigend, und es ist durchaus nachvollziehbar, dass sie die Betroffenen in Angst und Schrecken versetzen, denn sie sehen darin Anzeichen für eine ernsthafte Erkrankung wie Hirnschlag, Hirnblutung oder Hirntumor[6, 2], womöglich aber auch das Eingreifen finsterer Mächte (siehe unten). Interessant ist in diesem Zusammenhang, dass fast ein Drittel der Menschen mit dieser Schlafstörung gleichzeitig an Schlaflähmung leidet (siehe Alien-Abduction-Syndrom) – so auch die Studentin in Fall 3[7] –, was den Eindruck, einem fremden Willen ausgeliefert zu sein, noch verstärkt.

Häufigkeit umstritten

Lange galt das Syndrom als sehr selten, aber schon Pearce bezweifelte dies: Seiner Erfahrung nach scheuen sich Patienten aus Angst, für verrückt gehalten zu werden, dieses bizarre Phänomen ihrem Arzt gegenüber zu erwähnen, oder ihre Beschreibungen treffen auf Skepsis, wenn nicht gar auf offenen Unglauben.[6] Darüber hinaus galt es als typisches Syndrom älterer Menschen jenseits der 50. Neuere Studien ergaben jedoch, dass mehr als 10 Prozent von rund 200 befragten Studenten und Studentinnen im ersten Studienabschnitt das Phänomen aus eigener Erfahrung kannten.[8] Eine Internetbefragung kam sogar zu dem Schluss, dass die Hälfte aller Menschen im Lauf ihres Lebens mindestens eine solche Episode erlebt, aber die Frage ist, wie belastbar diese Daten sind. Frauen leiden jedenfalls offenbar etwas häufiger als Männer unter dem Syndrom; das Verhältnis beträgt etwa 1,5 : 1.

Komplikation Verschwörungstheorien

Von lauten, erschreckenden Geräuschen aus dem Schlaf gerissen zu werden – und sich dann, wenn eine Schlaflähmung dazukommt, nicht rühren zu können –, macht natürlich Angst. Und wenn man nicht weiß, dass Exploding-Head-Syndrom und Schlafparalyse natürliche Phänomene sind, kann man leicht zu falschen Schlüssen kommen und die akustischen Halluzinationen, plötzliches Aufwachen und die damit einhergehende Verwirrung für Anzeichen einer Manipulation durch ruchlose Mächte, für *electronic harrassment*, halten.[7]

„Einige Leute haben diese beängstigenden Erfahrungen zu Verschwörungstheorien umgebastelt und sind zu Unrecht überzeugt, diese Episoden würden durch Strahlungswaffen ausgelöst", erklärt Brian Shapeless von der Washington State University, Experte für das Exploding Head Syndrome. Was früher Hexen und Dämonen waren, sind heute fremde, unheimliche Mächte der anderen Art, so der Psychologe: „Im Amerika des 21. Jahrhunderts greifen wir auf Aliens zurück. Was diese furchteinflößenden Geräusche angeht, die Sie nachts hören, wenn rundum alles still ist, nun, es könnte also die Regierung sein, die an Ihrem Gehirn herumfuhrwerkt."[7]

Wer auf Seiten wie *Electronic Stalking and Mind Control* (ESMC) oder *STOPEG* (Stop Electronic Weapons, Stop Gang Stalking) geht, findet Beispiele in Hülle und Fülle. Da tummeln sich ostdeutsche Stasi, russischer KGB und seit Edward Snowdons beunruhigenden Enthüllungen natürlich auch die amerikanische NSA, um harmlose Bürger mit „psycho-elektronischer Gedankenkontrolle" zu überwachen, per Mikrowellenstrahlung (elektrisches Knistern!) bei lebendigem Leib zu kochen und durch Schlafentzug oder -unterbrechung in den Wahnsinn zu treiben ...

Das Eintauchen in Verschwörungstheorien als Komplikation des Exploding-Head-Syndroms ist für die geistige Gesundheit der Betroffenen dann oft alles andere als harmlos.

Eine Fehlfunktion des Hirnstamms?

Aufzeichnungen im Schlaflabor (Polysomnografie) haben bei den Betroffenen keine Besonderheiten im Schlafmuster gefunden, und es finden sich nach gründlichen klinischen und neurophysiologischen Untersuchungen (EEG, Ultraschall der Hirnarterien, MRT des Kopfes) auch keine signifikanten zentralnervösen Erkrankungen oder Veränderungen.[6,2]

Was dann ruft diese alarmierenden nächtlichen Geräusche hervor? Pearce stellte fest, dass das Syndrom gehäuft bei Stress, extremer Müdigkeit oder Überarbeitung auftritt, aber das reichte ihm nicht als Erklärung. Als Auslöser wurden eine Enthemmung der Hörschnecke oder ihrer zentralen Verbindungen, eine plötzliche unwillkürliche Bewegung des Trommelfells, ein Reißen der Labyrinthmembran oder das Aufspringen der Eustachischen Röhre mit einem Geräusch wie ein Pistolenschuss diskutiert. Pearce meinte dazu: „Ich bezweifele, dass die vorläufigen Deutungen diese sich wiederholenden Phänomene bei den hier beschriebenen Patienten ohne Belege für Tinnitus, Taubheit oder Schwindel erklären können."[6] Er vermutete vor 30 Jahren eine Störung im nächtlichen Schlafrhythmus.

Und damit liegt er ganz im Trend. Die Störung tritt beim Einschlafen auf, wenn das Gehirn in den Schlafmodus übergeht; zu diesem Zweck reduziert eine Region im Hirnstamm, die Formatio reticularis, langsam ihre Aktivität. Das führt dazu, dass Areale im Gehirn, die mit Bewegung, Hören und Sehen in Zusammenhang stehen, heruntergefahren werden. Vermutet wird nun, dass dabei etwas schief geht: Die Motorik wird zwar pünktlich abgeschaltet, doch sensorische Neurone feuern verstärkt weiter und lösen damit die lauten und erschreckenden Geräusche und gelegentlich visuellen Eindrücke aus, die für das Exploding-Head-Syndrom so typisch sind.[2,7] Übrigens hat die Formatio reticularis auch bei der Schlaflähmung ihre neuronalen Verbindungen im Spiel, was das häufige gemeinsame Auftreten der beiden Schlafstörungen erklären könnte. Die Hypothese von einer Fehlfunktion des Hirnstamms klingt plausibel, doch belegt ist sie noch nicht.

Behandlung

Bislang gibt es keine klinischen Studien zur Behandlung des Syndroms; in schweren Fällen lassen sich die Geräusche zwar nicht medikamentös vertreiben, wohl aber dämpfen, wie es bei der Amerikanerin gelang.[5] Das Positive beim Explosive-Head-Syndrom ist jedoch, dass es im Allgemeinen keiner

Behandlung bedarf. Es ist gutartig, kein Indiz für eine neurologische oder psychiatrische Erkrankung, und die Menschen, die es erleben, sind nicht verrückter als ihre Mitmenschen. Eine klare Diagnose und das Wissen, dass sie mit ihrer beunruhigenden Erfahrung nicht allein sind, ist für die Betroffenen eine große Erleichterung und reicht meist aus, um sie soweit zu beruhigen, dass sie dieses seltsame und ungeklärte Phänomen mit Gelassenheit hinnehmen.[3, 2]

Die Flüsse von London

Das Exploding-Head-Syndrom hat neuerdings auch Eingang in die fantastische Literatur gefunden. In *Lies sleeping* (2018), dem siebten Band von Ben Aaronovitchs höchst erfolgreicher Fantasy/Krimi-Serie „Die Flüsse von London", erwähnt der Autor dieses neuropsychologische Phänomen. Sein Held, der Polizist Peter Grant, wird von der Flussgöttin Lady Tyburn in einen seltsamen Zustand versetzt: Gerade, als er beim Einschlafen ist, hat er das Gefühl, in seinem Kopf würde eine Bombe explodieren, und er identifiziert diesen Zustand medizinisch korrekt als Exploding-Head-Syndrom. Wie alle vorangegangenen Bücher dieser Reihe höchst lesenswert!

Verbindungen bestehen zur Schlafparalyse beim Alien-Abduction-Syndrom.

Feeding:
Noch ein Häppchen, Liebling?

Andere Bezeichnung:
im Englischen Feederism

In der modernen westlichen Welt sind große und vor allem schlanke Menschen das gängige Schönheits- und Sexideal. Dem gegenüber steht eine Minderheit, vor allem Männer, die sich zu übergewichtigen Sexualpartnerinnen hingezogen fühlt, die so genannten *Fat Admirers* („Fett-Bewunderer"). Innerhalb dieser Gruppe bilden die Anhänger des Feeding eine ganz eigene Subkultur, die das Mästen der Partnerin bzw. des Partners als stimulierend empfindet. Als *Feeders* werden Personen bezeichnet, die durch das Füttern ihres Gegenübers sexuell erregt werden, während *Feedees* das Gefüttert-Werden und die Vorstellung, an Gewicht zuzulegen, sexuell stimulierend finden.[*]

Die beiden folgenden Fallstudien verkörpern zwei recht unterschiedliche Einstellungen zum Feeding:

„Alle [meine Bewunderer] [...] ergehen sich in Fantasien, wie ich auf ihnen sitze oder liege oder sie einhülle", erklärt Supersize Betsy, ein Star der Fettbewunderer-Szene und mehr als 220 Kilo schwer, in einem Zeitungsinterview. „Für sie ist es, als würden sie mit Schokoladensirup überzogen. Das ist kein Todeswunsch, es geht nicht ums Ersticken – es geht eher darum, diese Weiblichkeit zu spüren, die dich völlig umgibt [...] Wir Feedees sind sexuell ziemlich egoistisch, denn wir wollen nur daliegen und umsorgt und gefüttert und verehrt werden."[1]

„Besonders aufregend finde ich es zuzunehmen", erklärt Lisa ihrer Interviewerin. „Auch gefüttert zu werden oder zu viel zu essen, finde ich sexuell erregend, und ich liebe das Gefühl, gemästet zu werden, aber das liegt zum Teil daran, dass ich weiß, dass ich dadurch zunehme [...] Die Machtdynamik, die im erzwungenen Essen liegt, gefällt mir. Ich finde den Aspekt des Gemästet-Werdens und des Zunehmens stimulierend, aber auch die Vorstellung, von jemand anderem kontrolliert zu werden [...], mich erregt die Vorstellung, unter der Kontrolle von jemandem zu stehen, der mich dicker machen will."[4]

---

[*] Alle Aussagen beziehen sich auf heterosexuelle Paare; über homosexuelle Paare ist in dieser Hinsicht kaum etwas bekannt.[3]

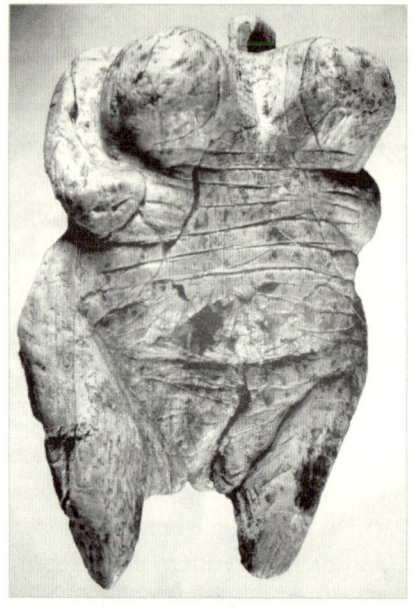

Die Venus vom Hohle Fels wurde 2008 bei Ausgrabungen auf der Schwäbischen Alb entdeckt und gilt neben der Venus vom Galgenberg als die älteste Darstellung des menschlichen Körpers; ihr Alter wird auf 35 000–40 000 Jahre geschätzt. (Foto: Ramessos/Wikimedia)

Ein uraltes Schönheits- und Fruchtbarkeitsideal

Sexualität und exzessive Körperfülle werden von *Homo sapiens* schon seit eh und je verknüpft. Die ersten Darstellungen menschlicher Körper sind Frauen mit ausladenden Formen, gewaltigem Busen, dicken Hinterbacken und Hüften sowie betontem Geschlecht wie die Venus vom Hohle Fels oder die von Willendorf.* Die Verbindung von Fettleibigkeit und Sex lässt sich über viele Jahrtausende in der menschlichen Geschichte und durch praktisch alle Kulturen zurückverfolgen: Fett bedeutete Energiereserven in Zeiten der Not; es verhieß bei jungen Frauen Fruchtbarkeit und genügend Milch, um ihre Kinder erfolgreich aufzuziehen, während zu geringe Fettreserven zum Ausbleiben der Periode und zu Unfruchtbarkeit führen.

Einen vorläufigen Höhepunkt in der Neuzeit erreichte die öffentliche Zurschaustellung von extremer Körperfülle in der viktorianischen Ära. Kein Zirkus, keine Revue, die auf sich hielt, ohne *Fat Ladies*, die die sexuellen Fantasien des Bürgertums anfachten; sie galten als „die erotischsten aller Freaks, höchstens männliche Zwerge konnten ihnen in dieser Beziehung das

---

* Die Venus von Berekhat Ram, die auf den Golan-Höhen gefunden wurde, ist 230 000–500 000 Jahre alt und stammt demnach – wenn es sich tatsächlich um ein Artefakt handelt, was umstritten ist – von einem früheren Menschentyp, *Homo erectus*.

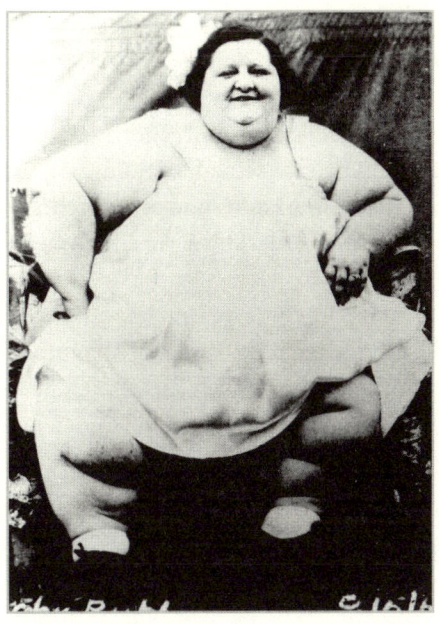

... und eine moderne Version: Ruth Smith-Pontico wurde 1904 in Indiana geboren; hier mit einem Gewicht von ca. 370 Kilo. Wie ihre Mutter und ihre Großmutter trat sie in Shows mit großem Erfolg als „Fetteste Frau der Welt" auf.

Wasser reichen" und wurden mit einer Mischung von Faszination und Horror betrachtet.[1, 2] Doch ihre Zeit neigte sich dem Ende zu, als ab Mitte des 19. Jahrhunderts die ersten Diätprodukte auf den Markt kamen und die Obsession für Fülle peu à peu durch den gegenwärtigen Schlankheitswahn ersetzt wurde.[2]

Fett als Fetisch

Schlankheit gilt also erst seit relativ kurzer Zeit in der westlichen Welt als sexuell begehrenswertes Attribut, und diese Ansicht hat sich noch nicht in allen Weltregionen durchgesetzt: Bis heute werden z. B. im nordafrikanischen Mauretanien junge Mädchen wie Mastgänse gestopft („Gavage", abgeleitet von *foie gras*), um ihre Heiratschancen zu verbessern.[2]

Anders als männlichen *Fat Admirers*, die sich gern rundliche Partnerinnen suchen, geht es Feeders und Feedees um die Gewichts*zunahme*. Insgesamt gibt es nach Anzeigen im Internet offenbar deutlich mehr männliche Feeders als Frauen, die als Feedees fungieren wollen.[3]

Dabei reicht das Spektrum in der Szene von sexuellen Fantasien über Feeding (auf Websites browsen, Fotos und Videos anschauen) bis zu einer ausgeprägten Fettleibigkeit. Manche Feedees streben danach, so dick zu werden, dass sie sich nicht mehr rühren können, um so vollständig von ihrem Partner abhängig zu werden wie ein Baby von seiner Mutter; dabei geht der Wunsch manchmal von den Frauen, manchmal von ihrem Feeder aus.[3, 1] Ein Feeder erklärte in einem Interview, er wünsche sich seine Freundin „wie ein großes, weiches Federbett, auf dem ich einschlafen kann" und sehne den Tag herbei, an dem er „von ihrem Fett verschluckt" werde, als sei sie eine Amöbe und er ein Nahrungsteilchen.[1]

Gewöhnlich werden die Frauen per Hand gefüttert. Und genauso, wie man auf Diätseiten im Internet zahllose Ratgeber zum raschen Abnehmen findet, erläutern Feeding-Websites Methoden zum raschen Zunehmen, tauschen Ernährungstipps, Bilder und Videos aus[3]; das geht bis zum Stopfen per Trichter und dem hochgefährlichen Füllen des Magens per Magensonde.[4, 3]

Sex gegen Nahrung: ein evolutionärer Tauschhandel

Feeding erinnert an ein altes evolutionäres Muster, den Tausch von Sex gegen Nahrung: Er zahlt das Dinner und hofft, sie dadurch ins Bett zu kriegen. So etwas ist auch unter unseren nächsten Verwandten nichts Ungewöhnliches: Schimpansinnen und weibliche Orang-Utans paaren sich bevorzugt mit Partnern, von denen sie zuvor gefüttert wurden. Es lohnt sich für den männlichen Teil, in seine Partnerin und zukünftige Mutter seiner Nachkommen zu investieren, und für den weiblichen Teil, einen guten Versorger als Vater ihrer Kinder zu wählen. Könnte es sein, dass Feeding in einem Paarungsverhalten wurzelt, das in seiner ursprünglichen Form adaptiv und biologisch vorteilhaft war, nun aber aus dem Ruder gelaufen ist? Denn Feedee-Frauen vom extremen Ende des Spektrums sind so dick, dass ein penetrativer Geschlechtsverkehr nicht mehr möglich ist – aus evolutionärer Sicht eine höchst maladaptive Strategie für beide Teile.[5]

Wie Feeding psycho(patho)logisch einzuordnen ist, darüber streiten die Gelehrten. Ist es eine Morphophilie, einen Vorliebe für bestimmte Körpereigenschaften, eben diese Fettleibigkeit? Oder ist diese Abhängigkeitsbeziehung eine Variante des sadomasochistischen Verhaltens mit einem dominanten Feeder und einer unterwürfigen Partnerin? Oder ist es eine Form der Paraphilie, also einer von der Norm abweichenden sexuellen Vorliebe, bei der Füttern und die daraus resultierende Körperfülle zum Fetisch werden?

Die meisten Autoren neigen dazu, Feeding als eine eigenständige Paraphilie anzusehen, die häufig – aber durchaus nicht immer (Fall 1) – zusammen mit masochistischen Zügen beim Feedee auftritt (Fall 2). Die Datenlage ist jedoch dünn, Feeding spielt sich weitgehend in geschlossenen Internetgemeinschaften ab und wahrscheinlich lassen sich nicht alle Formen unter einen Hut bringen.

Ist Feeding lediglich ein abweichendes Sexualverhalten, auf das sich zwei Erwachsene geeinigt haben, um mehr Spaß miteinander zu haben? Eine Beziehung, in der dicke Frauen eine Bestätigung jenseits des Schlankheitswahns finden? Oder ist es eine psychische Störung, bei der ein Partner den anderen in gefährlicher Weise ausnutzt und unterdrückt? Die Antwort hängt wohl davon ab, wo in diesem Spektrum zwischen Fantasien und Mästen bis zur Unbeweglichkeit die Beziehung angesiedelt ist: Extremes Feeding-Verhalten ist lebensgefährlich für den Feedee, in den meisten Fällen also die Frau. Sie zahlt in jedem Fall die Zeche, denn ihr drohen pathologisches Übergewicht und ein vorzeitiger Tod.[3]

Horrorfilm

In dem australischen Thriller *Feed – friss und stirb* (2005) geht es um einen schrägen Serienmörder, einen Feeder, der Frauen zu Tode mästet. Dabei setzt der Regisseur Brett Leonard mehr auf den Schockeffekt als auf die Krimihandlung. Kann man sich ansehen, muss man aber nicht.

Zu der Frage „Was heißt ‚geistig gesund'?" siehe auch Diogenes-Syndrom, klinischer Vampirismus und Drapetomanie.

Ganser-Syndrom:
falsche Antworten auf einfache Fragen

Andere Bezeichnung:
Gefängnispsychose

Menschen mit Ganser-Syndrom beantworten in Arztgesprächen die einfachsten Fragen zum Allgemeinwissen oder auch zu autobiografischen Ereignissen falsch, aber nicht völlig falsch. Oft liegen sie mit ihren Antworten nur „knapp daneben", so dass man den Eindruck gewinnt, sie hätten die Frage wohl verstanden, wüssten auch die richtige Antwort, entschieden sich aber dagegen. Warum das so ist, ist bislang rätselhaft …

Hier einige typische Fallbeispiele:

Gespräch eines älteren deutschen Psychiatriepatienten mit seinem Psychiater: „Wieviel ist zwei + eins? Drei. Drei + zwei? Sieben. Fünf + zwei? Vier. Wieviel ist 4 – 1? Fünf. (Verbessert es dann auf drei.) In welcher Stadt sind wir? In Berlin, im Russen. Was machen Sie hier? Wir wollen auf die Jagd fahren, wir haben ausgespannt. Wieviel Nasen haben Sie? Das weiss ich nicht. Haben Sie denn eine Nase? Ich weiss nicht, ob ich eine Nase habe. Haben Sie Augen? Ich habe keine Augen. Wieviel Finger haben Sie? Elf. Wieviel Ohren? Er betastet erst seine Ohren und sagt dann: Zwei. Wieviel Beine hat ein Pferd? Drei. Und ein Elephant? Fünf."[4]

Die 14-jährige Französin C. wird wegen Schlaflosigkeit, Angstzuständen und Gedächtnisstörungen in die Psychiatrie eingeliefert; sie erinnert sich weder an den kürzlichen Tod ihrer Tante noch an einen anschließenden Aufenthalt in Prag. Gefragt, wer sie sei, antwortet sie „Anne" [statt C.]; auf die Frage, wo sie sei „zuhause". Gefragt, wer die Leute seien, die sie begleitet hätten [ihre Eltern], antwortet sie „mein Onkel und meine Tante". Auch auf einfache arithmetische Fragen antwortete sie falsch „drei plus drei ist sieben". Zudem hat sie visuelle Halluzinationen, weist ängstlich auf Schlangen an der Zimmerwand. CT-Scan und EEG zeigt keine Anomalien; Blutwerte normal, Drogentests negativ. Keine Kopfverletzung oder irgendeine Krankheit.[5]

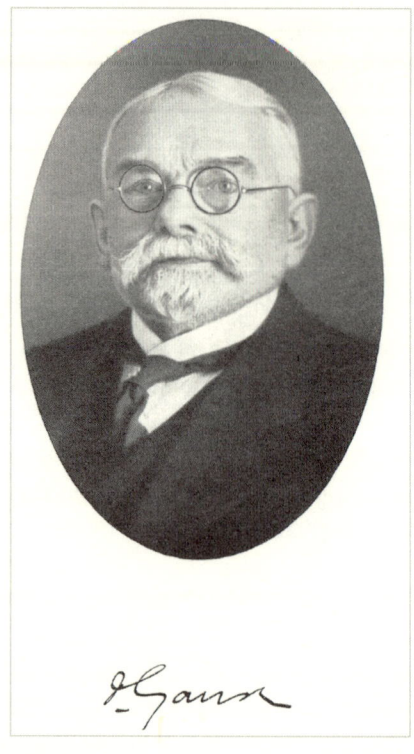

Sigbert Ganser (1853–1931), leitender Psychiater am Allgemeinen Krankenhaus in Dresden (aus *Beilage zur Münchener medizinischen Wochenschrift*, 1928).

Ein 15-jähriger Inder weigert sich, in die Schule zu gehen; er redet seit einigen Tagen wirres Zeug und hat offensichtlich seinen Namen und seine Adresse vergessen, benimmt sich aggressiv gegenüber Familienmitgliedern und leugnet, sie zu kennen. In der Klinik beantwortet er Fragen durch „Vorbeireden". Auf die Frage, wie lange er schon im Hospital sei, antwortet er „zwei Jahre" (es ist eine Woche). Gefragt, was 3 + 3 ergibt, antwortet er „4". Zudem hat er Pseudohalluzinationen und erzählt erfundene Geschichten. Klinisch zeigte er keine weiteren physischen oder psychischen Auffälligkeiten.[1]

Ein „hysterischer Dämmerzustand"

Benannt wurde das Syndrom nach dem deutschen Psychiater Sigbert Josef Maria Ganser (siehe Bild; von ihm stammt das 1. Fallbeispiel). Er leitete Ende des 19. Jahrhunderts die Städtische Heil- und Pflegeanstalt für Geisteskranke und Sieche in Dresden. Dort hatte er eine Reihe von Untersuchungshäftlingen neuropsychiatrisch zu begutachten, um zu entscheiden, ob sie wirklich unter neuropsychologischen Symptomen litten oder diese simulierten. Ganser kam zu dem Schluss, dass der „hysterische Dämmerzustand", den er bei den Betroffenen diagnostizierte, nicht vorgetäuscht, sondern eine Folge ihrer bedrängten Situation sei (daher auch die Bezeichnung „Gefängnispsychose").[2]

Zur Symptomatik schreibt er: „Die auffälligste Erscheinung, welche sie darboten, bestand darin, dass sie Fragen allereinfachster Art, die ihnen vorgelegt wurden, nicht richtig zu beantworten vermochten, obwohl sie durch die Art ihrer Antworten kundgaben, dass sie den Sinn der Fragen ziemlich erfasst hatten, und dass sie in ihren Antworten eine geradezu verblüffende Unkenntniss und einen überraschenden Ausfall von Kenntnissen verriethen, die sie ganz bestimmt besessen hatten oder noch besassen."

Ganser bezeichnete die „Beinahetreffer" bei den Antworten als „Vorbeigehen" – heute spricht man auch von „Vorbeireden" – und stellte bei seinen Patienten neben diesem kennzeichnenden Symptom Verwirrtheit, körperliche Beschwerden wie Kopf- und Rückenschmerzen, Schlaflosigkeit, Erschöpfung, Bewegungs- und Gleichgewichtsstörungen[3] sowie akustische bzw. optische Halluzinationen (manchmal auch als Pseudohalluzinationen bezeichnet)[1] fest. Typisch waren außerdem eine plötzliche und spontane Erholung sowie ein völliger Erinnerungsverlust an die Episode (retrograde – nach rückwärts gerichtete – Amnesie): Wenn er Patienten später auf ihre bizarren Antworten ansprach, schüttelten sie ungläubig den Kopf. Sie konnten sich nicht vorstellen, derartigen Unsinn geredet zu haben.[4]

Vorbeireden, Bewusstseinstrübungen, körperliche (Konversions-)Symptome und Halluzinationen sind auch heute noch die wesentlichen klinischen Merkmale des Ganser-Syndroms.[3] Nach ICD-10, dem Klassifikationssystem der Weltgesundheitsorganisation für medizinische Diagnosen, gilt das Syndrom als dissoziative oder Konversionsstörung – also Verdrängen von psychisch unerträglichen Zuständen auf die körperliche Ebene. Bislang (2015) sind 94 Fälle in der Fachliteratur beschrieben, die meisten bei jungen Männern und solchen mittleren Alters (lediglich 14 Personen waren 16 Jahre oder jünger). Und diese Störung kommt definitiv nicht nur im Gefängnis vor, sondern in allen gesellschaftlichen Schichten und rund um die Welt.

Simulation

„Bei diesen Antworten, die für meine Fälle typisch sind, taucht natürlich die Frage auf, ob sie überhaupt ernst zu nehmen sind, oder ob nicht hier der Versuch einer plumpen Simulation vorliegt; lässt sich doch nicht verkennen, dass in der Auswahl der Antworten scheinbar eine Absichtlichkeit zu Tage tritt, mit welcher an der sich darbietenden richtigen Antwort vorbeigegangen und eine falsche gewählt wird, die jedem Kinde als solche leicht erkennbar ist", schreibt Ganser durchaus kritisch, verneint die Frage aber dann eindeutig. „Dass es sich um wirkliche Kranke gehandelt hat, darüber besteht nicht der mindeste Zweifel; nur das kann fraglich sein, ob nicht neben der Geisteskrankheit [...] Simulation bestanden hatte."[4, 2]

Eines seiner Argumente war: Dafür, dass sie jemanden täuschen wollen, lügen die Patienten einfach zu dumm. Einen psychisch Kranken über längere Zeit überzeugend zu spielen, ist gar nicht so einfach. Gesunde Probanden, die in einer Studie eine Geisteskrankheit simulieren sollten, logen in der Regel viel zu „clever" und wurden rasch enttarnt.[3] Auf der anderen Seite sind Tests speziell zum Enttarnen von Simulanten bei Ganser-Patienten mit ihren Beinahe-Antworten nutzlos: Sie sind als Simulanten einfach nicht gut genug.[1]

Eine „verwundbare" Persönlichkeitsstruktur

Schon Ganser sah in unerträglichem psychischen Stress und einer „verwundbaren" Persönlichkeitsstruktur einen entscheidenden Auslöser für das Syndrom: Seine Patienten (Fall 1) waren allesamt Untersuchungshäftlinge, und er führte ihren Zustand auf die traumatische Vorstellung zurück, sich vor Gericht für ihre Taten verantworten zu müssen.[4] Für die junge Französin (Fall 2) war der Tod ihrer geliebten Tante ein traumatisches Ereignis; zudem hatte sie im Prag-Urlaub eine kleine Geldsumme unterschlagen und war von ihren Eltern ertappt worden. An beides konnte sie sich später nicht mehr erinnern.[5] Und der indische Junge, der wie das junge Mädchen alle vier klinischen Symptome für das Ganser-Syndrom zeigte, war monatelang in der Schule gemobbt und vom Klassenlehrer getadelt worden, als er sich wehrte – eine klassische und für ihn ausweglose Stresssituation.[1]

Das Ganser-Syndrom kann aber offenbar auch rein organische Ursachen haben wie Schlaganfall, Hirntumor oder traumatische Kopfverletzungen. Als Begleitkrankheit treten am häufigsten Depressionen auf wie bei der jungen Französin. Aber oft sind auch keinerlei pathologische Veränderungen feststellbar.[5, 1]

Die Behandlung gilt als schwierig; in manchen Fällen verschwinden die Symptome relativ rasch wieder von selbst, in anderen kommt es zu Rückfällen. Dem jungen Inder konnte mit Psycho- und Familientherapie sowie Neuroleptika geholfen werden[1]; das französische Mädchen erlitt nach zunächst rascher Erholung einen Rückfall, der mit depressiven Symptomen einherging. Nach deren erfolgreichen Behandlung verschwand auch die Ganser-Symptomatik.[5]

Warum antworten die Patienten so knapp an der Wahrheit vorbei?

Zwischen den Fallbeispielen 1 und 3 liegt eine Spanne von 120 Jahren; so lange kennen wir das Ganser-Syndrom, aber was dahinter steckt, ist heute kaum klarer als damals. Ist die Ursache eine „hysterische Reaktion", wie Ganser meinte? Oder geht das Syndrom (in annähernd chronologischer Reihenfolge) auf „reines Simulieren", „unbewusstes Lügen", „Pseudodemenz", „Psychose", „organische Erkrankungen", „artifizielle [vorgetäuschte] Störungen" oder „Dissoziation" zurück, wie aktuelle Fachartikel auflisten?[1, 2]

Die Frage, was die Patienten mit ihren Beinaheantworten – vielleicht unbewusst – erreichen wollen, bleibt ebenfalls offen: Ist es der Wunsch, als psychisch krank zu gelten, ein Kompromiss zwischen Festhalten an und Flucht aus der Realität (daher dieses knappe Vorbeireden), ein Versuch, vor allem sich selbst statt andere zu täuschen? Offenbar erlaubt das Verhalten den Betroffenen, vor oder aus einer für sie unerträglichen Situation zu flüchten – eine Art letztes Bemühen, Kontakt mit der Wirklichkeit zu halten und einem völligen psychischen Zusammenbruch zu entgehen.[1] Und was das Simulieren angeht: Könnte es nicht sein, dass das Vortäuschen einer Geisteskrankheit beim Ganser-Syndrom ein Symptom *sui generis* ist, das auf genau diese Geisteskrankheit verweist? Ein philosophisches Paradoxon …

Belletristik

Mit der Frage, inwieweit man die Symptome einer Geisteskrankheit simulieren kann, beschäftigt sich die Erzählung *Der Gedanke – Geschichte eines Verbrechens* (1902) von Leonid Andrejew. Dabei handelt es sich um die „Aufzeichnungen" des Arztes Dr. Kershenzew, der in einer psychiatrischen Anstalt unter Beobachtung auf seinen Prozess wartet: Er hat den Ehemann der Frau ermordet, die ihn abgewiesen hat. Um ungeschoren davonzukommen, simuliert er kühl geplant mehrere Vorfälle in der Öffentlichkeit, die ihn als Geisteskranken erscheinen lassen, um schließlich feststellen zu müssen, dass „ich auch jetzt nicht weiß, ob ich mich als wahnsinnig verstellte, um ungestraft töten zu können, oder ob ich tötete, weil ich wahnsinnig war".

In seinem *Manifeste du surréalisme* (1924) erwähnt der französische Dichter und Schriftsteller André Breton explizit das Ganser-Syndrom: *„Comment vous appelez-vous ? – Quarante-cinq maisons."* *(Symptôme de Ganser ou des réponses à côté).* Aber die Antwort „45 Häuser" auf die Frage „Wie heißen Sie?" ist kein Vorbeireden, sondern gehört in eine andere Kategorie – ergo kein Ganser, damit umso surrealistischer.

Auch Shakespeares tragischer Dänenprinz Hamlet mit seinem seltsamen Verhalten, seinen vagen Antworten, seiner Unschlüssigkeit und seiner simulierten geistigen Verwirrung könnte am Ganser-Syndrom gelitten haben[2], denn wie Polonius, der Ratgeber des Königs, so treffend bemerkte: „Ist dies schon Wahnsinn, so hat *es* doch Methode."

Querverbindungen bestehen z. B. zum Münchhausen– bzw. Münchhausen–Stellvertreter–Syndrom (Band 1).

Hikikomori-Syndrom: Teenager, die sich im Kinderzimmer verkriechen

Sie ziehen sich zurück, wie Einsiedler früherer Tage. Aber es sind Teenager und junge Erwachsene – vorwiegend Männer –, die sich irgendwann in ihrem Kinderzimmer verbarrikadieren, den persönlichen Kontakt mit der „Welt da draußen" einstellen und monate-, wenn nicht gar jahrelang in dieser selbst gewählten Isolation verharren. Sie haben kaum oder keine Freunde, und in extremen Fällen wird auch die Familie, die sie umsorgt, aus dem eigenen Leben ausgeschlossen. In Japan, wo dieses Phänomen offenbar besonders weit verbreitet ist, hat diese Flucht ins Kinderzimmer die Bezeichnung *Hikikomori* („sich einschließen, zurückziehen") erhalten.

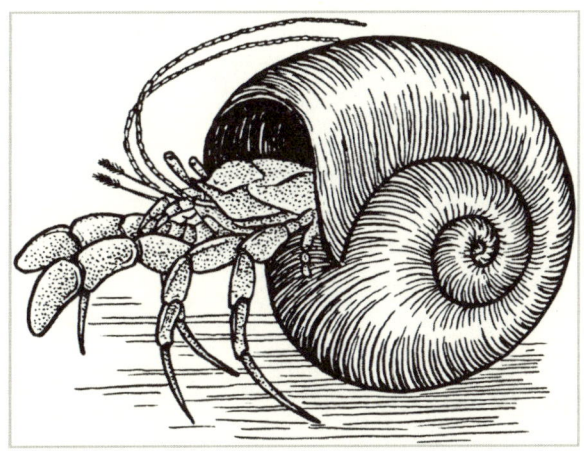

Wenn Hikikomori ein Wappentier hätten, dann sicher den Einsiedlerkrebs, der seine empfindlichen Teile in einem Schneckenhaus versteckt, das er kaum jemals verlässt (Pearson Scott Foresman/ Wikimedia).

Die Fallbeispiele machen deutlich, wie sehr sich die Betroffenen von der Außenwelt abkapseln:

Der 19-jährige T. M. lebt mit seinen Eltern in der Nähe von Tokio. In den vergangenen 2 Jahren hat er kaum einen Fuß vor die Tür seines Zimmers gesetzt und verbringt 23 Stunden pro Tag in völliger Isolation. Seine Mutter stellt ihm täglich das Essen vor die Tür und räumt anschließend das leere Geschirr wieder weg.

Tagsüber schläft er, nachts surft er im Internet, spielt Video-Games, chattet und liest Mangas.[8]

„Ich begann, mich schuldig zu fühlen, weil ich nicht mehr zur Schule ging, und auch meine Eltern machten mir Vorwürfe. Der Druck wurde immer stärker. [...] Allmählich bekam ich Angst, auszugehen und Leute zu treffen. Irgendwann konnte ich das Haus nicht mehr verlassen." Hide brach alle Kontakte mit Freunden und schließlich auch mit seinen Eltern ab. Tagsüber schlief er, nachts schaute er Fernsehen. „Ich steckte voller negativer Gefühle: Da war der Wunsch, nach draußen zu gehen, Wut auf die Gesellschaft und meine Eltern, Traurigkeit, dass es mir so schlecht geht. Angst vor der Zukunft und Eifersucht auf die Menschen, die ein normales Leben führten."[5]

Matsu überwirft sich mit seinem Vater über seine beruflichen Pläne. Er soll als ältester Sohn das väterliche Geschäft übernehmen, will aber lieber Informatik studieren. Die darauffolgende Auseinandersetzung führt dazu, dass er sich völlig zurückzieht und zum Hikikomori wird. Als er mitbekommt, dass sein jüngerer Bruder das lernen kann, was er will, rastet er aus und wird seiner Familie gegenüber gewalttätig.[5]

R., 13 Jahre alt, verweigert nicht nur seit mehreren Monaten den Schulbesuch, sondern auch jeden Kontakt zur Außenwelt, sei es persönlich oder über soziale Netzwerke. Das Leben beschränkt sich auf das Schlafzimmer, und selbst für die Familienmitglieder bleibt dessen Tür meist verschlossen.[6]

Ein sozial akzeptabler Begriff

Fälle von „neurotischem Rückzug" wurden in Japan schon Ende der 1970er Jahre beschrieben, doch es war der japanische Psychologe Tamaki Saito, der 1998 den Begriff *Hikikomori* (auch *Hikkikomori*) prägte. Dabei steht Hikikomori sowohl für das Syndrom selbst als auch für die Betroffenen.[8] In einer Gesellschaft, der psychiatrische Etikettierungen ein Gräuel sind und wo es als höchst stigmatisierend empfunden wird, von „klinischer Depression" oder gar „Schizophrenie" zu sprechen, gilt der Begriff Hikikomori als „sozial akzeptabel".[9]

Das Alter, in dem dieser soziale Rückzug beginnt, liegt bei zwei Dritteln der Betroffenen zwischen 15 und 24 Jahren; als Hikikomori werden sie erst dann bezeichnet, wenn die Symptome mindesten ein halbes Jahr lang anhalten.[7, 4] Ihre Aktivitätsphase verschiebt sich in die Nacht (Fall 1), ihr Lebensmittelpunkt verlagert sich in ihr ehemaliges Kinderzimmer, Freundschaften werden abgebrochen, Schule oder Job verweigert, ohne dass sich psychische Erkrankungen nachweisen ließen – so waren die neurologisch-psychiatrische Tests bei T. M. (Fall 1) ebenso unauffällig wie seine Hirnscans (so genannter primärer Hikomori, siehe unten).[8]

Aber anders als Eremiten geht es den Hikikomori in ihrer selbst gewählten Isolation nicht gut; sie leiden an Einsamkeit und Unsicherheit, vermeiden beispielsweise Augenkontakt oder fürchten, einen unangenehmen Körpergeruch auszuströmen. Bei manchen liegen auch Grunderkrankungen vor wie Depressionen, Störungen aus dem autistischen Spektrum oder eine latente Schizophrenie[12] (sekundäre Hikikomori – das Syndrom wird durch eine bekannte psychiatrische Störung hervorgerufen). Und bei rund 20 Prozent schlägt der psychische Druck in Aggression um: Sie demolieren ihr Zimmer oder attackieren Familienangehörige – oft die Mutter, die sie umsorgt.

In vielen Fällen treffen die traditionellen psychiatrischen Diagnosekriterien jedoch nicht zu, daher fordern Experten, Hikikomori als eigenes kulturspezifisches Syndrom im DSM aufzuführen, der „Bibel" für psychiatrische Störungen.[9] Eine klare klinische Einordnung des Syndroms wäre nötig, denn Studien zufolge ist soziale Isolation nicht weniger tödlich als exzessiver Alkoholkonsum oder starkes Rauchen.[10]

Die unsichtbaren Mädchen

Hikikomori galt lange Zeit vornehmlich als Problem junger Männer; Tamaki Sato, der den Begriff populär machte, schätzte ihren Anteil Ende des 20. Jahrhunderts auf 70–80 Prozent der Betroffenen. Das könnte jedoch auf einer Stichprobenverzerrung beruhen. Nach einer Internet-Umfrage des japanischen Rundfunks NHK 2008 hatten Männer nur ein leichtes Übergewicht gegenüber Frauen (53 % gegenüber 47 %). Dennoch sind es in der Regel die Söhne, denen die allgemeine Aufmerksamkeit und Sorge gilt, wenn sie sich dem Erwartungsdruck der Gesellschaft entziehen.

Möglicherweise scheint es bislang in Japan so normal, dass Mädchen bis zur Heirat im Haus ihrer Eltern leben und nach der Eheschließung zuhause die Kinder erziehen, dass ihr Fehlen nicht weiter auffällt[5] – das Verschwinden weiblicher Hikikomori aus der Gesellschaft geht damit auch nicht in die offizielle Statistik ein. R. (Fall 4) ist eine der seltenen weiblichen Hikikomori in der wissenschaftlichen Literatur – und sie ist keine Japanerin, sondern Italienerin.[6] Selbsthilfegruppen vermuten daher, dass Frauen auch in der neuesten Statistik der japanischen Regierung zum Thema Hikikomori von 2016, die von 63 Prozent Männern ausgeht[7], noch immer unterrepräsentiert sind.

Häufigkeit: die Tücken der Statistik

Wie viele Hikikomori leben in Japan? Im Jahr 2010 ergab eine demografische Studie der Regierung, dass es bei einer Gesamtbevölkerung von 127 Millionen rund 700 000 Japaner mit Hikikomori-Syndrom gibt. (Das Risiko, irgendwann im Leben zu einem Hikikomori zu werden [so genannte Lebenszeitprävalenz], liegt Schätzungen zufolge bei 1,2 Prozent.) „Japan steckt mitten in einer Epidemie Jugendlicher und junger Erwachsener, die sich in ihr Schlafzimmer zurückgezogen haben und damit aus dem Blick der Gesellschaft verschwunden sind", schrieb der Psychiater Alan R. Teo damals.[8, 9]

Eine neue Regierungsstudie 2016 ergab nun eine Zahl von rund 540 000 Hikikomori.[7] Hat die Zahl der Betroffenen also in nur 6 Jahren um rund 25 Prozent abgenommen? Wohl nicht. Bei der Studie 2010 war rund ein Viertel der Hikikomori zwischen 35 und 39 Jahre alt, und diese alternden Hikikomori fielen durch das Raster der 2016er-Studie, die sich wie die erste Studie nur mit der Altersgruppe der 15- bis 39-Jährigen beschäftigte. Verschärft wird das Problem dadurch, dass sich die Zeit der Einsiedler, die sich länger als 7 Jahre zurückziehen, zwischen 2010 und 2016 verdoppelt hat. Zudem ist eine hohe Dunkelziffer wahrscheinlich, denn Hikikomori sind – das gehört zu ihrer Definition – nach außen unsichtbar. Wenn ihre Angehörigen nicht Hilfe suchen, tauchen sie in keiner Statistik auf.

Und diese Gruppe alternder Einsiedler zwischen 40 und 50 Jahren ohne Arbeit und Einkommen, von denen einige inzwischen jahrzehntelang in Isolation verharren, könnte in nicht allzu ferner Zukunft zu einem großen gesellschaftlichen und wirtschaftlichen Problem in Japan werden, denn die Eltern, die ihre Kinder bislang verpflegt und unterstützt haben, sterben langsam weg.

Eine unheilvolle Dreiecksbeziehung

Die Kinder fühlen sich vom „Draußen" überfordert, sie fühlen sich einsam, sind antriebslos und ihre Apathie grenzt an Nihilismus. „Ich weiß es nicht", ist die häufigste Antwort, wenn sie nach ihren Gefühlen, Hoffnungen oder Interessen gefragt werden.[9]

Die Eltern – meist wohlhabende Mittelschichtler, sonst könnten sie sich dieses „Durchfüttern" gar nicht leisten – reagieren mit einer Mischung aus Wut und Hilflosigkeit auf die Verweigerungshaltung ihrer Kinder und lassen die Söhne spüren (Fälle 2 und 3), dass sie Schande über ihre Familie bringen.[5]

Das gesellschaftliche Umfeld ist im japanischen Bildungssystem von starkem Erfolgsdruck und Konkurrenz geprägt und die Familienstruktur ist traditionell stark hierarchisch – Mutter kümmert sich um Kind(er) und Haushalt, Vater verdient das Geld und verbringt seine Zeit in der Firma. Beruflicher Erfolg bringt Anerkennung, wer aus der Reihe tanzt, wird sozial geächtet.

Nicht nur in Japan ...

Extremen sozialen Rückzug findet man auch außerhalb Japans. So sind aus anderen asiatischen Ländern (Korea, Indien, Taiwan, Thailand) Fälle bekannt, vor allem in urbanen Regionen, ebenso in westlichen Industrieländern wie den USA, Australien, Großbritannien, Italien, Frankreich und Spanien[3, 10, 6, 2, 4] – es handelt sich offenbar um ein grenzüberschreitendes Phänomen, doch Zahlen gibt es nur aus Japan.[11, 4]

Und in Deutschland? Bei uns spricht man von „Nesthockern", wenn sich junge Menschen – meist sind es Söhne – offenbar nicht vom Elternhaus lösen können und sich in einem Lebensalter, in dem andere Partnerschaften eingehen und eine Familie gründen, noch immer von „Muttern" verwöhnen lassen. Aber diese Nesthocker ziehen sich keineswegs völlig aus der Gesellschaft zurück. Über junge Menschen, die ihr Zimmer bzw. Zuhause jahrelang nicht oder kaum verlassen, gibt es in Deutschland zwar Einzelberichte, aber keine Fallzahlen – die Diagnose „Hikikomori" gibt es hier offiziell nicht. Vermutlich verbergen sich deutsche Hikikomoris hinter Diagnosen wie „Sozialphobie" oder „selbstunsichere Persönlichkeit" oder unter der Bezeichnung NEETs (*Not in Education, Employment or Training* – nicht in Ausbildung, Arbeit oder Schulung) in der bundesdeutschen Statistik: Die Zahl von NEET-Jugendlichen und jungen Erwachsenen, die nicht arbeiten oder studieren wollen und sich von ihren Eltern aushalten lassen, liegt bei rund 200 000 Personen – gut möglich, dass sich unter ihnen ein hoher Prozentsatz von Hikikomoris befindet.

Ein kulturspezifisches Syndrom

Hikikomori gibt es vermutlich überall auf der Welt, aber warum verkriechen sich gerade in Japan so viele junge Menschen in ihrem Schneckenhaus? Dazu gibt es einige Hypothesen. Meist beginnt es mit Schulverweigerung. Der Auslöser kann vergleichsweise trivial sein: eine schlechte Note, Mobbing (ein großes Problem!)[8], Liebeskummer. Doch mit ihren „Sich-Einschließen" manövrieren sich die jungen Japaner nicht selten in eine Falle, aus der sie nicht mehr entkommen.

Da ist zum einen *sekentei*, der äußere Schein, der gegenüber der Nachbarschaft um jeden Preis gewahrt werden muss. Je länger sie sich zurückziehen, desto mehr leidet ihr „Ruf", sie werden in den Augen ihrer Umwelt zum Versager gestempelt, ebenso ihre Eltern. Das drückt aufs Selbstbewusstsein, und die Aussicht, ihren schützenden Kokon zu verlassen, wird immer furchterregender – ein Teufelskreis.

Zum anderen können überfürsorgliche Mütter ihre Kinder nicht loslassen (im Japanischen spricht man von einer „Mutter-Kind-Kapsel") und verhindern deren Eigenständigwerden, ein wechselseitiges Abhängigkeitsbedürfnis, das im Japanischen als *amae* bezeichnet wird[3, 4] (auch in Italien und Frankreich fanden Forscher bei Hikikomori solche stark beschützenden, überfürsorglichen Mütter).[6, 2] Und da die Eltern um ihr soziales Ansehen fürchten, warten sie oft monatelang, bis sie professionelle Hilfe suchen.[5]

Dazu kommt die wirtschaftliche Destabilisierung. Mit der einsetzenden wirtschaftlichen Rezession in den 1990er Jahren brach das vorgezeichnete Lebensmodell junger Männer aus mittelständischen japanischen Elternhäusern – gute Schulnoten, gute Universität, gute Jobs auf Lebenszeit – in sich zusammen. Viele Experten sehen das Verhalten der Hikikomori auch als Weigerung, erwachsen zu werden und ihren Platz in einer Gesellschaft einzunehmen, die ihnen keine Freiheit lässt und deren Werte sie nicht teilen.[8] Und statt zu rebellieren, wie es westliche Jugendliche vielleicht täten, kapseln sie sich ab.

Wie mit Hikikomori umgehen?

Manche Eltern gehen in ihrer Verzweiflung so weit, ein Unternehmen zu beauftragen, in das Zimmer ihres Sohnes einzudringen, ihm die Leviten zu lesen und ihn mit Gewalt in ein Wohnheim zu schleppen.[5] Über den Erfolg dieser Zwangsmaßnahmen ist nichts bekannt. Psychologen und Psychiater raten zu einem behutsameren Vorgehen: Familientherapie, um das Verhältnis zwischen Eltern und Kind zu verbessern, angekündigte Hausbesuche, um das Vertrauen der/des Hikikomori zu gewinnen, Gruppen- und Einzeltherapie, je nachdem mit medikamentöser Unterstützung. Das kann deutliche Erfolge bringen, meint die Psychiaterin Marie-Jeanne Guedj-Bourdiau, die weit mehr als 100 französische Fälle betreut hat, doch „manchmal erzählen die Familien, dass die Symptome 1–2 Jahre später zurückkommen. Wie so viele anomale Verhalten hat sozialer Rückzug die Tendenz, wiederzukehren." In schweren Fällen befürwortet sie eine Aufnahme in eine psychiatrische Einrichtung, nicht ohne hinzuzufügen: „Wenn diese jungen Menschen einmal behandelt worden sind, danken sie uns dafür, dass wir uns um sie gekümmert und sie aus der Hölle geholt haben."[2, 1]

Literatur, Film, Musik

Das Hikikomori-Thema wird in zahlreichen japanischen Mangas und Animes verarbeitet; im Folgenden einige Beiträge aus dem deutschsprachigen Raum – typischerweise sind auch hier alle Hikikomori-Helden männlich. Der Roman *Hikikomori* von Kevin Kuhn (2014) schildert die Probleme eines Heranwachsenden, der sich nach Schulschwierigkeiten vor den Forderungen und Beschränkungen der realen Welt in sein Zimmer flüchtet, in dem er seine Traumwelt schafft. In Milena Michiko Flašars Roman *Ich nannte ihn Krawatte* (2014) geht es um die zufällige Begegnung eines Obdachlosen mit einem Hikikomori; auf einer Parkbank sprechen der alte Mann und der Junge über gesellschaftliche Normen und deren Verweigerung sowie die Suche nach Nähe.

Der deutsche Film *1000 Arten, den Regen zu beschreiben* beginnt mit einem Geburtstagsständchen und einer Torte für den Sohn Mike, der gerade 18 Jahre alt geworden ist. Dann schlägt die Tür zu, der Schlüssel dreht sich, und Mike verweigert einfach jeden Kontakt … Der Kurzspielfilm *Hikikomori – Leben durch die Linse* (2015–2016) zeigt den Hikikomori Nino, der jeden Kontakt mit Menschen scheut und Angst hat, beruflich zu versagen; nur nachts zieht er mit der Kamera durch die Straßen, bis er einen Gleichgesinnten trifft.

Und die österreichische Band Sadako löste mit ihrem Album *Hikikomori* (2008) bei der Kritik ein geteiltes Echo aus, das zwischen Verriss und Begeisterung schwankte.

Siehe auch Eigengeruchswahn und Retired-Husband-Syndrom (Band 1).

Hyperthymestisches Syndrom:
Erinnern, nonstop und automatisch

Andere Bezeichnung:
Highly Superior Autobiographical Memory (HSAM)

Stellen Sie sich vor, Sie könnten sich ab einem gewissen Zeitpunkt in Ihrer Kindheit an alles erinnern, was Ihnen jemals zugestoßen ist – Wichtiges und Triviales, Gutes und Schlechtes, längst Vergangenes und gerade erst Geschehenes. So ergeht es Menschen mit dem Hyperthymestischen Syndrom, die über ein fast unfehlbares autobiografisches Gedächtnis verfügen, eine außergewöhnliche „Begabung", die Segen und Fluch zugleich sein kann.

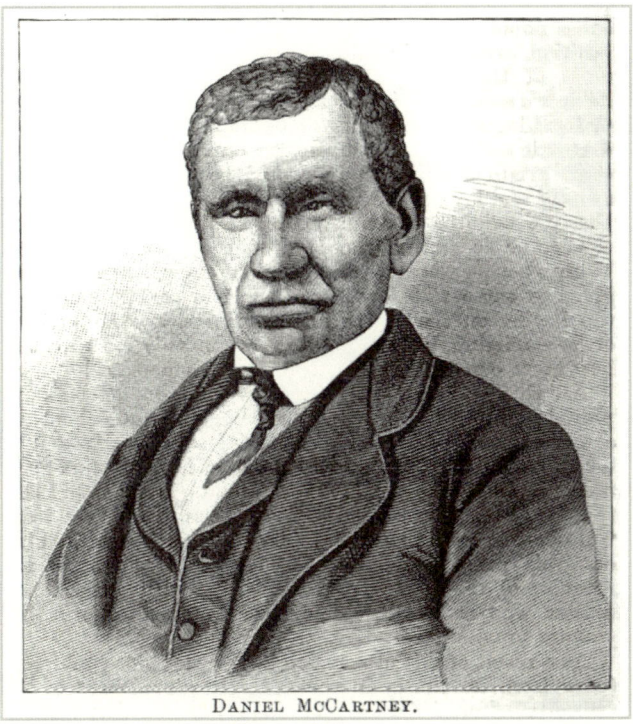

DANIEL McCARTNEY.

Daniel McCartney (1817–1887), der, fast blind, in einer Druckerei Hilfsdienste verrichtete, war der erste belegte Fall von hyperthymestischem Syndrom (Aufnahme aus *Knowledge* 11, 1888).

Die Fallbeispiele überspannen 3 Jahrhunderte:

> „McCartney erklärte 1869, er könne sich ab Januar 1827 – damals war er
> 9 Jahre und 4 Monate alt – an den Wochentag eines jeden Datums erinnern",
> schreibt die *Weymoth Gazette* im Oktober 1886. „Bei seiner ersten offiziellen
> Examinierung wurden seine Antworten mit den Daten aus dem Zeitungsarchiv
> abgeglichen, die Datum und Wochentag angaben [...].
> Frage: 21. Februar 1829?
> Antwort: Samstag. Morgens war es bedeckt, nachmittags klarte es auf. Es lag
> etwas Schnee. Und ein Nachbar verkauft ein Pferd für 35 Dollar [...].
> Einmal wurde seine Aussage in Zweifel gezogen, denn der Wochentag, den er
> nannte, war nicht der auf der Zeitung, doch wie sich herausstellte, hatte sich
> der Drucker damals geirrt [...].
> Und so ging die Unterhaltung stundenlang weiter und deckte die gesamten
> 40 Jahre von McCartneys persönlicher Geschichte ab."[6, 5]

> „Ich war noch ganz klein [...] vielleicht noch nicht einmal ein Jahr alt [...] Am
> deutlichsten tauchen in meiner Erinnerung die Möbel in unserem Zimmer auf,
> nicht alle – ich entsinne mich nur des Winkels, wo sich das Bett meiner Mutter
> und die Wiege befanden. Eine Wiege – ein Bettchen mit Gitterstäben an beiden
> Seiten [...] ich erinnere mich, dass die Tapeten braun waren, das Bett weiß ..."[8]

> „Mein Gedächtnis bestimmt mein Leben [...], es ist wie mein sechster Sinn [...]
> Ich muss mir keine Mühe geben. Ich will wissen, warum ich mich an alles er-
> innere. Ich denke die ganze Zeit an die Vergangenheit [...] Es ist wie ein Film,
> der niemals anhält [...] Es geht immer um Daten [...] Ich weiß diese Sachen über
> Daten einfach. Wenn ich ein Datum höre, sehe ich es, den Tag, den Monat, das
> Jahr [...], seit 1980 kann ich die Jahre zurückspulen, wenn es um ein Datum
> geht [...], wenn ich ein Datum höre, sehe ich den Tag [...] und ich sehe ihn so,
> wie ich ihn an jenem Tag gesehen habe."[9]

Namen und Geschichten

Der Begriff „Hyperthymestisches Syndrom" wurde von Elizabeth Parker,
Larry Cahill und James McGaugh 2006 vorgeschlagen, als sie den Fall Jill
Price beschrieben (Beispiel 3); er leitet sich vom griechischen *hyper*, „über/
oberhalb", und *thymesis*, „Erinnerung", ab. „Mein Gedächtnis ist nonstop,
unkontrollierbar und automatisch", schrieb Jill Price in der E-Mail, mit der

sie sich an die Forscher wandte.[9] Später wurde der Begriff *Highly Superior Autobiographical Memory* (HSAM; etwa: deutlich überlegenes autobiografisches Gedächtnis) im angelsächsischen Sprachraum üblich.

Parker und ihre Kollegen nahmen damals an, Jill Price sei der erste beschriebene Fall mit hyperthymestischem Syndrom, doch es gibt einen Vorläufer, der von W. D. Henkle 1871 ausführlich geschildert wurde, Daniel McCartney (Fall 1).[6, 5] Beide Fälle gleichen sich erstaunlich, was das überragende Gedächtnis bereits in jungen Jahren (das außergewöhnliches Erinnerungsvermögen von Price reicht bis zu ihrem 14. Lebensjahr zurück) und die Fixierung auf Daten angeht. Beide haben einen hoch entwickelten mentalen Kalender, wie er kennzeichnend für die HSAM-Population ist[7]; so können sie jedem Datum in Vergangenheit und Zukunft den richtigen Wochentag zuschreiben („Kalenderrechnen"). Die Ähnlichkeit geht sogar noch weiter: Als Jill Price in einer Show ein angeblich falsches Datum nannte, musste die Moderatorin nach kurzer Verwirrung gestehen, dass Price recht hatte und ihre Unterlagen falsch waren …

McCartney unterschied sich allerdings insofern von Price, als er ein Rechengenie war: Aufgaben, wie höhere Potenzen zweistelliger Zahlen zu berechnen oder die Kubikwurzel einer siebenstelligen Zahl zu ziehen, löste er in Minutenschnelle im Kopf[6, 5]; zudem wusste er sein Liederbuch mit 250 Liedern auswendig und kannte sich exzellent in Geografie aus, memorierte also auch nicht-autobiografische Fakten.

In dieser Beziehung nimmt McCartney eine Zwischenstellung zwischen Price und dem Journalisten und Gedächtniskünstler Solomon Schereschewski (1886–1958) ein (Fall 2), der von dem großen russischen Neuropsychologen Alexander Lurija eingehend beschrieben wurde.[8] Ob Schereschewski nun ein geborener Hyperthymestiker war oder sich sein phänomenales Gedächtnis weitgehend antrainiert hatte – im Gegensatz zu Price wandte er zahlreiche so genannte Mnemotechniken an, um sich zu erinnern – sei dahingestellt, aber Lurija betonte, dass Schereschewskis Erinnerungen an seine Kindheit „unvergleichlich reicher" waren als die eines gewöhnlichen Menschen.

Falsche Erinnerungen

In unserem episodisch-autobiografischen Gedächtnis speichern wir langfristig Dinge, die wir persönlich oder in den Medien (mit)erlebt haben und die uns auch emotional wichtig sind. Diese Erinnerungen können wir uns bewusst und willentlich wieder ins Gedächtnis rufen, doch wie Studien gezeigt haben – und wie bei Augenzeugenaussagen vor Gericht immer wieder deutlich wird – ist dieser Abruf oft nur eine verzerrte Kopie des Originals: Das normale menschliche Gedächtnis ist plastisch und anfällig für Irrtümer.

Wie sieht es aber mit HSAM-Menschen aus, die sich an 97 Prozent ihrer Vergangenheit korrekt erinnern? Sind sie gegen Verzerrungen ihrer Erinnerungen immun? Das wollte ein Team um die Gedächtnisforscherin Elizabeth Loftus in einer Studie von 2013 wissen. Loftus, die Pionierarbeit auf dem Gebiet der falschen Erinnerungen geleistet hat, stellte fest, dass sich die Erinnerungen dieser Menschen durch Suggestion – wie das Einpflanzen falscher Erinnerungen – genauso leicht manipulieren lassen wie die von normalen Kontrollpersonen. Das spricht dafür, dass formbare und plastische Rekonstruktionsmechanismen grundlegend für den Abruf von Erinnerungen sind und sich Hyperthymestiker in dieser Hinsicht nicht von Normalmenschen unterscheiden:[10] Ihre Erinnerungen sind also nicht mit den Aufzeichnungen eines Videorecorders vergleichbar, wie Price meinte, sondern im Nachhinein veränderbar.

Warum unser Gedächtnis relativ leicht neue, falsche Informationen einbaut, darüber kann man nur spekulieren – möglicherweise deshalb, weil es evolutionsbiologisch weniger als Bewahrer der Vergangenheit denn als Planer der Zukunft dient. Und da kann es ganz nützlich sein, seine Erinnerungen unbewusst anzupassen – z. B. an die Mehrheitsmeinung.

Was seine Häufigkeit angeht, so dürfte das Hyperthymestische Syndrom/ HSAM zu den seltensten Syndromen überhaupt gehören. Bis 2016 waren gerade einmal 25 Fälle weltweit bestätigt.[11] Allgemein wird es mit einer zwanghaften Persönlichkeitsstruktur in Verbindung gebracht. Auch Price verspürt einen starken Drang, ihr Leben zu dokumentieren und Erinnerungen an ihre Kindheit zu sammeln und zu ordnen.[9, 7, 11]

Außergewöhnliches Gedächtnis und Intelligenz

Jill Price beschreibt ihre Erinnerungen an Daten und Ereignisse als Flashbacks, die mühelos und automatisch erfolgen, die sie aber im Gegensatz zu Menschen mit einem „normalen" guten Gedächtnis nicht kontrollieren kann. Weder hat sie jemals Mnemotechniken benutzt noch ist sie eine „Kalenderrechnerin", wie man sie unter Menschen mit autistischem Savant-Syndrom findet. Price konnte nach eigenen Angaben schon in der Schule schlecht auswendiglernen und hat kein besonders gutes Kurzzeitgedächtnis, und auch bei

Tests zu exekutiven Funktionen (wie Zielsetzung, Planung, Aufmerksamkeitskontrolle) schnitt sie leicht unterdurchschnittlich ab.[9]

Interessant ist, dass sich die bislang untersuchten Hyperthymestiker trotz ihrer überragenden Gedächtnisleistung auf autobiografischem Gebiet (Price) oder zusätzlich auch auf anderen Gebieten (McCartney, Schereschewski) offenbar nicht durch besondere Intelligenz auszeichneten – der IQ von Price liegt knapp unter 100, Schereschewski galt bei seinen Zeitgenossen als ein wenig langsam, und über McCartney hieß es in dem Zeitungsartikel von 1886, trotz all seiner außergewöhnlichen Gedächtnisleistungen sei er kein Mann, dem man „allgemein eine bemerkenswerte geistige Auffassungsgabe" zuschreiben könne.[6] Und der große argentinische Schriftsteller Luis Borges lässt seinen Erzähler über den Gedächtniskünstler Funes (siehe unten) sagen: „Ich vermute aber, dass er zum Denken nicht sehr begabt war." Dann bringt er die Probleme, die ein solches Gedächtnis mit sich bringt, auf den Punkt: „Denken heißt vergessen, heißt verallgemeinern, abstrahieren. In der vollgestopften Welt von Funes gab es nichts als Einzelheiten."

Savants: Genies mit Einschränkungen

Als „Savants" bezeichnet man allgemein Menschen mit Entwicklungsstörungen oder kognitiven Behinderungen sowie einer ganz speziellen Begabung – sei es auf künstlerischem oder mathematischem Gebiet –, die wie eine Insel aus dem Niveau ihrer sonstigen Leistungen herausragt. Praktisch alle Savants besitzen ein überragendes Gedächtnis, viele sind wie Schereschewski Synästhetiker und etwa die Hälfte Autisten. Hervorragendes Gedächtnis, Synästhesie und Störungen aus dem autistischen Spektrum (wie Asperger) hängen funktionell offenbar eng zusammen – wie und warum, wissen wir nicht.[4]

Bevor man jemanden als Savant bezeichnet, sollte man jedoch die Leistung des normalen menschlichen Gehirns nicht unterschätzen: Kalenderrechnen beispielsweise erscheint auf den ersten Blick höchst eindrucksvoll, lässt sich aber auch ohne spezielle Begabung mit etwas Training erlernen. So schrieb der englische Mathematiker Lewis Carroll, Autor von *Alice im Wunderland*, 1887: „Nachdem ich auf die folgende Methode zur mentalen Berechnung des Wochentages für jedes beliebige Datum gestoßen bin, schicke ich sie Ihnen in der Hoffnung, einige Ihrer Leser könnten sich dafür interessieren. Ich selbst bin kein schneller Rechner und brauche durchschnittlich ca. 20 Sekunden, doch zweifellos würde ein rascher Rechner weniger als 15 benötigen."[1]

In einer aktuellen Studie (2017) wurden die fMRT-Scans von berühmten „Mental-Athleten" mit denjenigen normaler Versuchspersonen nach sechswöchigem

Training verglichen. Dieses Training führte zu Veränderungen der funktionellen Vernetzung im Gehirn ähnlich denen, die bei den „Mental-Athleten" beobachtet wurden.[2] Eine gesunde Skepsis ist beim Analysieren außergewöhnlicher Phänomene bestimmt keine schlechte Idee; vielleicht wäre es lohnend, beim Studium von Menschen mit überragenden Gedächtnisleistungen professionelle Magier hinzuzuziehen – sie wissen, was Training und Tricks leisten können und was nicht.[12]

Ursachen unklar

Mithilfe bildgebender Verfahren sind zwischen Hyperthymestikern und Kontrollpersonen einige anatomische Unterschiede in Hirnstrukturen gefunden worden, die für die Speicherung von Erinnerungen eine Rolle spielen.[7] In einer aktuellen Studie (2018), in der es um die Gehirnaktivität beim Erinnern berühmter Ereignisse ging, ergaben sich jedoch kaum Unterschiede zwischen dem getesteten Hyperthymestiker und den Kontrollpersonen.[3] All diese Studien kranken an geringen Fallzahlen; Verallgemeinerungen sind schwierig.

Daher sind wir bei der Suche nach den Ursachen für diese ungewöhnliche Gedächtnisleistung weitgehend auf Spekulationen angewiesen. Einer Theorie zufolge löst ein Hinweis auf ein Ereignis, das unter „Allgemeinwissen" gespeichert ist (z. B. der Challenger-Absturz), bei Hyperthymestikern autobiografische Erinnerungen aus, denen wiederum kaskadenartig weitere solche Erinnerungen folgen. Das konnte erklären, warum Jill Price beim Abruf das Gefühl hat, diese „Sachen über Daten" ganz einfach zu „wissen" (semantisches Gedächtnis) und sich gleichzeitig daran zu erinnern (episodisches Gedächtnis).[9]

Vermutet wird zudem, dass in der (Embryonal)Entwicklung bei Menschen mit HSAM etwas anders läuft als gewöhnlich. Möglicherweise hat ein überlegenes autobiografisches Gedächtnis auch etwas mit Synästhesie zu tun, wie sie Schereschewski so ausgeprägt zeigte (siehe Synästhesie).[13, 11]

Erinnern und Vergessen

Das Hyperthymestische Syndrom ist keine psychische Störung und muss auch nicht behandelt werden. Manche der Betroffenen empfinden diese Gabe als Bereicherung, andere wie Jill Price zumindest gelegentlich als Bürde. Menschen mit HSAM und solche mit Korsakow-Syndrom oder Alzheimer-

Patienten, denen ihr autobiografisches Leben Stück für Stück entrissen wird, bilden die beiden Enden eines Spektrums. Aber ebenso wenig, wie wir bislang Alzheimer-Patienten ihre Erinnerungen zurückgeben können, können wir Hyperthymestikern helfen zu vergessen.

Bücher, Comics, Filme

Menschen mit ungewöhnlich stark ausgeprägtem Erinnerungsvermögen bzw. Hyperthymestischem Syndrom sind literarisch immer wieder verarbeitet worden; hier einige Beispiele:

In *Das unerbittliche Gedächtnis* (*Funes el memorioso*; 1942) des argentinischen Schriftstellers Luis Borges trifft der Erzähler auf einen jungen Mann, der nach einem Unfall ein perfektes Gedächtnis entwickelt, und beschreibt, welche Konsequenzen aus einem solchen Gedächtnis erwachsen können: Er erinnert sich an alles, muss nichts notieren, kann aber auch nichts vergessen – sein Gedächtnis sammelt Müll wie eine „Abfalltonne".

Worick Arcangelo, die Hauptperson in dem Manga *Gangsta* (Kohske, 2011), ist Hyperthymestiker und unterstützt mit seiner Begabung die Polizei bei der Aufklärung von Morden. Auch in dem Kriminalroman *Das barmherzige Fallbeil* der Französin Fred Vargas (2015) kommt ein Hyperthymestiker vor. Die Kurzgeschichte *Remember* (Robert Lennon, 2008) diente als Vorlage für die TV-Serie *Unforgettable* (2011) und dreht sich um eine Detektivin mit ungewöhnlich ausgeprägtem episodischem Gedächtnis.

Der Held des Mystery-Thriller-Films *The Dark Place* (2014), Keegan Dark, erinnert sich als Hyperthymestiker an alle Ereignisse seines Lebens, als wären sie erst gestern passiert – aber er kann auch dunkle Ereignisse aus der Vergangenheit nicht vergessen. Als er mit seinem Freund nach Hause in die kalifornischen Weinberge reist, um sich mit seiner Familie zu versöhnen, gerät er in eine Verschwörung, wird des Mordes beschuldigt und setzt seine besondere Begabung ein, um das Rätsel aufzuklären; dabei tauchen Darks Erinnerungen immer wie auf einem Bildschirm vor ihm auf ... interessant!

Verbindungen bestehen zur Synästhesie; siehe auch Korsakow–Syndrom (Band 1).

Intermetamorphose:
Dr. Jekyll und Mr. Hyde

Andere Bezeichnung:
delusional misidentification syndrome (DMS)

Menschen, die unter dieser seltsamen Störung leiden, sind fest davon überzeugt, dass sich ein oder mehrere Mitglieder ihrer Familie in andere Personen verwandelt haben, die ihnen weder körperlich noch charakterlich gleichen. Von dieser wahnhaften Vorstellung lassen sie sich durch nichts abbringen und können ihr Missfallen gegenüber dem „falschen" Partner, Kind oder Elternteil unter Umständen höchst aggressiv Ausdruck geben.

Zwei Fallbeispiele illustrieren, wie die Betroffenen ihre Umwelt erleben:

Sylvanie G., eine 57-jährige Französin aus Vaucluse, ist weder desorientiert noch leidet sie unter Gedächtnisverlust, doch sie ist überzeugt, ihr nahe stehende Menschen würden sich in andere Personen verwandeln, ebenso Tiere oder Objekte. „In den Straßen von Paris habe ich im Abstand von einer Viertelstunde drei Jungen wie meinen Sohn gesehen. Sie waren so gekleidet wie er, mit derselben Nase, demselben rosigen Gesicht, demselben schmalen Mund. Aber nicht einer von ihnen war mein Sohn." Ihr Ehemann verändert sich ebenfalls ständig und nimmt den typischen Ausdruck des einen oder anderen Nachbarn an: „Von einer Sekunde zur anderen wird mein Mann größer, kleiner oder jünger. Es ist diese Person, in die er sich verwandelt, die in ihm lebt, in seiner Haut wohnt, sich darin bewegt [...]. Ich habe mich mit den Alter verändert, aber nicht verwandelt, ich bin immer noch dieselbe Person." Auch ihre Haustiere bleiben von Verwandlungen nicht verschont: „Sie haben zwei meiner jungen Hennen gegen alte ausgetauscht, die haben große statt kleine Kämme." Sie fühle sich, als stünde sie unter einem Zauber.[2]

Ein 30-jähriger Mann ist überzeugt, dass physische Duplikate seiner Familie ihn töten und in einen Roboter verwandeln wollen ... Die Wesen, die den Körper seiner Eltern und seiner beiden Schwestern bewohnen, verwandeln sich oft in Tiere, die ihm Übles wollen. Und als sich eine seiner Schwestern eines Tages vor seinen Augen in ein Mischwesen, halb Mensch, halb Schlange, umwandelt, befürchtet er, dieses „Wesen aus dem All" wolle seinen Kopf verschlingen und durch einen Tierkopf ersetzen, und sticht mehrfach auf sie ein.[10, 11]

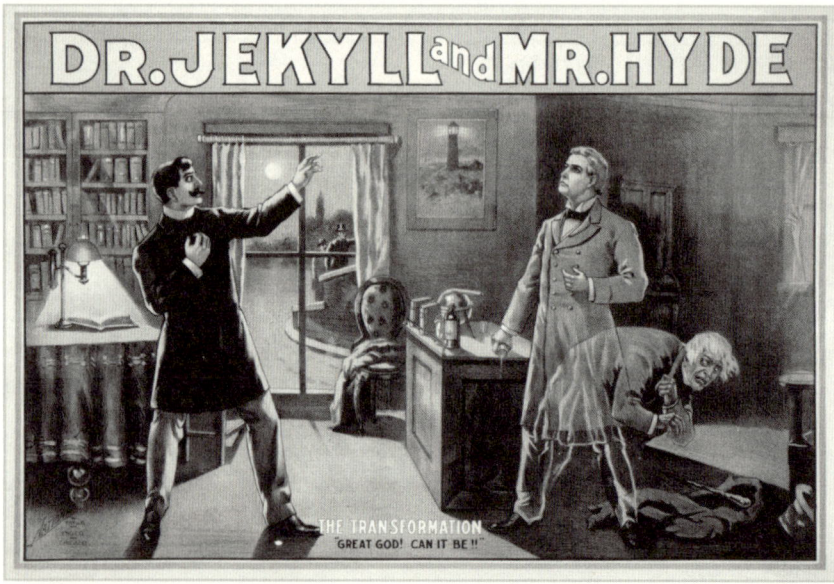

Vor den Augen seines entsetzten Freundes verwandelt sich Dr. Jekyll in Mr. Hyde (Poster aus den 1880er Jahren).

Das bin nicht ich, das bist nicht du

Die Beschreibung des Capgras-Syndroms 1923 (siehe Band 1) hatte die Aufmerksamkeit der Psychiatrie auf das Doppelgänger-Phänomen gelenkt. Wenig später (1932) schilderten die französischen Psychiater Paul Courbon (der auch das Fregoli-Syndrom beschrieb, siehe Band 1) und Jean Marie Tusques die seltsamen Wahnvorstellungen einer Frau, die nicht nur Doppelgänger sah, sondern auch Menschen, die sich vor ihren Augen verwandelten; von ihnen stammt das klassische Fallbeispiel 1. Sie gelten als Erstbeschreiber* und Namensgeber des Syndroms: „[Typisch ist] die Überzeugung, dass sich der Ehemann in verschiedene Personen verwandelt und gewisse Personen

---

*   Das Syndrom wurde jedoch offenbar schon rund 100 Jahre früher von dem französischen Psychiater François Leuret in *Fragments Psychologiques sur la Folie* (1834) erwähnt. Dort schildert er, wie eine Patientin ihm vorwarf, er würde sich verwandeln, wobei sie sich an ihn und einen weiteren Arzt wandte. Nachgefragt, wen von beiden der Vorwurf betreffe, antwortete sie: „*Sie* sind es, Monsieur. Es ist immer nur einer, es ist dieselbe Person."[9]

sich mehr oder weniger vollständig in den Sohn verwandeln: daher die Bezeichnung ,*illusion d'intermétamorphose*‘, mit dem das Syndrom beschrieben werden kann.“[2]

Die Intermetamorphose (englisch *Delusional Misidentification Syndrome*, DMS) gehört klinisch zu den so genannten wahnhaften Missidentifikationssyndromen, bei denen die Betroffenen die eigene Identität bzw. die Identität von Familienmitgliedern, Bekannten und Nachbarn leugnen und überzeugt sind, sie selbst oder andere hätten sich in ihrem Äußerem und/oder in ihrem Wesen verwandelt. Diese Verwandlung kann sich auch auf Tiere beziehen.[8]

Die vier klassischen wahnhaften Missidentifikationssyndrome ...

... zeichnen sich durch ein gestörtes Bild vom Selbst bzw. ein gestörtes Bild von anderen aus:

Beim *Capgras-Syndrom* (siehe Band 1) glauben die Betroffenen, vertraute Personen seien durch Doppelgänger ersetzt, die ihnen im Aussehen perfekt ähneln, aber im Wesen völlig verändert sind.

Beim *Fregoli-Syndrom* (siehe Band 1) meinen die Betroffenen, in fremden Personen wichtige Bezugspersonen zu erkennen, die sich ständig verkleiden, um ihnen unerkannt nachzuspionieren und sie zu manipulieren.

Bei der *Intermetamorphose* sind die Betroffenen überzeugt, dass sich Familienangehörige und Fremde äußerlich und innerlich – also auf zwei Ebenen – in andere Personen verwandeln können.

Beim *Syndrom des subjektiven Doppelgängers* glauben die Betroffenen, sie hätten einen Doppelgänger, der physisch und psychisch unabhängig von ihnen handeln kann.

Und dann gibt's noch eine Menge Untergruppen bzw. Erweiterungen, zum Beispiel reverse Intermetamorphose (Überzeugung des Patienten, er sei körperlich und mental durch eine andere Person ersetzt worden), *misidentification of reflection* (Überzeugung, der Spiegel zeige das Gesicht einer anderen Person), reduplikative Paramnesie (Überzeugung, ein Ort existiere zweimal oder noch häufiger).[5, 7]

Gewalt aus Angst und Wut

Wahnhafte Identitätsstörungen sind für die Betroffene häufig beunruhigend und quälend. Sie fühlen sich von Doppelgängern und Betrügern umgeben, Dinge wechseln ohne Grund ihren Platz, selbst Tiere werden ausgetauscht.

So etwas verursacht Misstrauen und Angst, und diese Gefühle können in Aggressionen umschlagen, die sich gegen Menschen in der nächsten Umgebung richten, also meist gegen Familienangehörige (Fall 2).[8, 11, 7] Die Betroffenen fühlen sich bedroht und setzen sich aus ihrer Sicht lediglich zur Wehr; dabei reichen die Aggressionen von Verbalattacken über Faustschläge bis zum Mord. Auch Mark David Chapman, ein „wiedergeborener Christ", der 1980 den Musiker John Lennon tötete, litt Berichten zufolge an einem DM-Syndrom, das sich um sein Opfer drehte.[11]

Besonders tragisch sind Fälle, in denen Mütter und Kinder betroffen sind. Wenn die Mutter glaubt, ihr Kind sei durch einen „Wechselbalg" ersetzt worden, steigt das Risiko von Aggressionen gegenüber dem Kind, weil die Mutter wie in manchen Märchen (siehe unten) zu der Überzeugung kommen kann, Gewalt sei das einzige Mittel, um ihr ursprüngliches Kind zurückzubekommen.[7]

Ein paar Zahlen zu DM-Syndromen

Wie häufig Intermetamorphose in der Allgemeinbevölkerung auftritt, wissen wir nicht – wir wissen eigentlich nur, dass sie sehr selten ist.[7, 8] Bei Psychiatriepatienten liegt die Häufigkeit von DM-Syndromen *insgesamt* bei 1–4 Prozent.[8] Meist ist die rechte Hirnhemisphäre geschädigt (ca. 90 %), in rund zwei Dritteln aller Fälle der rechte Stirnlappen. Bei einem Drittel der Betroffenen sind Stirnlappenläsionen mit Wahnvorstellungen assoziiert, denn eine Fehlfunktion eines oder beider Stirnlappen beeinträchtigen die Fähigkeit, sich selbst zu überwachen und falsche Erinnerungen zu erkennen und zu korrigieren.[2]

Rund ein Viertel der Patienten leidet unter Gedächtnisstörungen sowie mehreren DM-Syndromen gleichzeitig. Zudem ergaben neurophysiologische Tests Probleme bei der Gesichtserkennung und bei exekutiven Funktionen (geistigen Funktionen, mit denen wir unser eigenes Verhalten unter Berücksichtigung dessen, was um uns herum geschieht, steuern) wie logischem Denken und Beurteilen, Selbstüberwachung und Realitätschecks.[8, 4] Auch die Beziehung zwischen dem Gesichtserkennungsareal im Schläfenlappen und dem limbischem System scheint nicht richtig zu funktionieren.

Mehr als zwei Drittel der Betroffenen sind Männer, und beim aggressiven Verhalten machen DMS-Männer den Löwenanteil der Betroffenen (70 %) aus.[11] DM-Syndrome treten in der Regel nach einem Schlaganfall oder einer Hirnverletzung (Trauma) auf, aber auch Parasiteninfektionen (Toxoplasmose, Neurocysticercose) oder Tumoren können als Auslöser wirken. Psychiatrische Vorerkrankungen sind dagegen eher selten (7 %). Hingegen ist es nicht so selten (11 %), dass mehrere DM-Syndrome gleichzeitig und zusammen mit anderen Wahnvorstellungen wie Verfolgungswahn auftreten (siehe Kasten).[3, 4]

Wirklich wahnhaft

Extrem ist der Fall einer jungen Türkin, die bei ihrer Einlieferung klagte, ihre Familie sei durch Doppelgänger ersetzt worden (Capgras-Syndrom). Das Krankenhaus, in dem sie behandelt werde, befinde sich, exakt kopiert, in einer fremden Stadt (reduplikative Paramnesie), und die Krankenschwestern sowie andere Patienten in der psychiatrischen Station verwandelten sich regelmäßig ineinander und in andere Objekte (Intermetamorphose); eine der Krankenschwestern tausche zudem „durch Magie" regelmäßig mit ihrer Persönlichkeit und Aussehen (reverse Intermetamorphose). Auch ihr Spiegelbild zeige eine andere junge Frau *(misidentification of reflection)* und ihr Vater, der 250 Frauen habe, sei tatsächlich Gott (Größenwahn) und wolle ihr Übles (Verfolgungswahn).[1]

Zwei Treffer oder nur ein einziger?

Nach der Erstbeschreibung 1932 ging man zunächst dem Zeitgeist entsprechend von psychiatrischen Erklärungsansätzen aus, doch bald zeigte sich, dass wahnhafte Missidentifikation häufig bei organischen Erkrankungen oder Hirnverletzungen auftrat. Das führte zu dem Versuch, Intermetamorphose anhand eines neurologischen Modells zu Gesichtserkennung zu erklären.[11, 12] Inzwischen gehen die meisten Experten davon aus, dass sich DM-Syndrome in einer Grauzone zwischen Neurologie und Psychiatrie bewegen.

Da wahnhafte Missidentifikationserkrankungen viele Formen annehmen, die zum Teil gleichzeitig auftreten und überlappen können, fällt die Abgrenzung oft schwer, und es gibt eine Vielzahl von Hypothesen über ihre Entstehung. Viele Experten gehen wegen der Komplexität der Syndrome davon aus, dass mindestens zwei Läsionen bzw. eine Läsion und eine begleitende psychiatrische Erkrankung (Paranoia, Schizophrenie, Demenz usw.) zusammenkommen müssen, um eine wahnhafte Missidentifikationserkrankung auszulösen. Nach dieser Zweitreffer-Hypothese bewirkt eine Schädigung eine anomale visuelle Wahrnehmung, während eine zweite dafür sorgt, dass sich diese anomale Wahrnehmung als Wahngebilde jeder Logik widersetzt.[3] Die duale Hypothese ist aber nicht unumstritten. Einer ganz neuen Hypothese (2017) zufolge genügt eine einzige Läsion je nach ihren Verbindungen mit anderen Hirnregionen, um wahnhafte Missidentifikationssyndrome in all ihren faszinierenden und bizarren Facetten hervorzubringen.[4] Ob ein einziger Treffer ausreicht, um zu erklären, warum die DMS-Patienten sich von Duplikaten, Betrügern oder Familienmitgliedern umgeben sehen, die sich plötzlich in Schlangen verwandeln, muss sich noch zeigen. Warten wir's ab …

Therapie: der Stand der Dinge

Gibt man das Stichwort „Intermetamorphose" bzw. „intermetamorphosis" in wissenschaftliche Suchmaschinen wie Google Scholar ein, so kommt man auf nicht einmal 800 Treffer. Das Phänomen ist kaum erforscht und das führt dazu, dass auch die Behandlung von DM-Patienten einem Stochern im Nebel gleicht. Bei Intermetamorphose kommen Antipsychotika und Antidepressiva zum Einsatz, das Syndrom gilt jedoch als schwer behandelbar[7, 8]; der Messerstecher in Fall 2 sprach ebenfalls auf keine Behandlung an.[10]

Märchen und Erzählungen, Comics und Filme

Louis Stevensons Erzählung *The strange case of Dr. Jekyll and Mr. Hyde (Der seltsame Fall des Dr. Jekyll und Mr. Hyde)*, die 1886 erschien, gilt als berühmtestes Beispiel für das Doppelgängermotiv in der Literatur. Eigentlich handelt es sich jedoch um die Verwandlung einer Person (Jekyll) in eine andere (Hyde) und damit um eine (Inter)Metamorphose: Es gibt niemals mehr als einen Körper, einen Geist; der gute Doktor und der Unhold treten niemals gleichzeitig auf, sie ähneln sich nicht und sind auch charakterlich völlig unterschiedlich, also keineswegs Doppelgänger, sondern zwei Manifestationen eines einzigen Wesens. Andererseits teilen sie vielleicht mehr miteinander, als sie sich selbst zugeben wollen. Warum verwandelt sich der gute Doktor mithilfe eines chemischen Tranks sonst immer wieder in sein skrupelloses Alter Ego, warum lässt es der dominante Hyde immer wieder zu, dass Jekyll ihn aus dem gemeinsamen Körper vertreibt?[7]

Die Story diente mehrfach als Drehbuchvorlage. Berühmt wurde die amerikanische Verfilmung *Dr. Jekyll and Mr. Hyde* von 1920 mit dem fantastischen Jack Barymore in der Hauptrolle, an die spätere Verfilmungen nicht heranreichten. In Comics wurde das Thema ebenfalls immer wieder aufgegriffen, z. B. in *Die Liga der außergewöhnlichen Gentlemen*.

Auch das Wechselbalg-Motiv in Märchen dreht sich um den Austausch einer Person gegen eine andere: So beschreiben die Brüder Grimm in dem Märchen *Von der Frau, der sie das Kind vertauscht haben*, wie eine Mutter eines Morgens einen Wechselbalg in der Wiege findet, den Wichtelmänner im Austausch gegen ihr Kind zurückgelassen haben. Anders als in anderen europäischen Märchen und Sagen, wo der Wechselbalg mit kochendem Wasser übergossen wird oder im Backofen endet, genügt es in diesem Fall, das Wesen zum Lachen zu bringen, um den Umtausch rückgängig zu machen.

Natürlich haben die Figuren auch einen eigenen Cocktail, um sich die Umwandlung zu versüßen:

Jekyll/Hyde
4 cl Bourbon
1 EL Apple Brandy
½ EL Zimtsirup (2 : 1 Zucker zu Wasser mit einer Zimtstange)
1 EL brauner Zucker 2 : 1 mit Wasser
2 Spritzer Bitter Truth Aromatic
2 Spritzer Angostura

Garnieren mit einer Orangen- und einer Limonenschalenspirale und genießen!

Querverbindungen bestehen zu Capgras- und Fregoli-Syndrom (beide Band 1), zum Syndrom des subjektiven Doppelgängers sowie zur Prosopagnosie (Band 1).

Klinischer Vampirismus:
Blut ist ein ganz besond'rer Saft

Andere Bezeichnung:
Renfield-Syndrom

Vampire sind fiktive blutsaugende Geschöpfe, die ihr Vorbild in durchaus realen blutsaugenden Fledermäusen haben. Als Vampire bezeichnen sich aber auch reale Menschen, die eine eigene Subkultur bilden, sei es, dass sie nur ihre Fantasie in Kleidung und Lebensstil ausleben oder aber tatsächlich Blut trinken, ihr eigenes und/oder das anderer. Dieses Bluttrinken geschieht in der Regel in gegenseitigem Einverständnis, pathologischer Blutdurst im Rahmen von klinischem Vampirismus kann aber auch zu Gewalt bis zum Mord führen.

Hier einige Fallbeispiele aus älterer und jüngerer Zeit:

Schon als kleiner Junge liebt es John Haigh, seinen Schorf abzukratzen und das austretende Blut aufzulecken. Und er ist fasziniert von der Kreuzigung Christi und dem blutenden Haupt mit der Dornenkrone. Als 35-Jähriger zieht er sich eine Kopfwunde zu, und Blut rinnt ihm in den Mund. Kurz darauf beginnt er seine Karriere als „Vampir von London": „Bevor ich tötete, träumte ich: Ich sah einen Wald voller Kruzifixe, die sich in grüne Bäume verwandelten, von denen Blut tropfte [...], das ich trank. Und wieder erwachte ich mit einem heftigen Verlangen, das gestillt werden musste ..." Haigh entnimmt seinen ermordeten Opfern Blut aus der Halsschlagader, das er in einer Tasse auffängt: „Ich trank 3–5 Minuten lang. Danach fühlte ich mich besser." Anschließend löst er seine Opfer in konzentrierter Schwefelsäure auf, was ihm in der Presse den Beinamen „Säurewannenmörder" verschafft.[5, 2]

Eine 38-jährige ehemalige Armeeangehörige wird in die Notaufnahme eingeliefert, weil sie sich mit einem Messer absichtlich den linken Unterarm aufgeschlitzt hat, um ihren „Durst nach Blut" zu befriedigen. Wenn sie den Drang verspürt, Blut zu trinken, beißt sie sich gewöhnlich die Wangeninnenseite auf, bis sie blutet. In Zeiten starker emotionaler Belastung reicht das jedoch nicht, und sie beschreibt bereitwillig, wie sie „das Fett kaut, eine Weile daran knabbert und dann an der Wunde saugt, um so viel Blut wie möglich zu gewinnen".

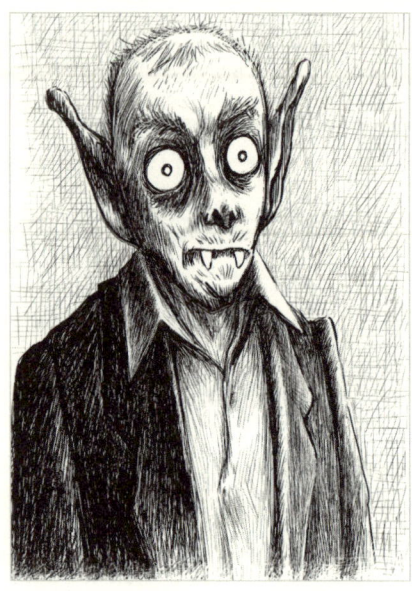

Ein eher etwas verloren wirkender
moderner Vampir (JNL/Wikimedia)

Sie weist weder offensichtliche kognitive Defizite noch psychotische Symptome auf.[3]

Ein 41-jähriger Patient wird schwer verletzt ins Krankenhaus eingeliefert, und nur Familienmitglieder dürfen ihn besuchen. Nach 3 Wochen fragen ihn Ärzte und Pfleger, warum er die ganze Zeit so reizbar, übellaunig und unkooperativ sei. Wie sich herausstellt, sieht sich der allein lebende, pan-/homosexuelle Mann als Wicca (Hexer einer Natur- oder Mysterienreligion) und identifiziert sich schon sein ganzes Erwachsenenleben lang mit einem Vampir. Durch die strikte Besuchsregelung ist es dem Vampir-Patienten aber nicht möglich, seinen Spender zu sehen und von ihm mit Blut gefüttert zu werden. Darunter leidet er körperlich und geistig sehr, daher seine Reizbarkeit.[9]

Eine lange Geschichte …

Eines der ersten Bücher über Vampire und ihr ungutes Tun ist die *Dissertatio de Vampiris Serviensibus* (1733) des deutschen Theologiestudenten Johann Heinrich Zopf, natürlich in gelehrtem Latein verfasst. Die weniger gelehrte Allgemeinheit konnte Vampire in einem anonymen Reisebericht aus der gleichen Zeit, *The Travels of three Gentlemen, from Venice to Hamburgh, being the grand Tour of Germany, in the Year 1734*, kennenlernen. Darin heißt es: „Die Vampire, die nachts aus den Gräbern steigen, werfen sich auf Menschen, die in ihren Betten schlafen, saugen ihr Blut und vernichten sie. Sie greifen Männer, Frauen und Kinder an und verschonen niemanden, ganz gleich, welchen Alters oder Geschlechts."

Im 19. Jahrhundert wurden Vampire mehr und mehr zur literarischen Figur, zu erotischen Symbolen der Romantik (selbst Lord Byron schrieb ein Gedicht über sie), und im 20. Jahrhundert landeten sie endgültig in den Gefilden der Psychiatrie.

Unter klinischem Vampirismus versteht man heute ein zwanghaftes Verhalten, dass sich in einem unwiderstehlichen Drang äußert, Blut zu trinken; dieses Ritual führt bei dem Betroffenen zu psychischer Entspannung und Erleichterung, oft verbunden mit sexueller Erregung und Lust. Häufig wird in der Fachliteratur auch von einer „Triade des Vampirismus" gesprochen: Genuss von Blut, abnormes Interesse am Tod und eine schwach ausgebildete Identität.[3] Und dann gibt es noch die Variante des psychischen Vampirismus: Den Betroffenen geht es darum, statt Blut die „Lebensenergie" anderer Menschen aufzusaugen, um mit dieser Energie ihr eigenes Leben zu erhalten bzw. zu verlängern, ohne körperlichen Kontakt zum Opfer aufzunehmen.[1]

Wie so häufig in der Psychiatrie ist umstritten, ob es sich beim klinischen Vampirismus um ein eigenständiges Syndrom handelt oder dieses Verhalten lediglich als Symptom einer schizophrenen Störung oder einer Paraphilie (Blut als Fetischobjekt) anzusehen ist.

Blut als Lebenselixier

„Blut ist ein besondr'er Saft", weiß schon der Volksmund. Das reicht vom profanen Genussmittel (Blutwurst!) über Eigenblutspritzen zur Förderung der Gesundheit und Eigenblutdoping bis in metaphysische Gefilde, in denen Blut als Essenz von hohem Symbolgehalt eingesetzt wird, sei es im Rahmen religiöser Zeremonien oder angeblich auch bei Mafia-Initiationsritualen.[5]

Wie halten wir's also mit der Religion? „Trinkt alle [aus dem Kelch], das ist mein Blut, das für viele vergossen wird", so die berühmten Worte, die Jesus beim letzten Abendmahl spricht (Matthäus 26, 27-28). Zu den Grundpfeilern der katholischen Kirche gehört der Glaube, bei der Eucharistie verwandelten sich Hostie und Wein im wortwörtlichen Sinne in Fleisch und Blut Christi.

Frönen Katholiken also dem klinischen Vampirismus?[5, 7] Die Beziehung zwischen dem Glauben an Transsubstantiation und Vampirismus ist jedenfalls nicht so abwegig, wie man meinen möchte. 1981 berief sich in Frankreich ein Täter, der das Blut seiner Opfer trank, vor Gericht zu seiner Verteidigung speziell auf den Text aus der Bibel: „Ich aß sein Fleisch und trank sein Blut, um dem Satz zu gehorchen: ‚Derjenige, der meinen Leib isst und mein Blut trinkt, wird leben.'" Dieser Akt eines christlichen Fundamentalismus wurde als religiöser Wahn gewertet. Das ersparte ihm die Guillotine; stattdessen wurde er als paranoid-schizophren in eine Heilanstalt eingewiesen.[5]

Vampirismus: Krankheit, Lebensstil oder sexuelle Identität?

Vampirismus ist in Volkssagen und in der Belletristik seit langem ein Dauerbrenner, klinischer Vampirismus ist hingegen selten. Seit Ende des 19. Jahrhunderts sind in der medizinischen Literatur weniger als 100 Fälle beschrieben, bei denen Patienten ein klinisch signifikantes vampiristisches Verhalten zeigten.

Fast all diese Vampire sind Männer (selbst die Amerikanerin [Fall 2], die sich als Frau kleidet und fühlt, ist anatomisch männlich), doch es gibt auch weibliche Untote. So berichtete der berühmte Psychiater und Sexualforscher Richard von Krafft-Ebing von einem Mann, der in seine Praxis kam und dessen Arme von feinen Narben überzogen waren. Der Mann, geistig völlig gesund, erzählte dem Psychiater, seine „junge und nervöse Frau" verlange vor dem Geschlechtsakt, dass er sich ritze, um dann sein Blut aufzulecken, was sie sexuell sehr errege.

Krafft-Ebing und seine Kollegen im 19./20. Jahrhundert sahen Bluttrinken, ob aus sexuellen oder anderen Gründen, als krankhaft an. Doch inzwischen werden auch andere abweichende sexuelle Praktiken wie Homosexualität, Fetischismus und Sadomasochismus, die früher als krankhaft galten, nicht mehr durchgängig pathologisiert.

Moderne Vampire lassen sich grob in Lifestyle-Vampire und „echte Vampire" einteilen. Wie groß die Szene der so genannten Lifestyle-Vampire ist, die sich speziell kleiden, mit spitzen Eckzähne schmücken oder in entsprechende Rollen schlüpfen, weiß niemand; Schätzungen zufolge geht ihre Zahl jedoch in die Tausende.[9] „Echte Vampire" – die sich nicht auf Autovampirismus beschränken und symptomatisch in die Kategorie des (klinischen) Vampirismus fallen – sind hingegen davon überzeugt, ihnen fehle ohne Blutkonsum die Lebensenergie, um physisch, psychisch und spirituell gesund zu bleiben. Ihren eigenen Angaben zufolge werden sie von Spendern freiwillig mit Blut „gefüttert" (Fall 3); dabei spielt der berühmte „Vampirbiss" so gut wie keine Rolle – die Wunde würde sich viel zu leicht infizieren –, sondern die Blutquelle wird per steriler Kanüle oder Rasierklinge angezapft. Wie viele der selbst-erklärten Vampire es gibt, ist unbekannt; ebenso unklar ist, wie häufig sich dahinter eine ungewöhnliche sexuelle Identität verbirgt.

Ursachen und Behandlung

Die geringe Anzahl und die Heterogenität der klinischen Fälle machen allgemeine Aussagen schwierig, und auch bei den Einzelfällen sind wir, was das Motiv angeht, weitgehend auf Aussagen der Betroffenen bzw. Vermutungen angewiesen:

Der „Säurebadmörder" John Haig (Fall 1), der bei seinen Freunden als gutmütig, großzügig und ebenso kinder- wie tierlieb galt, wurde 1949 wegen der Ermordung von neun Personen zum Tod verurteilt. Haigh, der zuvor auch als Schwindler, Fälscher, Hochstapler und Betrüger „gearbeitet" hatte, führte seine Taten auf sein streng religiöses Elternhaus und seinen unwiderstehlichen Drang nach dem Trinken von Blut zurück. Er habe dabei keinerlei sexuelle Motive gehabt und betonte, nicht aus Gewinnsucht getötet zu haben: „Geld kann man sich auf so viele leichtere und einfachere, wenn auch illegale Weisen beschaffen", schrieb er in seinen Memoiren. Das Gericht sah ihn zwar als geisteskrank an, verneinte aber eine Schuldunfähigkeit.[2, 5] Der „Vampir von London" wurde daher nicht therapiert, sondern 1949 im Alter von 40 Jahren gehängt.

Die ehemalige Armeeangehörige hatte schon in der Pubertät das Verlangen verspürt, Blut zu trinken, und interessierte sich sehr für Vampirfilme und -serien. Jedoch erst nach einer schweren Kopfverletzung, die sie während ihres Militärdienstes erlitt, begann sie, ihre Fantasien umzusetzen und ihr eigenes Blut zu trinken (Autovampirismus). Wie computertomografische Scans zeigten, waren ihre beiden Stirnlappen geschädigt, und Tests ergaben, dass es der Patientin bei emotionalem Stress bzw. Überlastung schwer fiel, ihre Handlungen zu steuern – gut möglich, dass durch die Einschränkung ihrer exekutiven Funktionen die Hemmung aufgehoben wurde, die sie zuvor davon abgehalten hatte, sich selbst zu verletzen. Sie vermisst nach eigenen Angaben das „Korsett" des Militärs und fühlt sich von den vielen Entscheidungen, die sie im Zivilleben treffen muss, oft überfordert. Psychosoziale Betreuung hat inzwischen dazu geführt, dass sie weniger häufig ihr eigenes Blut trinkt; aufgegeben hat sie dieses Verhalten jedoch nicht.[3]

Bei den „echten Vampiren" stellt sich die Frage nach Selbstbestimmung und Abhängigkeit, danach, wie freiwillig und einvernehmlich Blutspender und -empfänger handeln – und das lässt sich wohl nur im Einzelfall entscheiden. Bei dem Wicca (Fall 3) ist unklar, was zur Identifizierung mit einem Vampir führte, doch bei ihm und seinem Partner hatten die Ärzte offenbar den Eindruck, die Partnerschaft funktioniere. Der Spender erhielt Besuchsrecht, was die Laune des Vampir-Patienten schlagartig besserte.[9]

Die Fälle von Vampirismus, die klinisch auffällig werden, sind vermutlich nur die Spitze eines Eisbergs: Sie kommen in der Regel erst dann ans Licht, wenn kriminelles Verhalten im Spiel ist oder wenn es aufgrund des Blutverlusts zu anämischen Symptomen kommt. Wie beim Feeding stellt sich die Frage, ab welcher Schwelle vampiristisches Verhalten als psychisch krank und klinisch behandlungsbedürftig gilt – keine rein medizinische, sondern eine gesellschaftliche Frage.

Das Renfield-Syndrom: Münchhausen lässt grüßen

Klinischer Vampirismus wird inzwischen immer häufiger als Renfield-Syndrom bezeichnet – ein Begriff, den der amerikanische Klinische Psychologe Richard Noll in einer Weinlaune erfunden und in seinem Buch *Vampires, Werewolves and Demons* (1992) eingeführt hat.[6]

Noll hatte festgestellt, dass sich einige seiner Patienten ganz ähnlich wie ein verrückter Typ namens Renfield in Bram Stokers Roman *Dracula* verhielten; er verzehrte Fliegen und Spinnen, um deren Lebensenergie zu absorbieren (Zoophagie). Als Noll daher spätabends an der Einleitung seines neuen Buches schrieb, schlug er im Scherz vor, klinischen Vampirismus in Renfield-Syndrom umzubenennen. „Damals waren wir alle gerade dabei, das Fachchinesisch des neuen DSM-Sprech zu lernen", erklärte Noll Jahre später, „und ich erinnere mich, wie ich geschmunzelt habe, als ich daran dachte, eine DSM-Geisteskrankheit als Persiflage zu erfinden, die sich um unseren guten alten Freund Renfield dreht."[8]

Nach Noll waren Menschen mit Renfield-Syndrom vorwiegend Männer, für die Blut eine mystische Qualität hat und lebensverlängernd sowie sexuell erregend wirkt. Und gemäß DSM (*Diagnostic and Statistical Manual of Mental Disorders*, ein wichtiges Klassifikationssystem der Psychiatrie) stellte er eine Liste an Symptomen und Diagnosekriterien zusammen, um sein Pseudosyndrom zu untermauern: „Das erste Stadium ist ein Ereignis vor der Pubertät, bei dem das Kind durch einen Vorfall im Zusammenhang mit Blut sexuell erregt wird. In der Pubertät kommen sexuelle Fantasien dazu, und die typische Person mit Renfield-Syndrom beginnt mit Autovampirismus. Das heißt, sie beginnen, ihr eigenes Blut zu trinken und gehen dann zu anderen Lebewesen über. [Das Verhalten] weist [...] zwanghafte Komponenten auf."[8]

Diese Entstehungsgeschichte offenbarte Noll seiner Kollegin Katherine Ramsland, Professorin für Forensische Psychologie in Pennsylvania, die ihn für ein Fachblatt interviewte, und beide erklärten auf Anfragen immer wieder, es handele sich um einen Scherz. Aber das konnte die Karriere des Renfield-Syndroms nicht aufhalten. Es fand nicht nur Eingang in populäre Bücher und Online-Artikel wie die deutsche Wikipedia, sondern auch in die Fachliteratur, so ins *Journal of the History of the Neurosciences* 2011.[7, 8, 4]

Nach Lektüre dieses Artikels unkte Noll: „Das Monster, das ich aus einer Laune heraus erschaffen habe, amüsiert und erschreckt mich immer wieder. Wenn das so weitergeht, landet es noch im DSM-VI!"[8]

Fazit: Klinischen Vampirismus gibt es tatsächlich. Das Renfield-Syndrom gehört hingegen eher in den Bereich der Münchhauseniaden und zeigt, wie klinischer Fachjargon Dinge auch verdunkeln statt erhellen kann.

Literatur, Film und TV-Serien:

Die Vampirliteratur ist kaum überschaubar, daher nur einige Kostproben.

Der Klassiker *Dracula* von Bram Stoker (1897), der den düster-traurigen transsylvanischen Vampir-Grafen und seinen Widerpart, den Vampirjäger van Helsing, unvergesslich machte, ist immer noch überaus lesenswert. Der Roman diente als Vorlage für unzählige Filme, deren Spektrum vom Horror bis zur Komödie reicht (z. B. Mel Brooks' *Dracula – tot aber glücklich*, 1995).

Ein wunderbares romantisches Filmdrama ist *Only Lovers Left Alive* (2013) mit der unvergleichlichen Tilda Swanson als literarisch interessierte Eve, die ihrem Adam, der als Undergroundmusiker lebt, seit Jahrhunderten ehelich verbunden ist. Diese modernen Vampire, die im Hier und Jetzt leben, decken ihren Blutbedarf (meist) mit Blutkonserven; eine Delikatesse ist Eis am Stiel mit Blutgruppe Null – in jeder Beziehung ein Augenschmaus!

Die ehemalige Armeeangehörige mit Neigung zum Autovampirismus (Fall 2) liebt übrigens TV-Serien wie *True Blood*, die *Twilight-Saga*-Filme und die Romanreihe *Vampire Chronicles* von Anne Rice. *Buffy, die Vampirjägerin* bleibt hingegen unerwähnt ...

Verbindungen bestehen zu Feeding, zum Lesch-Nyhan-Syndrom und zur Lykanthropie (Band 1).

Lesch-Nyhan-Syndrom:
Der Dämon in meinem Kopf will mich zerstören!

Andere Bezeichnung: Hyperurikämie-Syndrom

Völlig unvermittelt schlägt die Hand dem Jungen ins Gesicht. Der öffnet den Mund, um zu schreien, da drängt sich die Hand hinein, und die Kiefer schnappen zu. Die Szene wird vollends zum Horrortrip, wenn klar wird, dass es die eigene Hand des Jungen ist, in deren Finger sich die Zähne verbeißen …

Das ist der Alptraum, in dem Menschen mit Lesch-Nyhan-Syndrom leben. Die Patienten – fast alle männlich – sitzen in der Regel im Rollstuhl. Die meisten können nicht laufen, viele sind geistig leicht zurückgeblieben, haben aber ein sonniges Gemüt, sind gesellig und kontaktfreudig. Doch von einem Moment zum anderen können sie sich in wahre Furien verwandeln, nur dass sich ihre Wut meist nicht gegen andere, sondern gegen sich selbst richtet: Sie attackieren ihren Körper und verstümmeln sich auf schlimmste Weise, ohne etwas dagegen tun zu können. Diese Menschen sind dem Dämon in ihrem Kopf hilflos ausgeliefert.

Die Auswirkungen der Krankheit sind dramatisch:

Als einer der beiden Ärzte die Binden von den Händen des gerade eingelieferten 4½-jährigen Matthew zu wickeln beginnt, bittet der Junge ihn aufzuhören und fängt dann an zu weinen. Nachdem die letzte Mullschicht entfernt ist, sehen die Ärzte, dass dem Jungen mehrere Fingerspitzen fehlen. Matthew beginnt zu schreien und schleudert seine Hände heftig gegen seinen Mund. Geschockt müssen die Ärzte erkennen, dass der Junge offenbar Teile seiner Finger abgebissen hat. Und dann sehen sie, dass ihm auch Teile der Lippen fehlen.[5, 7]

Der Pfleger hat seinen Patienten James nur kurz beim Abendessen allein gelassen. Da passiert es: Entsetzt sieht James, wie seine linke Hand die Gabel ergreift, sich seinem Gesicht nähert und immer wieder voller Wucht auf seine Nase einsticht und sie völlig verstümmelt. „Meine linke Seite ist meine Teufelsseite", erklärt er. Wenn der Dämon ihn überkommt, kann es sein, dass er seinen Rollstuhl direkt in den laufenden Verkehr lenkt und dabei brüllt: „Langsamer, ihr Idioten! Seht ihr nicht, dass ich Lesch-Nyhan habe?"[7]

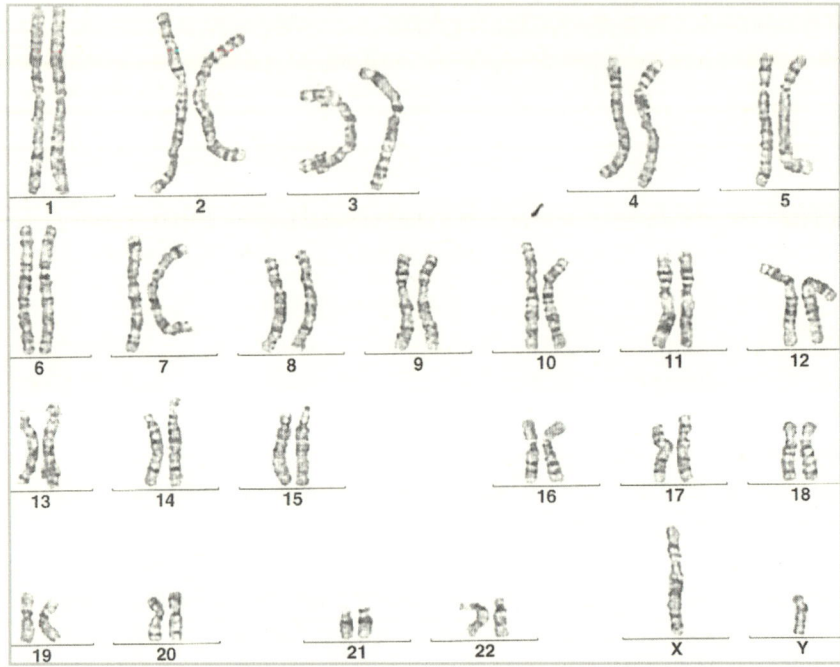

Menschen haben 46 Chromosomen, davon 2 Geschlechtschromosomen: XX im weiblichen, XY im männlichen Geschlecht (wie hier abgebildet; das kleine Chromosom rechts unten ist das Y-Chromosom). Das Lesch-Nyhan-Syndrom entsteht, wenn im männlichen Geschlecht Fehler im HPRT1-Gen auf dem X-Chromosom auftreten (Foto: Björn Steinmann).

Sand in der Windel

Als man die Windel des vierjährigen Matthew öffnete, rieselte leuchtend orangefarbener „Sand" heraus. Der Pädiater William L. Nyhan und sein Student Michael Lesch identifizierten diesen „Sand" als Grieß aus Harnsäurekristallen, Folge einer Stoffwechselstörung, wie man sie sonst fast nur bei Menschen höheren Alters findet („Gicht"). Neben dieser Hyperurikämie litt der Junge auch unter komplexen Bewegungsstörungen und war geistig zurückgeblieben, aber was sie wirklich schockierte, war etwas anderes: „Sein auffälligstes Merkmal war das Zerbeißen seiner Finger und Lippen. Und sein Verhalten zeigte deutlich, dass er Schmerzen litt; er schien große Angst zu haben, schrie dabei lauthals und wirkte nur dann glücklich, wenn [seine Arme und Beine] sicher festgebunden waren", schrieben die beiden in ihrer bahnbrechenden Arbeit über das Syndrom (1964), das heute ihren Namen trägt.[*, 5]

Da Matthews älterer Bruder Harold unter denselben Symptomen litt, lag es nahe, nach einem erblichen Zusammenhang zu suchen. Beide Jungen fürchteten sich vor ihren Händen und riefen um Hilfe, während sie in ihre Finger bissen. Trotz dieser schweren Belastung waren sie fröhliche, liebenswerte Kinder, und Lesch betont, er sei gern mit ihnen zusammengewesen.

Nach und nach stießen die Kliniker auf weitere Patienten mit Lesch-Nyhan-Syndrom: Ein Elfjähriger hatte sich mit den Fingern das Gaumendach und Teile der Nasenmuscheln zerstört, andere bissen ihre Zungenspitze ab, rissen sich ein Auge aus … die Horrorlitanei lässt sich weiterführen. Die Patienten lehnen Leckereien und Dinge ab, die sie gerne tun, spucken, fluchen (Koprolalie, wie man sie auch bei Tourettern häufig findet), sie werden aggressiv, wenn sie Zuneigung suchen, und attackieren Leute, die sie mögen (andere bleiben von ihrer Aufmerksamkeit verschont). Es ist, als suchte der Dämon in ihren Kopf ihnen das Leben so unerträglich wie möglich zu machen.

Sehr selten

Das Lesch-Nyhan-Syndrom ist gekennzeichnet durch zu viel Harnsäure im Blut (Hyperurikämie), erhöhte Muskelspannung und unwillkürliche Bewegungen, (leichte) geistige Beeinträchtigungen sowie massive Verhaltensstörungen. Das Syndrom ist zum Glück selten: Auf ca. 380 000 Geburten kommt ein Lesch-Nyhan-Fall, und das gilt offenbar weltweit[6] (in Deutschland kämen wir damit auf rund 20 Betroffene).

Betroffene Babys erscheinen bei der Geburt normal; die Probleme entwickeln sich erst im Lauf des ersten Lebensjahrs. Die Kinder weisen Entwicklungsstörungen auf, können nicht (oder erst spät) kriechen oder sitzen, und kaum eines lernt laufen (fast alle sind auf den Rollstuhl angewiesen). Wenn mit 1–2 Jahren die Milchzähne „durch" sind, werden sie gegen Finger, Hände, Lippen und Wangeninneres eingesetzt. Diese zwanghafte Selbstverstümmelung ist das markanteste Zeichen des Syndroms.[5] Zudem sind die Kinder oft

---

* Dennoch waren Lesch und Nyhan wohl nicht die Erstbeschreiber, denn die beiden deutschen Ärzte Werner Catel und J. Schmidt berichteten bereits 1959 über einen solchen Fall.[1] Catel war während der Nazizeit führend an Kindereuthanasie beteiligt, was seiner Nachkriegskarriere als Professor für Kinderheilkunde jedoch keinerlei Abbruch tat.

schwer zu versehen, weil sie ihre Sprechmuskulatur nur unzureichend kontrollieren können.

Genetische Ursachen

Das Lesch-Nyhan-Syndrom ist eine erbliche Stoffwechselstörung; sie geht mit einem praktisch vollkommenen Ausfall eines Enzyms, der Hypoxanthin-Guanin-Phosphoribosyltransferase (HGPRT) einher. Fehlt das Enzym, kommt es zu einem starken Anstieg der Harnsäure im Blut. Ursache für den Ausfall des Enzyms ist eine Mutation auf dem HPRT1-Gen, das auf dem X-Chromosom liegt.[2] Und das erklärt, warum praktisch nur Jungen an Lesch-Nyhan erkranken: Mädchen sind durch ihr zweites gesundes X-Chromosom vor dem Enzymmangel geschützt, während er Jungen mit voller Wucht trifft.

Der Erbgang ist X-chromosomal rezessiv, das heißt, Frauen erkranken nicht (wenn sie auch eine leichte Gichtneigung zeigen), sind aber Überträgerinnen. Erkrankte Frauen sind höchst selten, sie hatten doppeltes Pech: Sie erbten von ihrer Mutter ein krankes X-Allel und das X-Allel ihres gesunden Vaters – Lesch-Nyhan-Männer sind zeugungsunfähig – wurde inaktiviert (so genannte *nonrandom* bzw. *skewed X-chromosome inactivation*). Das Risiko einer Überträgerin, einen kranken Sohn zu bekommen, beträgt 50 Prozent, ebenso das Risiko für eine Tochter, die das Syndrom ihrerseits weitergeben kann. Nicht selten erkrankt ein Sohn aber auch, weil es auf seinem X-Chromosom zu einer Spontanmutation gekommen ist.[6]

Die Mutationen, die das Lesch-Nyhan-Syndrom hervorrufen, sind offenbar zufällig über das HPRT1-Gen verstreut; jede betroffene Familie verfügt im Allgemeinen über ihre eigene zerstörerische Variante: Bei den 271 untersuchten Fällen wurden 218 pathogene DNA-Varianten gefunden, und es gibt keinen Hinweis darauf, dass bestimmte Mutationsorte mit bestimmten Merkmalen des Syndroms zusammengehen.[*, 4] Jede Mutation auf diesem Gen, die die Aktivität des von ihm codierten Enzyms unterdrückt, führt offenbar zum gleichen verheerenden Ergebnis.

---

[*] All diese Untersuchungen und Erkenntnisse waren nur dank der von Kary Mullis entwickelten PCR-Reaktion möglich (siehe Nobel-Krankheit).

Anomalien im Gehirn

Wie seit längerem bekannt, ist bei klassischen Lesch-Nyhan-Patienten der Dopaminspiegel in den Basalganglien um 80 Prozent und mehr reduziert; Dopamin gehört zu den wichtigsten neuronalen Botenstoffen im Gehirn, und die Basalganglien spielen einen herausragende Rolle bei unserer Bewegungs- und Impulskontrolle, bei Stimmung, Antrieb und Planen. Ob der HPRT-Enzymmangel der Auslöser für den Dopaminmangel ist oder beide eine gemeinsame, tiefere Ursache haben, ist bislang ungeklärt.

Dank magnetresonanztomografischen Studien wissen wir seit kurzem auch, dass die Menge der weißen Substanz im Gehirn von Lesch-Nyhan-Patienten deutlich reduziert ist, vor allem in der Region, die die Stirnlappen mit limbischen Regionen, den Schläfenlappen und dem Motorcortex verbindet.[8] Beides, Dopaminmagel in den Basalganglien und verminderte weiße Substanz, hat höchstwahrscheinlich etwas mit dem Furor von Lesch-Nyhan zu tun – zwei Mosaiksteinchen eines Puzzles, dessen Gesamtbild noch nicht zu erkennen ist.

Was man für die Betroffenen tun kann

Die zu hohe Harnsäurekonzentration im Blut und die damit zusammenhängenden gesundheitlichen Probleme (Gicht, Nierensteine usw.) lassen sich gut behandeln, aber leider hilft das Senken des Harnsäurespiegels, selbst von einem sehr frühen Zeitpunkt an, offenbar nicht gegen die zerstörerischen Selbstattacken. Daher ist der hohe Harnsäurespiegel vermutlich ein Symptom und nicht die eigentliche Ursache des Syndroms.[7, 6]

Medikamente können Ängste, Verhaltenstherapie kann Stress lindern, doch bei fast allen Patienten muss man auf ganz primitive Methoden zurückgreifen, um den „Dämon im Kopf" zu zügeln: Zähne ziehen (60 Prozent), um Bissverletzungen zu verhindern, sowie Arme und Beine festbinden. Die Betroffenen sehen diese Maßnahmen offenbar als Erleichterung an, fühlen sich so vor sich selbst geschützt und entspannen sich.[5] Versuche mit tiefer Hirnstimulation, bei der Elektroden im Gehirn ständig einen schwachen Strom absondern, sind ermutigend; dadurch lassen sich Selbstverletzungen in manchen Fällen erfolgreich reduzieren oder sogar eliminieren, doch die Technik ist noch im experimentellen Stadium.[3, 6]

Trotz aller pflegerischen Bemühungen sterben Lesch-Nyhan-Patienten relativ jung – die meisten im ersten bis dritten Lebensjahrzehnt – und häufig sehr plötzlich. Manchmal sind die Ursachen offensichtlich. Früher starben viele Patienten schon in jungen Jahren an Nierenversagen, so auch die Brüder Matthew und Harold, doch in vielen Fällen lässt sich selbst durch eine Obduktion nicht klären, woran sie gestorben sind.[6] Ihr Tod bleibt oft ebenso rätselhaft wie ihre Krankheit.

Der freie Wille

„Lesch-Nyhan steht am fernen Ende eines Spektrums selbstverletzenden Verhaltens", meint der amerikanische Neurologe Hyder Jinnah, einer der führenden Experten auf diesem Gebiet. Wir alle kennen selbstzerstörerisches Verhalten in der einen oder anderen Form; was als krankhaft gilt, ist, so Jinnah, nur eine Frage der Intensität: „Viele Menschen kauen an ihren Nägeln. Sie finden das hässlich und wollen es eigentlich nicht. ‚Manchmal, wenn ich nervös bin, beginne ich, an meinen Fingernägeln herumzubeißen', erklären sie. Und es gibt Leute, die nervös an ihrer Lippe kauen. Nun lassen Sie uns den Verstärker ein wenig weiter aufdrehen: Manche Leute beißen sich in die Haut. Und noch weiter: Einige beißen sich so fest in die Haut, dass Blut kommt. Und noch *ein ganzes Stück* weiter: Nun haben Sie jemanden, der Gewebe und Knochen von seinen Fingern reißt, den ganzen Finger abbeißt und seine Lippen abkaut. Wo, in diesem Verhaltensspektrum, sehen Sie freien Willen?"[7]

Menschen haben 46 Chromosomen. Auf diesen Chromosomen liegen jeweils rund 20 000–25 000 Gene, und diese Gene umfassen rund drei Milliarden DNA-Basenpaare. Dass die Mutation eines einzigen Gens auf dem X-Chromosom, der Austausch einer *einzigen* Base, zu Lesch-Nyhan führt, bringt einen schon ins Grübeln.[2] Kann unsere gesamte Persönlichkeitsstruktur tatsächlich von einem solchen Fitzel Chemie abhängig sein? In den meisten Fällen ist es nur der Austausch eines einzigen Buchstabens im genetischen Code (z. B. G → A), der aus einem gesunden Menschen einen Besessenen macht, der nicht anders kann, als sich selbst zu verstümmeln.

Warum? Wir haben nicht einmal den Anflug einer Ahnung.

Querverbindungen bestehen zum Gilles-de-la-Tourette-Syndrom, zum Alien-Hand-Syndrom (Band 1) und zur Nobel-Krankheit (PCR).

Locked-in-Syndrom: im eigenen Körper gefangen

Andere Bezeichnungen: Pseudokoma, ventrales Brückensyndrom

Es gehört wohl zu den schlimmsten Alpträumen, die man sich vorstellen kann: Man wacht auf, geistig hellwach und bei klarem Verstand, und muss feststellen, dass man sich nicht rühren kann – Arme und Beine sind gelähmt, ebenso alle anderen Willkürmuskeln; nur die Kontrolle über die Augen- und vielleicht die Lidmuskulatur bleibt oftmals erhalten. Und aus diesem Schrecken gibt es anders als bei der Schlaflähmung kein Erwachen: Menschen mit Locked-in-Syndrom (LIS) bleiben in den meisten Fällen bis an ihr Lebensende in einen Körper eingesperrt, der ihnen nicht mehr gehorcht. Kommunikation ist nur auf nichtverbalem Wege möglich.

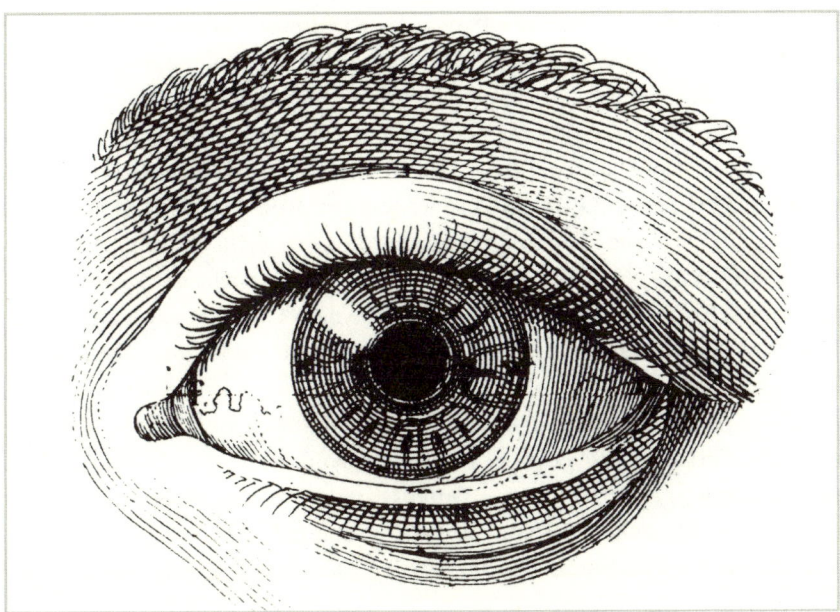

Augen- und Lidmuskeln sind oft die einzigen Muskeln, die Locked-in-Patienten noch willkürlich bewegen können. Auch eine Kommunikation über die Pupillengröße ist inzwischen möglich[8] (Illustration aus einem alten Medizin-Lehrbuch).

Hier der einzigartige Fallbericht eines Betroffenen:

> Bis dahin [Freitag, den 8. Dezember 1995] hatte ich noch nie etwas vom Hirn-
> stamm gehört. An jenem Tag habe ich mit voller Wucht dieses Hauptteil unseres
> Bordcomputers entdeckt, die wesentliche Verbindung zwischen dem Gehirn und
> den Nervenenden, als ein Herz-Kreislauf-Zusammenbruch den besagten Stamm
> abschaltete. Früher wurde das „Hirnschlag" genannt und man starb ganz ein-
> fach daran. Der Fortschritt der Reanimationstechnik hat die Strafe verfeinert.
> Man übersteht es, aber in einem Zustand, den die angelsächsische Medizin so
> treffend locked-in syndrome getauft hat: Von Kopf bis Fuß gelähmt, ist der Pa-
> tient mit intaktem Geist in sich selbst eingesperrt, und das Schlagen des linken
> Augenlids ist sein einziges Kommunikationsmittel.[1]

Diagnoseprobleme, Häufigkeit und Ursachen

Beim Koma (medizinisch *persistent vegetative state*, PVS) ist das Großhirn
geschädigt, während der Hirnstamm weiter funktioniert, so dass eine tiefe
Bewusstlosigkeit resultiert; die Patienten reagieren nicht auf Schmerzreize,
weil diese nicht in ihr Bewusstsein dringen. Ganz anders Patienten mit Locked-in-Syndrom: Sie sind bei vollem Bewusstsein, denn ihr Großhirn ist
völlig intakt, aber sie können dem Arzt nicht signalisieren, dass sie den
Schmerz sehr wohl spüren – sie reagieren also wie die Komapatienten, ohne
es zu sein (Pseudokoma). Trotz intakter Stimmbänder können LIS-Patienten
Atmung und Stimme nicht koordinieren und daher nicht sprechen. Oft dauert es eine ganze Weile, bis die richtige Diagnose gestellt ist. Dabei unterscheiden sich die Elektroenzephalogramme beider Gruppen deutlich: Koma-
Patienten haben ein abweichendes, LIS-Patienten meist ein unauffälliges
EEG.

Zum Glück ist LIS sehr selten; durchschnittlich entwickeln 1–4 von
4 000 000 Personen pro Jahr ein Locked-in-Syndrom.[5] Männer und Frauen
sind gleich häufig betroffen; das Durchschnittsalter liegt bei Mitte 40, aber
auch schon Menschen Anfang 20 kann es treffen.[7] Die weitaus häufigste
Ursache ist ein Schlaganfall (fast 90 %; siehe Fallbeispiel), gefolgt von trauma-
tischen Hirnverletzungen.

Wenn bei einem Schlaganfall eine Hirnschlagader wie die Arteria basila-
ris durch ein Blutgerinnsel verschlossen wird, kann die Brücke (Pons) – der
Teil des Hirnstamms, der zwischen Mittelhirn und Nachhirn vermittelt –

nicht mehr mit genügend Sauerstoff versorgt werden. Dadurch ist der Durchgang für alle Bahnen unterbrochen, die vor und hinter der Brücke liegende Bereiche des Zentralnervensystems verbinden; Willkürbewegungen werden so unmöglich. Daher wird LIS auch als „ventrales Brückensyndrom" bezeichnet.

Aber andere Ursachen können ebenfalls zu einem Locked-in-Syndrom führen, z. B. eine Zerstörung der Myelinhülle, die die motorischen Nervenfasern wie eine Isolierung umgibt, wie bei der Amyotrophen Lateralsklerose (ALS). Auch Vergiftungen können LIS auslösen; vor allem in Indien, wo jedes Jahr bis zu 50 000 Menschen an Schlangenbissen sterben, kommt es immer wieder zu diesem „Scheintod"; vor allem durch das neurotoxische Gift des in Indien recht häufigen Gewöhnlichen Krait (z. B. *Bungarus caeruleus*).[6] Auch eine Curare-Vergiftung ruft Symptome hervor, die dem LIS-Syndrom verblüffend gleichen, denn sie führt zu einer Lähmung aller willkürlich kontrollierbaren Skelettmuskeln.

Geräte, die Gelähmte bei der Kommunikation unterstützen

Eine Standardbehandlung für LIS gibt es nicht, ebenso wenig eine Heilung, wenn es auch in sehr seltenen Fällen zu einer vollständigen Wiederherstellung der Beweglichkeit kommen kann.[4] Es wurden jedoch verschiedene Methoden entwickelt, um den Patienten zu helfen, mit ihrer Umwelt zu kommunizieren.

Der französische Neurophysiologe Jacques Vidal war 1973 der erste, der die Möglichkeit diskutierte, Computer direkt durch Hirnwellen zu steuern, und dabei den Begriff „Gehirn-Computer-Schnittstelle" (*Brain-Computer-Interface*, BCI) gebrauchte. Dabei kann man invasiv vorgehen und Elektroden ins Gehirn implantieren (hier sind die USA führend) oder versuchen, das Gehirn durch Neurofeedback so zu trainieren, dass es zur Selbstkontrolle fähig ist (vor allem in Europa, auch in Deutschland): Gesunde wie neurologisch eingeschränkte Patienten können in relativ kurzer Zeit über Rückmeldung per Bildschirm und positive Verstärkung lernen, ihre erregenden und hemmenden langsamen Hirnpotenziale zu steuern und sich auf diese Weise mitzuteilen.[2]

Eine Einladung, die Geschichte schrieb

LIEBER HERR BIRBAUMER
HOFFENTLICH KOMMEN SIE MICH BESUCHEN, WENN DIESER BRIEF SIE ERREICHT
HAT. ICH DANKE IHNEN UND IHREM TEAM UND BESONDERS FRAU KÜBLER SEHR
HERZLICH, DENN SIE HABEN MICH ZUM ABC SCHÜTZEN GEMACHT, DER OFT DIE
RICHTIGEN BUCHSTABEN TRIFFT. FRAU KÜBLER IST EINE MOTIVATIONSKÜNSTLERIN,
OHNE SIE WÄRE DIESER BRIEF NIE ZUSTANDE GEKOMMEN. ER MUSS GEFEIERT
WERDEN, DAZU MÖCHTE ICH SIE UND IHR TEAM HERZLICH EINLADEN ...

Dass Kommunikation per Brain-Computer-Interface tatsächlich funktioniert, zeigt der erste veröffentlichte Brief, den ein ALS-Patient mit Locked-in-Syndrom 1999 an sein Ärzteteam schrieb. Dazu wählte er mithilfe seiner langsamen Hirnpotenziale, die er per Neurofeedback trainiert hatte, aus einer Folge von Buchstaben auf einem Computerbildschirm diejenigen für seine Einladung aus.[2] Noch stärker eingeschränkt als „normale" LIS-Patienten sind Patienten, deren Muskellähmung so vollständig ist, dass sie nicht einmal ihre Augen- bzw. Lidmuskeln bewusst bewegen können (*complete locked-in syndrome*, CLIS).* Auch für sie wurde inzwischen eine auf BCI basierende Kommunikation entwickelt.[3] Seit einigen Jahren können LIS- und CLIS-Patienten zudem potenziell über Pupillenweite kommunizieren, da geistige Anstrengung, z. B. Kopfrechnen, die Pupillen erweitert und die Patienten lernen können, per Pupille „ja" und „nein" zu sagen.[8]

*Trotz dieser Erfolge, die die Tür ihres Gefängnisses für Locked-in-Patienten einen Spalt weit öffnen, ist es für Gesunde verblüffend, dass die meisten LIS- und selbst CLIS-Patienten trotz Lähmung, Beatmung und künstlicher Ernährung mit ihrem Leben recht zufrieden sind; nur sehr wenige äußern den Wunsch zu sterben.[5, 2] Einige Forscher vermuten, dass die (fast) vollständige Lähmung der Willkürmuskulatur zu Veränderungen im Gehirn führt: Wenn nichts, was ich will, eine Wirkung hat, weil ich keinen Finger rühren kann, dann erlischt nach und nach meine Motivation, etwas zu wollen.[2] Und dieses Nichtwollen führt zu einem Gemütszustand, der ausgeglichen im Hier und

---

* Die Ergebnisse einer Arbeit (2017) unter Leitung von Birbaumer, in der es um die erfolgreiche Kommunikation mit CLIS-Patienten geht, werden inzwischen angezweifelt. (Till Krause, Felix Hütten: „Eingeschlagen wie ein Tornado". In: *sueddeutsche.de*, 12.4.2019). Das gilt jedoch nicht für die zitierte Veröffentlichung über das „normale" Locked-in-Syndrom.

Jetzt ruht. Vielleicht ist es das, was buddhistischen Mönchen als Ideal vorschwebt.

Locked-in-Syndrom in Literatur und Film

Literarisch erstmals erwähnt wurde das Syndrom von Alexandre Dumas d. Ä. in dem Fortsetzungsroman *Der Graf von Monte Christo* (1844–1846), wo es über Monsieur Noirtier de Villefort heißt: „Er ist sich immer gleich; sein Geist ist vollkommen hell, doch bleibt die Unbeweglichkeit und Stummheit dieselbe." Daher wird das Syndrom manchmal auch als „Monte-Christo-Syndrom" bezeichnet.

In dem Antikriegs-Roman *Johnny Got His Gun* (1938; deutsch: *Und Johnny zog in den Krieg*) des amerikanischen Autors Dalton Trumbo verliert der Soldat Johnny durch ein Artilleriegeschoss sämtliche Extremitäten und normale Kommunikationsmöglichkeiten. Seinen Antrag – durch Klopfbewegungen seines Kopfes per Morsecode übermittelt –, als abschreckendes Beispiel für die Folgen des Krieges durch Amerika zu touren, lehnen die Militärs ab, da in den Vorschriften nicht vorgesehen …

In dem Buch *Le skyphandre et le papillon* (1997; deutsch: *Schmetterling und Taucherglocke*) schildert Jean-Dominique Bauby, Chefredakteur des Magazins *Elle*, sein Leben nach einem massiven Schlaganfall, der ihn völlig hilflos mit einem Locked-in-Syndrom zurücklässt (aus seinem Buch stammt die Fallbeschreibung oben). Seine Gefühle und Gedanken diktierte er Buchstabe um Buchstabe per Blinzeln. 3 Tage nach Fertigstellung des Buchs starb er. *Schmetterling und Taucherglocke* wurde 2007 bei den Filmfestspielen von Cannes uraufgeführt und erhielt den Preis für die beste Regie.

In dem Thriller *Lock In* (2014) schildert der amerikanische Science-Fiction-Autor John Scalzi eine Virusepidemie, die bei ca. 1 Prozent der Bevölkerung zu einem Locked-in-Syndrom führt. Die Opfer können mit ihren Hirnströmen jedoch humanoide Robotereinheiten kontrollieren. 25 Jahre nach der Epidemie geschieht eine Reihe von Morden in diesem Milieu, und der FBI-Agent Chris Shane, selbst ein Locked-in, macht sich mit seiner (gesunden) Partnerin an die Aufklärung. Spannend und gut konstruiert.

Siehe auch Schlaflähmung beim Alien-Abduction-Syndrom.

Nobel-Krankheit:
von höflichen Waschbären und
löffelbiegenden Kindern

Andere Bezeichnungen:
Nobel Disease, Nobelitis

Sie gelten als die klügsten Köpfe auf ihrem Fachgebiet und haben dafür die wohl angesehenste Auszeichnung der Welt erhalten: den Nobelpreis. Aber dieser Preis ist nicht allen von ihnen gut bekommen: Anschließend äußerten einige der so Geehrten – in aller Regel Männer – höchst bizarre Ansichten, die jeder wissenschaftlichen Rationalität spotteten; sie entwickelten eine Vorliebe für Parapsychologie und Verschwörungstheorien, propagierten Allheilmittel gegen Krebs oder berichteten von Entführungen durch Außerirdische. Kurz, sie zeigen Symptome einer schweren Nobelitis.

Und das haben gestandene Nobelpreisträger behauptet:

„75 Prozent aller Krebsfälle kann man allein mit Vitamin C vorbeugen beziehungsweise heilen [...]. [Mega-Vitamin-C-Dosen können] Ihren allgemeinen Gesundheitszustand verbessern [...], Ihre Lebensfreude erhöhen und Ihnen helfen, Herzprobleme, Krebs und andere Krankheiten zu kontrollieren wie auch den Alterungsprozess zu verlangsamen." Später wird das Spektrum segensreicher Vitamin-C-Wirkungen auf psychische Störungen wie Schizophrenie ausgedehnt.[1]

„Das französische Medium Jean Pierre Girard bewirkte unter streng kontrollierten Bedingungen ohne Kontakt deutliche Veränderungen in den physikalischen Eigenschaften von Metallblöcken. [...] Englische Schulkinder erzeugten in Metallobjekten starke Biege- und Strecksignale, die mit empfindlichen Spannungsmessern aufgezeichnet werden konnten, ohne dass sie diese Objekte überhaupt berührt hätten [...] Ausgesuchten Versuchspersonen gelang es, einen Zufallsgenerator durch bloße Willenskraft zu veranlassen, nicht-zufällige Zahlen auszuspucken ..."[2]

„Am Ende des Wegs, unter einer Tanne, sah ich etwas leuchten. Ich richtete meine Taschenlampe darauf [...], es schien ein Waschbär zu sein." Der Waschbär

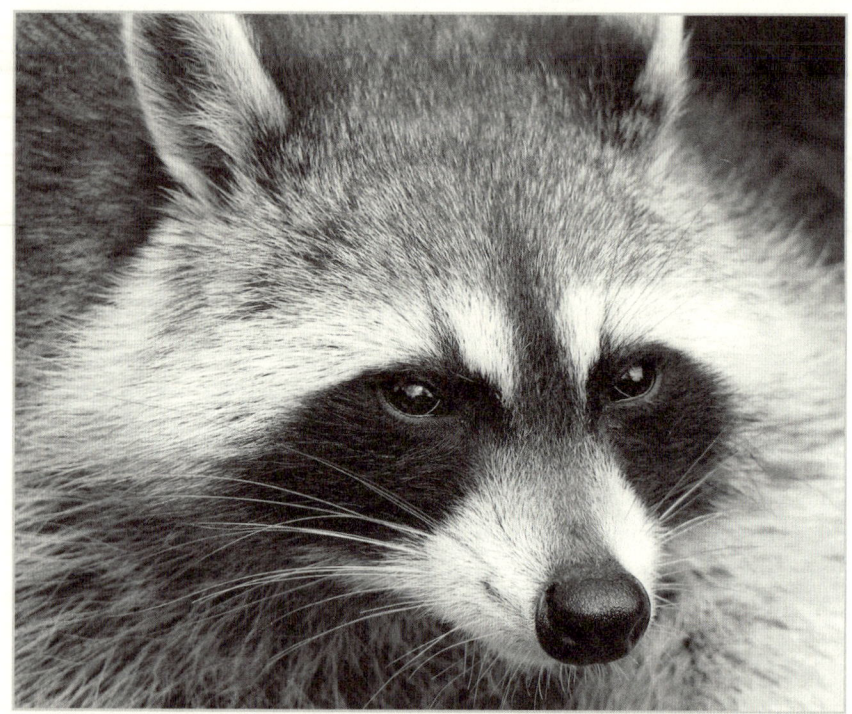

Der leuchtende Kollege eines solchen Waschbären begrüßte den Nobelpreisträger Kary Mullis nachts im Wald nach dessen Angaben mit einem höflichen „Guten Abend, Doktor". (Foto: Darkone/Wikimedia)

grüßt: „Guten Abend, Doktor." Am nächsten Morgen wacht der Erzähler im Freien auf und kann sich an nichts erinnern – trotz der feuchten Sommernacht sind seine Kleider jedoch völlig trocken. Und seine Taschenlampe ist auch verschwunden. Dafür ergreift ihn nun jedes Mal Panik, wenn er sich dem Waldstück nähert. Ein Buchcover über Begegnungen mit Aliens bringt schließlich die Erinnerung zurück: Er erkennt in dem Wesen mit eiförmigem kahlem Kopf und großen dunklen Augen seinen mutmaßlichen Entführer.[7]

Mit der Nobel-Krankheit infiziert

Der Vitamin-C-Enthusiast in Beispiel 1 ist Linus Pauling, der für seine brillanten Arbeiten über die Natur chemischer Bindungen 1954 mit dem Chemie-Nobelpreisträger (und 1962 aufgrund seiner pazifistischen Aktivitäten mit dem Friedensnobelpreis) geehrt wurde. Rund 10 Jahre später begann er, sich intensiv mit Vitamin C zu beschäftigen und Ascorbinsäure in Megadosen als Allheilmittel gegen Krebs zu empfehlen. Als Beleg musste eine klinische Studie an Krebspatienten her. Sie war in Planung, Durchführung und Auswertung jedoch selbst nach Maßstäben der 1970er Jahre einfach grottenschlecht.[1] Das hinderte die angesehene US-Fachzeitschrift *Proceedings of the Academy of Sciences* (PNAS) jedoch nicht, mehrere Artikel über diese Studie anzunehmen, ohne sie dem üblichen Peer-Review-Verfahren zu unterziehen. Paulings Krebs-Studie wurde bald durch klinisch saubere Studien anderer Forscher eindeutig widerlegt: Megadosen Vitamin C helfen Krebspatienten definitiv nichts. Pauling ignorierte dies wie sämtliche Ergebnisse, die seiner Überzeugung widersprachen (Nobilitis gravis). Er starb übrigens an Prostatakrebs.[1]

Das 2. Fallbeispiel ist ein Auszug aus einem Brief an die *New York Review*, in dem vier renommierte Physiker 1980 ihre parapsychologischen Überzeugungen experimentell zu belegen suchen[2]; einer der Unterzeichner, Brian D. Josephson, erhielt 1973 den Physik-Nobelpreis für die Entdeckung des nach ihm benannten Josephson-Effekts, der den Tunnelstrom zwischen zwei Supraleitern beschreibt.

In seiner Antwort auf den Brief zerlegt der Wissenschaftsjournalist Martin Gardener die „Beweise" des Physikerquartetts mit spitzer Feder: Das Medium Girard begann seine Karriere als Zauberkünstler, und seine Tricks ließen sich von im Zauberhandwerk bewanderten Kollegen wie James Randi problemlos entlarven. Im Fall der löffelverbiegenden Kinder waren die Spannungsmesser so eingestellt worden, dass sie schon auf die schwachen statischen Entladungen reagierten, die von geringfügigen Körperbewegungen der Kinder hervorgerufen wurden. Und das Zahlengenerator-Experiment, das nur vom Experimentator überwacht worden war, ließ sich partout nicht replizieren.[2] Doch alle Kritik glitt an Josephson – der nicht nur an Parapsychologie und Telepathie, sondern auch an die kalte Kernfusion und ein Wassergedächtnis (ein Grundpfeiler der Homöopathie) glaubt – ab wie Wasser an gut gefettetem Entengefieder.

In seinem Buch *Dancing Naked in the Mind Field* (1998) schildert Kary Mullis, Chemie-Nobelpreisträger 1993, seine Begegnung mit dem Übersinnlichen (Fallbeispiel 3); seine Story ist geradezu ein Paradebeispiel für das Alien-Abduction-Syndrom (siehe dort). Amerikaner, die überzeugt sind, von Aliens entführt worden zu sein, gibt es zuhauf; dies vom Erfinder der Polymerase-Kettenreaktion (PCR) zu hören, ist dennoch verblüffend. PCR dient dazu, ausgewählte DNA-Abschnitte zu vervielfältigen, und ist ein wirklicher

Meilenstein in der Biochemie: Ohne PCR ist heute keine DNA-Untersuchung mehr durchführbar, sei es in biologischen, medizinischen oder forensischen Labors. Und der Mann, der diese wissenschaftliche Bravourleistung erbracht hat, glaubt nicht nur an Aliens, Astrologie und Astralprojektion, sondern hängt auch wissenschaftlichen Verschwörungstheorien an (so ist er überzeugt, man habe ihm seine Ergebnisse stehlen wollen und er sei betrogen worden).[8, 9, 3, 4] Und statt auf einer medizinischen Konferenz 1994 über PCR zu reden, zeigte Mullis Bilder nackter, farbig angestrahlter Frauen („meine Kunst"), um anschließend zu erläutern, warum Aids nicht vom HIV-Virus ausgelöst wird, sondern durch promisken schwulen Sex, der eine „Immun-Kettenreaktion" auslöse.[8]

Häufigkeit

Die Prävalenz der Nobel-Krankheit ist, auf die Allgemeinbevölkerung bezogen, verschwindend gering, denn zwischen 1901 und 2017 gab es weltweit lediglich 813 Nobelpreisträger, und *per definitionem* können nur sie sich mit diesem besonderen Pathogen infizieren. Dabei beschränkt sich die Infektion offenbar auf die Naturwissenschaften (Physik, Chemie, Physiologie oder Medizin; insgesamt 573 Männer und 17 [!] Frauen) und dort fast ausschließlich auf die Männer.* Auf diese Gruppe bezogen, liegt das Risiko, mehr oder minder heftig an Nobelitis zu erkranken[3], offenbar im höheren einstelligen Bereich.

Darf's noch ein wenig mehr sein? Physik im Blut und DNA-Teleportation

Der deutsche Experimentalphysiker Philipp Lenard wurde für seine Arbeit über Kathodenstrahlen 1905 mit dem Physik-Nobelpreis ausgezeichnet. Bald darauf begann er, über „arische Physik" zu schwadronieren, die „Physik der nordisch gearteten Menschen, Physik der Wirklichkeits-Ergründer, der Wahrheit-Suchenden, Physik derjenigen, die Naturforschung begründen", und sie der „minderwertigen jüdischen Physik", vertreten durch seinen Intimfeind Albert Einstein, gegenüberzustellen: „Wissenschaft ist, wie alles, was Menschen hervorbringen, rassisch, blutmäßig bedingt [...] Dem Juden fehlt auffallend das Verständnis für Wahrheit, für mehr als nur scheinbare Übereinstimmung mit der von Menschen-

---

* Es gibt bislang nur ein Gegenbeispiel: Madame Curie wird nachgesagt, sie habe sich von einem Medium täuschen lassen, doch ihr Mann Pierre war wohl der eigentlich Gläubige.

Denken unabhängig ablaufenden Wirklichkeit, im Gegensatz zum ebenso unbändigen wie besorgnisvollen Wahrheitswillen der arischen Forscher." Diese ebenso schwülstigen wie unsinnigen Sätze stammen aus dem Vorwort seines Lehrbuchs *Deutsche Physik* (1936).[6] Deren Verfallsdatum war sehr kurz, denn beim Versuch, eine Atombombe zu bauen, wandten sich deutsche Physiker dann doch wieder notgedrungen Einsteins Erkenntnissen zu.

Der Franzose Luc Montagnier wurde 2008 für seine Entdeckung des HI-Virus mit dem Nobelpreis für Physiologie oder Medizin ausgezeichnet. Schon im Folgejahr outete er sich als Anhänger von DNA-Teleportation und Wassergedächtnis: Wässrige Lösungen mit der DNA pathogener Bakterien und Viren, einschließlich HIV, „können niederfrequente Radiowellen aussenden", die dazu führen, dass sich umliegende Wassermoleküle zu „Nanostrukturen" anordnen. Inzwischen hat der Virologe ein Gerät patentieren lassen, das diese von bakterieller und viraler DNA emittierten Radiowellen wahrnehmen soll, die er ausschließlich im Blut autistischer Kinder nachgewiesen haben will. Auf Kritik reagierte er empört: „Sie haben mich für verrückt erklärt – für verrückt! – aber ich werde es ihnen zeigen!" Da er keine Geldgeber für den Unsinn fand, stellte er den Eltern der autistischen Kinder hohe Summen für seine „Therapie" in Rechnung.[5] Merkantil scheint er tatsächlich keineswegs unbedarft.

Wie kommen so kluge Köpfe auf so dumme Ideen?

Wie ist es möglich, dass Topwissenschaftler in Chemie, Physik, Biologie und Medizin an so bizarre Phänomene wie Wassergedächtnis, Telepathie oder Entführung durch Außerirdische glauben und auf die dümmsten wissenschaftlichen Verschwörungstheorien hereinfallen?[9] Sollte man nicht meinen, dass gerade Nobelpreisträger immun gegen Pseudowissenschaften sind?

Der Nobelpreis ist der wohl prestigeträchtigste Preis auf der Welt, was gleichzeitig sein Fluch ist. Er macht seinen Träger von einem Tag zum anderen zum Medienstar und zur wissenschaftlichen Ikone. Das geht an dem Geehrten natürlich nicht spurlos vorüber; so manch ein Laureat entwickelt eine psychische Schlagseite, deren Hauptmerkmal Größenwahn bzw. ein Gefühl der Unfehlbarkeit ist. Der Preis weckt in ihm die Überzeugung, über mentale Superman-Kräfte zu verfügen.[3, 4] Er motiviert ihn, es noch einmal allen zu zeigen, selbst wenn seine wissenschaftlich besten Jahre schon länger hinter ihm liegen. Aber der Zahn der Zeit nagt auch an großen Gehirnen, während das Ego durch den Preis noch einmal bedeutend aufgeplustert wird; das stützt die eigene Sicht der Dinge und macht blind gegenüber Fakten, die dieser Sicht widersprechen *(confirmation bias)*. Denn an der eigenen Sicht ist nicht zu zweifeln:

„Ich würde nicht versuchen, einen wissenschaftlichen Artikel über diese Dinge zu schreiben", so Kary Mullis in seinem Buch, „denn ich kann keinerlei Experimente machen. Ich kann keine leuchtenden Waschbären herbeizitieren. [...] Ich kann nicht dafür sorgen, dass mir wieder ein paar Stunden fehlen. Aber ich leugne nicht, dass es passiert ist. Wissenschaftlich gesprochen, handelt es sich um einen anekdotischen Beleg, denn er lässt sich nicht reproduzieren. Aber es *ist* passiert."[7]

Das lässt sich nicht widerlegen. Wenn man Ockhams Rasiermesser anlegen möchte, könnte man allerdings auf die Idee kommen, die Episode als Flashback seines früheren (?) starken LSD-Konsums zu deuten. Aber dazu müsste Mullis bereit sein, seine eigene Wahrnehmung selbstkritisch zu hinterfragen.

Und die Moral von der Geschichte? Auch Geistesgrößen, die auf einem bestimmten Gebiet Spitzenleistungen erbracht haben, sollte man nicht jeden Unsinn abnehmen. „Diese Idee wird von einem Nobelpreisträger unterstützt" heißt nicht automatisch, dass sie etwas taugt. *Sapere aude* – selber denken macht schlau.

Siehe dazu auch Alien-Abduction-Syndrom.

Odysseus-Syndrom:
Irrfahrten zu Wasser, zu Lande und in den Gefilden der Psyche

Andere Bezeichnung:
Ulysses-Syndrom; im Englischen Chronic and Multiple Stress Syndrome

Sie haben sich entschlossen, ihre Heimat zu verlassen – die meisten gehen nicht aus Abenteuerlust oder aus freiem Willen, sondern fliehen vor kriegerischen Auseinandersetzungen, vor Hunger und Elend, sind auf der Suche nach Arbeit und hoffen, sich woanders eine neue Existenz aufbauen zu können. Auf ihrer oft langen Reise sind Migranten häufig Gefahren für Leib und Leben ausgesetzt, und auch die Anpassung an die Sitten und Gebräuche des neuen Landes ist oft schwierig. Diese zahlreichen und chronischen Stressoren hinterlassen ihre Spuren; die physischen und psychischen Symptome, die dabei auftreten, werden unter der Bezeichnung Odysseus-Syndrom zusammengefasst.

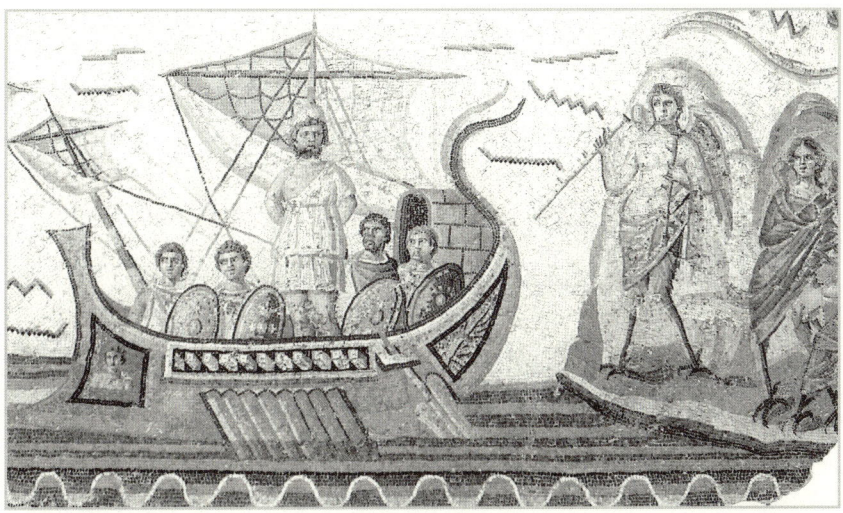

Seine Irrfahrten hielten den griechischen Helden Odysseus nach dem Trojanischen Krieg noch 10 weitere Jahre von seiner Heimat fern (Mosaik im Bardo-Museum in Tunis, 2. Jahrhundert n. Chr.; Foto: Giorces/Wikimedia).

Migration gab es zu allen Zeiten und in allen Weltregionen:

Der junge Grieche, gerade Vater geworden, wird gezwungen, in den Krieg zu ziehen. Nach langjährigem Militärdienst endlich entlassen und frei, in die Heimat zurückzukehren, gestaltet sich die Heimreise schwierig, langwierig und äußerst gefährlich. Mehrmals entkommt er dem Tod an Land und auf See nur um Haaresbreite, und die Strapazen gehen nicht spurlos an ihm vorüber. Er ist krank vor Heimweh; immer wieder erleidet er Weinkrämpfe, ist reizbar und verliert zeitweilig jede Hoffnung, seine Lieben wiederzusehen.

Eka ist von den indonesischen Molukken in die Niederlande gekommen. An ihrem Hochzeitstag stirbt ihr Vater. Kurz darauf entwickelt sie Halluzinationen, wird immer trauriger und zieht sich völlig zurück. Ein Psychiater diagnostiziert bei ihr Depressionen und Borderline-Syndrom. Er schlägt eine Gesprächstherapie und antipsychotische Medikamente vor. Dadurch verschlimmern sich ihre Beschwerden; besonders die Vermutung der Therapeuten, dass sie ungelöste Konflikte [mit ihrem Vater] habe, verstärkt ihre Traurigkeit.[3]

Ein berühmter Namenspatron

Auch wenn das Phänomen Migration wohl so alt ist wie die Menschheit, ist die Bezeichnung „Odysseus-Syndrom" relativ neu; sie stammt von Joseba Achotegui, Professor für transkulturelle Psychologie an der Universität von Barcelona, der den Begriff 2002 prägte. Er bezieht sich dabei auf den antiken Helden Odysseus, dessen „Odyssee" in vielen Sprachen zum Synonym für eine lange und gefährliche Irrfahrt geworden, wie sie viele Migranten durchleben.[1]

Die Migranten, die Achotegiu betreute, litten unter Symptomen wie Reizbarkeit, Nervosität, Migräne, Spannungskopfschmerz, Schlaflosigkeit, Erschöpfung, Angstzuständen, Appetitlosigkeit und allgemeinem Unwohlsein, das der Arzt mit chronischen und vielfältigen Belastungen in Zusammenhang brachte, denen die Betroffenen ausgesetzt waren und sind. Dabei betont er, dass dieses Syndrom keine psychische Störung, sondern eine natürliche Reaktion auf ein unerträglich hohes Stressniveau bei ansonsten psychisch gesunden Menschen ist. Bleiben diese Symptome jedoch unbehandelt, können sie sich zu schweren psychosomatischen Störungen wie klinischen Depressionen oder posttraumatischen Belastungsstörungen entwickeln.[2, 3]

Das „Fallbeispiel" des jungen Griechen stammt übrigens aus Homers Schilderung von Odysseus' Herkunft und seinem Kampfeinsatz im Trojanischen Krieg (beschrieben in der *Ilias*) und seinen anschließenden Irrfahrten rekonstruiert – wir dürfen davon ausgehen, dass der antike Held ganz wie ein gewöhnlicher Sterblicher unserer Tage unter dem nach ihm benannten Syndrom litt. So schreibt Homer:

Weinend saß er am Ufer des Meers. Dort saß er gewöhnlich
Und zerquälte sein Herz mit Weinen und Seufzen und Jammern
Und durchschaute mit Tränen die große Wüste des Meeres.
(Odyssee, 5. Gesang)

Was ist geistige Gesundheit?

Achotegui nennt das Odysseus-Syndrom „ein Tor zwischen geistiger Gesundheit und psychischer Störung". Aber was heißt „geistig gesund"? Je nach Zeitgeist lässt sich auch der Freiheitswille der schwarzen Sklaven, die im 18. und 19. Jahrhundert in den Südstaaten Nordamerikas auf den Baumwollplantagen schuften mussten, als geistige Störung, als „Fluchtwahn" (Drapetomanie), pathologisieren. Migranten mit Odysseus-Syndrom fallen in westlichen Ländern oft in die Kategorie „Depressionen", also psychisch krank. Aber was wir als „gesund" oder „krank" bezeichnen, ist zeit- und kulturabhängig, eher eine gesellschaftliche Übereinkunft denn eine wissenschaftliche Erkenntnis.[3]

Menschen aus einem anderen Kulturkreis psychisch zu betreuen, erfordert in jedem Fall viel Fingerspitzengefühl. Die junge Frau von den Molukken genas erst, als Freunde ihr ermöglichten, vorübergehend heimzukehren, um dort in vertrauter Gemeinschaft die für sie so wichtigen Riten zum Tod ihres Vaters zu vollziehen und mit sich ins Reine zu kommen.[3]

Häufigkeit, Ursachen, Therapie

Aufgrund von Bürgerkriegen, Gewalt und Verfolgung kamen zwischen 2015 und 2016 rund 1,4 Millionen Menschen aus dem Nahen Osten und Afrika oft unter großen Strapazen nach Europa. Bei einer Erhebung unter Immigranten, die 2010 in Spanien gesundheitliche Fürsorge brauchten, ergab sich, dass rund 17 Prozent der über 14-Jährigen unter dem Odysseus-Syndrom litten; Männer und Frauen waren etwa gleich betroffen. Unter ihnen waren besonders viele Bootsflüchtlinge aus Schwarzafrika, die erst kurz zuvor in Spanien eingetroffen waren und keine Bleibe hatten.[1]

Die Ursachen für die Probleme, die viele Migranten haben, liegen auf der Hand: chronischer Stress, nicht nur durch die Strapazen der Reise, sondern auch die Stressoren, die beim Versuch auftreten, sich an das neue Leben, die neue Kultur anzupassen – eine fremde Sprache, Isolation, schlechte Arbeitsmöglichkeiten, Trennung von der Familie, Verlust sozialen Prestiges und die Angst zu versagen, nicht das zu erreichen, was man sich erträumt hat.[2]

Uppgivenhetssyndrom

Dieses Syndrom wird seit 2003 in Schweden beobachtet, und zwar ausschließlich bei Flüchtlingskindern. Der Ausbruch dieser psychischen Epidemie fiel mit einer Verschärfung des schwedischen Asylrechts zusammen. Wenn die zuvor völlig gesunden Kinder erfahren, dass ihre Familie in Kürze abgeschoben werden soll, fallen sie in einen apathischen, fast komatösen Zustand, können weder essen noch trinken und sind zum Teil inkontinent – sie haben sich aufgegeben (schwedisch *uppgiven*), so ihre Ärzte, und den Lebenswillen verloren.

Am Uppgivenhetssyndrom erkrankten allein 2004 mehr als 400 Kinder Asyl-suchender; inzwischen sind es über 2000. Und wie eine schwedische Studie ergab, deuten Biomarker im Blut der Kinder darauf hin, dass chronischer Stress den apathischen Zustand der Kinder ausgelöst hat. Nach diesem Schock sind die Asylbestimmungen in Schweden wieder etwas gelockert worden. Aber die Aus-sichten für die betroffenen Kinder sind nicht gut; wenn sie sich erholen, dann offenbar nur sehr langsam.[6]

Die beste Therapie ist offenbar, Migranten das Gefühl zu geben dazuzuge-hören, denn Zugehörigkeit ist für jeden Menschen ganz entscheidend, um psychisch gesund zu bleiben. Daneben ist Zugang zur Gesundheitsfürsorge wichtig, um zu verhindern, dass aus psychischen Belastungen psychische Störungen werden. In Schweden haben asylsuchende Kinder inzwischen uneingeschränkten Zugang zum Gesundheitswesen; in Deutschland haben Migranten in den ersten 15 Monaten nur Anspruch auf Impfungen, Notfall-hilfe und Schwangerenbetreuung. Alles andere muss beantragt werden – nicht einfach für Menschen mit Odysseus-Syndrom, die überdies mit Sprach-problemen zu kämpfen haben.[4]

Wie meinte Professor Achotegui: „Wir leben in schlimmen Zeiten, in de-nen bloße Sterbliche sich wie Helden verhalten müssen, um zu überleben …"[3]

Dichtung, die Jahrtausende umspannt

Das Thema Flucht, Vertreibung, Migration und Heimkehr wird in der Litera-tur seit Jahrtausenden behandelt. An dieser Stelle sollen nur zwei literarische Werke herausgegriffen werden, die einen Zeitraum von annähernd 3000 Jah-ren umfassen.

Die *Odyssee* (entstanden um ca. 800 v. Chr.) des antiken Dichters Homer gehört zu den ältesten und herausragenden Werken der abendländischen Li-teratur. Sie erzählt die Geschichte des griechischen Helden Odysseus, der nach dem Sieg der Griechen über die Trojaner 10 Jahre braucht, um zu seiner Familie in Ithaka zurückzukehren. Auf der Heimreise erlebt er eine ganze Reihe gefährlicher Abenteuer mit Monstern und Menschen, die ihm und sei-nen Gefährten nicht wohlgesonnen sind. Anders als bei seinen Gefährten und vielen anderen Heimkehrern aus dem Krieg endet Odysseus' Geschichte glücklich: Er erreicht Ithaka, wird aber zunächst für einen Bettler gehalten.

Wirklich „angekommen" ist er erst, als er als seinen Platz in der Gesellschaft wieder einnehmen kann – als er seine Würde zurückgewinnt.

In seinem Roman *Die Unwissenheit* (2001) zieht der tschechisch-französische Schriftsteller Milan Kundera die Bilanz einer Emigrantenexistenz. Die Heldin Irina kehrt nach 20-jähriger Emigration in ihre Heimatstadt Prag zurück und hofft, sich dort mit dem Teil ihres Selbst zu versöhnen, der damals zurückgeblieben ist. Das gelingt nicht, und sie muss sich schließlich eingestehen, dass ihre persönliche Odyssee niemanden interessiert. Emigration, Heimweh und Neuanfang sind die großen Themen dieses Romans, der durchaus autobiografische Züge aufweist.

Was den Verlust der Heimat angeht, siehe auch Drapetomanie.

Pibloktoq:
Hysterie am Nordpolarkreis

Andere Bezeichnung:
arktische Hysterie

Die Inuit-Frauen erscheinen zunächst in sich zurückgezogen und schweigsam, dann verfallen sie plötzlich in große Erregung und benehmen sich völlig verwirrt, schreien, entkleiden sich und schlagen wild um sich, wälzen sich im Schnee.[2] Gewöhnlich, aber nicht immer, dauern diese Anfälle nur kurze Zeit. Anschließend „berappeln" sich die Opfer wieder oder werden von Familienmitgliedern beruhigt. Viele fallen danach in einen tiefen Schlaf der Erschöpfung und können sich später nicht mehr an den Vorfall erinnern.

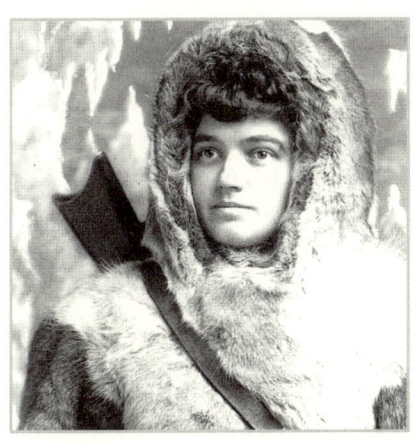

Stephanie Diebitsch Peary (1863–1955) war eine Pionierin der Arktisforschung (1892, nach ihrer Grönlandexpedition; Foto: E. S. Dunshee/Wikimedia).

Hier ein Augenzeugenbericht von 1908/9:

Der Kranke, meistens ist es eine Frau, beginnt zu schreien und seine Kleider abzuwerfen und zu zerreißen. Kommt es auf dem Schiff vor, so läuft sie wohl auf dem Deck auf und ab, schreit und gestikuliert, und zwar gewöhnlich im Zustand völliger Nacktheit, obwohl das Thermometer wohl 40 Grad Celsius unter null ist. Nimmt die Heftigkeit des Anfalles zu, so springt sie auch über die Reling auf das Eis und läuft vielleicht einen halben Kilometer fort. Der Anfall dauert wenige Minuten oder eine Stunde oder auch noch länger und manche der Leidenden werden so wild, dass sie völlig nackend auf dem Eis herumlaufen würden, bis sie erfroren wären, wenn man sie nicht mit Gewalt auf das Schiff und in ihre Kleider brächte.[7]

Die Entdeckung des Nordpols

Die Polarforscherin Josephine Diebitsch Peary, die ihren Mann Robert Peary auf seinen Arktisreisen begleitete, war die erste weiße Frau, die in der Arktis überwinterte. Und sie war auch die Erste, die diese bizarren Anfälle 1892 in ihrem Tagebuch *My Arctic Journal* erwähnte: Als sie ihren einheimischen Begleiter nach dem seltsamen Benehmen einer schreienden, um sich schlagenden Frau fragt, erklärt er ihr, die Frau sei *pi-blok-to* – verrückt.[6] Robert Peary beschrieb Pibloktoq in seinen Buch *The North Pole* (1910; deutsch: *Die Entdeckung des Nordpols*) ausführlicher (siehe Fallbeispiel). Seine Beschreibungen und die anderer Polarforscher und Abenteuer, die diese seltsamen Ausbrüche miterlebten, erinnerten viele westliche Experten an hysterische Anfälle, wie sie um die Wende von 19. zum 20. Jahrhundert von Psychiatern wie Sigmund Freud und Jean-Martin Charcot bei ihren Patientinnen beschrieben wurden. Also wurde dem Phänomen ohne Rücksicht auf die Erlebniswelt der Einheimischen ein Etikett verpasst: „arktische Hysterie".

Nach der Internationalen Klassifikation der Krankheiten, dem ICD-10, gilt Pibloktoq denn auch als kulturgebundene psychische Störung, die bei den Inuit rund um den Nordpol auftritt, in Alaska, Kanada und Grönland, besonders häufig im Winter.[2]

Häufigkeit und mögliche Ursachen: ein *Clash of Cultures*?

Aus verschiedenen Quellen (u. a. aus dem erst seit kurzem zugänglichen Tagebuch von George Wardwell, dem ersten Ingenieur von Pearys Schiff, der SS *Roosevelt*) lassen sich zwischen 1892 und 1928 rund 60 Fälle von Pibloctoq belegen, doch es könnten deutlich mehr gewesen sein. Wardwell schrieb 1906 über seinen Aufenthalt in Cape Sheridan: „Sie haben diese Anfälle so oft, dass ich es gar nicht mehr vermerke."[5]

Die Inuit hielten Pibloktoq allgemein für eine körperliche Krankheit, ähnlich wie eine Erkältung oder Grippe.* Sie kann Männer, Frauen und Kinder, Alte und Junge treffen[3], doch am häufigsten erleiden erwachsene Frauen solche Attacken. Dieses Phänomen galt unter den Einheimischen als momentane Verwirrtheit nicht als chronische Geisteskrankheit, und die Betroffenen wurden auch nicht stigmatisiert.[5]

Theorien über die Ursachen dieses seltsamen Phänomens gibt es zuhauf, sie lassen sich auf Stress, psychische Erkrankungen und Mangel- bzw. Fehlernährung reduzieren. Kulturwissenschaftlich geprägte Experten sehen Stress als die entscheidende Ursache an: einen *Clash of Cultures* durch das Auftauchen westlicher Entdecker und Seefahrer, der besonders die Frauen unter Druck setzte (u. a. wegen sexueller Belästigung).[2, 4] Demnach wäre Pibloktoq erst mit der Ankunft der Weißen in die Arktis eingezogen (ob es diese seltsamen Attacken schon zuvor gab, ist umstritten; mündliche oder schriftliche Zeugnisse gibt es nicht).

Eher psychiatrisch orientierte Wissenschaftler sahen Pibloktoq als geistige Instabilität an: vorübergehender Wahnsinn, dissoziative bzw. Angst-Neurose, atypische psychogene Psychose und Prä-Ödipales wurden postuliert, um nur einige Diagnosen zu nennen.[2] Oder war es ein Phantomphänomen, weil westliche Forscher die Inuit-Kultur nicht genügend verstanden? Oder ein Sammelbegriff für alle möglichen Verhaltensweisen, die westliche Forscher nicht zu deuten wussten?

Ab Mitte des 20. Jahrhunderts kamen auch medizinisch geprägte Erklärungen auf, denen zufolge ein Mangel an Vitamin D und/oder ein Zuviel an Vitamin A (Hypervitaminose) Auslöser der physischen wie psychischen Symptome sein könnten (siehe Kasten). In diesem Fall hätte es Pibloktoq schon vor dem Auftauchen der Weißen gegeben.

Zu wenig Calcium, zu viel Vitamin A

In einer Studie 1960 wurde bei Inuit (und ihren Schlittenhunden) ein erheblicher Calciummangel festgestellt: In den dunklen Wintermonaten kann der Körper nicht genügend Vitamin D bilden und so auch nur ungenügend Calcium aus der Nahrung aufnehmen. Kommt dann Hyperventilation (schnelles flaches Atmen, Hecheln) aufgrund von Stress hinzu, verliert das Blut unter Umständen so viel

---

* Grippe und Hysterie liegen manchmal gar nicht so weit auseinander. Erinnern Sie sich noch an die Vogelgrippe 2009, als Einwohner unserer gemäßigten Breiten aus panischer Angst vor Ansteckung Schwäne auf der Hamburger Alster erschlugen?

Kohlendioxid, dass der Säurehaushalt aus dem Gleichgewicht gerät. Das kann bei Menschen mit einem sowieso schon niedrigen Calciumspiegel zu Krämpfen oder spastischen Anfällen führen.

Einem Zuwenig an Calcium steht möglicherweise ein Zuviel an Vitamin A in der Nahrung der Inuit gegenüber. Bei winterlichem Nahrungsmangel ist die Versuchung besonders groß – auch wenn die Gefahr bekannt ist –, alle Teile von Beutetieren zu verwenden, darunter Leber, Nieren und Fettgewebe von Robben und Eisbären mit ihrer extrem hohen Vitamin-A-Konzentration.[3, 1] Beides könnte erklären, warum Pibloktoq vornehmlich im Winter auftritt.[5]

Vitamin A greift, wie wir inzwischen wissen, in die Genregulation im Gehirn ein, und abnorme Retinsäurespiegel im Gehirn haben gravierende neurologische Effekte: Ein Überschuss an Retinsäure (die aktive Form von Vitamin A) kann bei empfindlichen Personen Depressionen*, Aggressionen, Psychosen und eine erhöhte Selbstmordrate auslösen. Auch Polarforscher klagten nach dem Genuss von Eisbärenleber über neurologische Symptome wie Kopfschmerzen, Benommenheit und Verhaltensstörungen.[1]

Zwei Fakten sprechen dafür, dass eine Vitamin-A-Hypervitaminose bei den Pibloktoq-Symptomen eine Rolle spielt: Zum einen berichteten europäische Seeleute, die im 19. Jahrhundert in der Arktis strandeten, über ganz ähnlich Symptome – und zum anderen können, wie schon Peary berichtete, Schlittenhunde nach Aussagen ihrer Inuit-Halter ebenfalls an Pibloktoq erkrankten. Ein *Clash of Cultures* dürfte weder bei den Seeleuten noch den Hunden eine Rolle gespielt haben.

Das heißt keineswegs, dass der Stressfaktor bei dem Phänomen zu vernachlässigen wäre: Das Leben in der Arktis war schon im Sommer extrem hart und gefährlich, im Winter umso mehr. Die Einheimischen hatten mit Dunkelheit, Kälte, gefährlichen Jagden und Nahrungsmangel mit vielen Stressoren zu kämpfen; möglicherweise trug auch die Begegnung mit westlichen Forschern zu diesem Stress bei. Stress schwächt das Immunsystem und senkt ganz allgemein die physische und psychische Widerstandskraft. „Hysterie" ist Ausdruck einer sehr westlichen Sicht der Dinge – es dürfte sich

---

* Es gehört nicht zur Sache, ist aber zu interessant, um es nicht zu erwähnen: Hautärzte verschreiben gern 13-cis-Retinsäure gegen Akne, um Depressionen vorzubeugen, die mit diesem Gesichtsproblem einhergehen können. Inzwischen mehren sich allerdings die Indizien, dass nicht die Akne die Betroffenen depressiv macht, sondern das dagegen verschriebene Vitamin-A-Medikament.[1]

wie so oft um eine Mischung von endogenen und exogenen Ursachen handeln.

Fälle von Pibloktoq sind in der arktischen Bevölkerung unserer Tage sehr selten geworden[5], daher sind die Chancen, das Geheimnis dieser rätselhaften Krankheit doch noch zu lösen, ziemlich gering. Vermutlich werden wir sie bis zu ihrem Verschwinden genauso wenig verstehen wie bei ihrer Erstbeschreibung im ewigen Eis vor nunmehr fast 140 Jahren. Wie der kanadische Historiker Lyle Dick meinte, der sich intensiv mit dem Phänomen befasst hat: „Obwohl sehr viel darüber geschrieben worden ist, schlüpft uns Pibloktoq immer wieder durch die Finger."[2]

Verbindungen bestehen zu anderen kulturgebundenen Syndromen wie dem Dhat-Syndrom oder Koro (siehe Band 1).

Pseudologia phantastica:
lügen wie gedruckt

Andere Namen:
pathologisches Lügen, Mythomanie

Sie spielen den Helden, geben sich als Ärzte, Rechtsanwälte oder Piloten aus. Oder sie übernehmen die oft nicht weniger dramatische Rolle des Leidtragenden und stilisieren sich als Opfer von kriminellen Handlungen. Für Menschen mit Pseudologia phantastica ist Lügen zur zweiten Natur geworden: Sie lügen fantasiereich, flüssig und chronisch und sind nicht selten Meister in der der Manipulation ihrer Mitmenschen.

Die Fallgeschichten reichen von recht plausibel bis völlig fantastisch:

Die 26-jährige junge Dame [...] hatte Neigung [zum Briefeschreiben] und kam so in die Unwahrheit hinein, von sich Erlebtes zu erzählen und unwahr auszuschmücken. Später nämlich fingierte sie einen förmlichen Liebesroman mit Heirathsantrag und Absagebrief, dessen Heldin sie selbst war. Sie erzählte davon ihren Freundinnen und schrieb im Winter 1885/1886 weit über hundert anonyme Briefe [mit Verleumdungen obszönen Inhalts] an die verschiedensten Personen. [...] [Auf ihre Lügen angesprochen, erklärt sie], mit derartigen Phantasien habe sie ihre Briefe ausgeschmückt, theils um sich selbst interessanter zu machen, theils aber auch, weil es ihr besser erschienen habe, etwas zu erdichten oder unwahr auszumalen, als so trockene und gedankenarme Briefe zu schreiben, wie sie selbst so viele bekommen habe [...] Sie halte es freilich bei reiflicher Überlegung nicht mehr für erlaubt und schön, Freundinnen mit solchen erfundenen Geschichten zu traktieren, indes sei es doch kein Verbrechen.[3]

„Weil ich meist Selbsterlebtes erzähle und Selbstgesehenes beschreibe, brauche ich mir nichts auszusinnen", schreibt Karl May 1896 in einem autobiografischen Bericht. Und an anderer Stelle beteuert er, alle haarsträubenden Abenteuer mit Bären, Banditen und Beduinen, die er in seinen Büchern schildert, selbst erlebt zu haben: „Keine der Personen und keines der Ereignisse, welche ich beschreibe, ist erfunden [...]. Ich habe jene Länder wirklich besucht und spreche die Sprachen der betreffenden Völker." Autogrammkarten mit seinem Foto in Westmannskluft signiert er mit „Old Shatterhand (Dr. Karl May) mit Winnetous Silberbüchse".

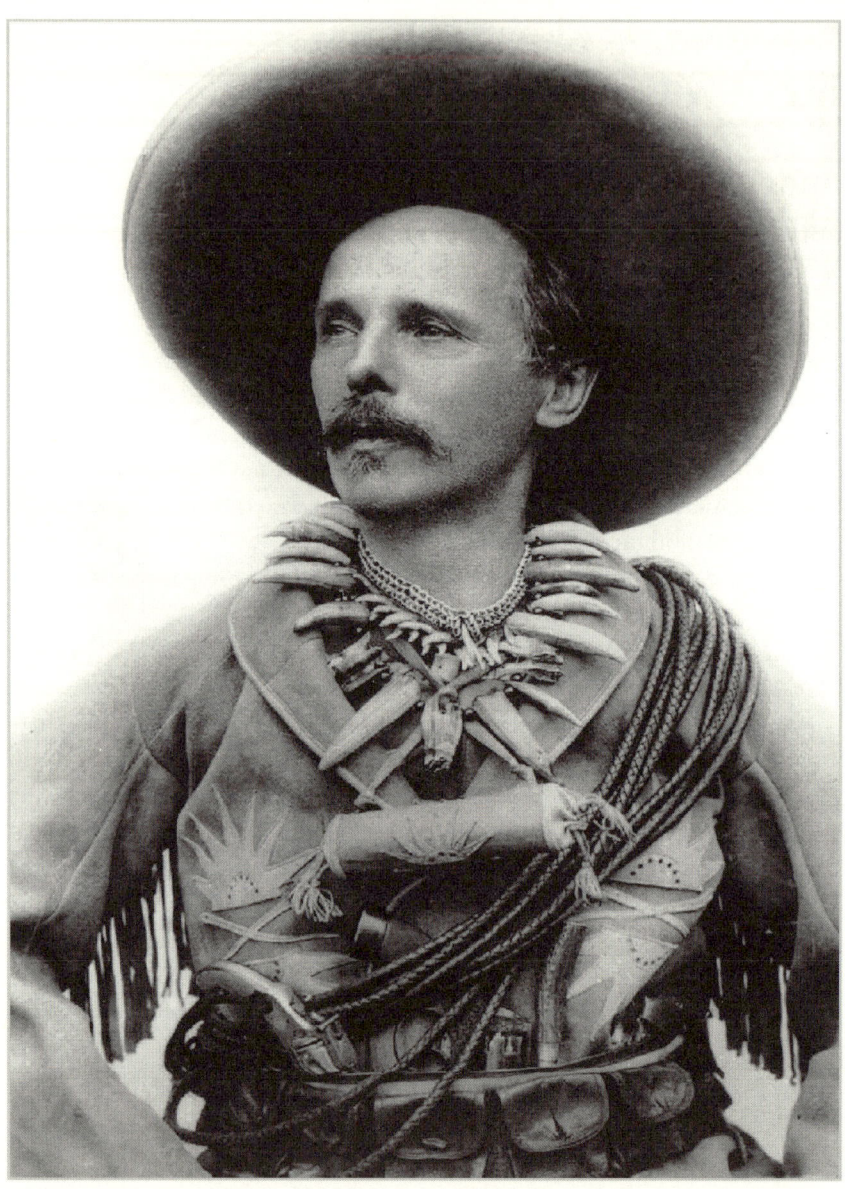

Der Schriftsteller Karl May – hier als seine Romanfigur Old Shatterhand gekleidet – bestand darauf, die ganze Welt bereist zu haben und mehr als 1200 Sprachen zu sprechen. Er gehört zu den berühmtesten Pseudologen unter den Schriftstellern (Aufnahme von 1896).

Die 22-jährige Lorraine, die ihre beste Freundin mit der Lüge, sie sei von ihr entführt worden, ins Gefängnis gebracht hat, schildert ihre Gefühle so: „Wenn ich diese Erregung verspüre, macht es mir eine Weile lang Spaß, doch dann wird es übermächtig [...] ich hab' gelacht, als es klappte, aber nicht, weil andere leiden mussten. Ich weiß, wie man so etwas anfängt, aber ich weiß nicht, wie man es wieder stoppt. Und genau da gerate ich in Schwierigkeiten. Ich bekomme das, was ich für mich will, aber ich will nicht, dass die andere Person Probleme bekommt. Ich konnte später aber nicht einfach hingehen und sagen, dass ich gelogen hatte."[2]

„Einmal habe ich meinen Freund gerettet", berichtet ein 17-jähriger weißer Amerikaner. „Um ihm zu helfen, musste ich in Florida aus großer Höhe aus einem Helikopter in einem Tümpel voller Alligatoren und Haie springen. Es gelang mir, die Haie abzuwehren und die Alligatoren durch schiere Muskelkraft zu überwältigen. Mein Freund behandelte mich daraufhin wie einen Helden. Ich musste eine Harpune einsetzen, um viele Haie und Alligatoren zu töten. Die Harpune stieß ich ins Auge des Alligators ..."[6]

„Alle Menschen sind lügenhaft!"

... stellt der Apostel Paulus in seinem Brief an die Römer kategorisch fest (Röm. 3, 4). Lügen ist zweifellos Teil unseres Alltags, und das wohl schon, solange Menschen in Gemeinschaften leben. Ohne Not- und Höflichkeitslügen *(white lies)* wäre unser soziales Miteinander kaum möglich, und gelegentliches Lügen um des eigenen Vorteils willen ist ebenfalls weit verbreitet. Chronisches, krankhaftes Lügen hat jedoch eine andere Qualität, die erstmals 1891 von dem deutschen Psychiater Anton Delbrück charakterisiert wurde:

> ... schon beim Gesunden die mannigfaltigsten Mischformen von Lüge und Irrtum vorkommen können, daß aber dieses Symptom in einzelnen Fällen eine durchaus pathologische Höhe erreichen kann, wo man dann eher von einer Mischform von Lüge und Wahnidee oder Erinnerungsfälschung sprechen würde. In denjenigen Fällen nun, wo die Mischung der beiden Bestandteile des Symptoms eine annähernd gleichmäßige ist, scheint es mir nicht richtig, noch von einer „Lüge" zu sprechen, wenn man an dem gewöhnlichen Sprachgebrauch festhalten will. Denn dieser versteht unter „Lüge" eben eine bewußte Unwahrheit [...] Ebenso falsch würde es sein, das

Symptom nach seinem anderen Bestandteil als „Irrtum", „Wahnidee" oder
„Erinnerungsfälschung" zu bezeichnen, weil diese Worte eben auch nur
einen Teil des Begriffs [...] ausdrücken. Da aber für die Beurteilung des
ganzen Menschen in manchen Fällen das Symptom eine große Wichtigkeit
erlangen kann, so stellt sich das Bedürfnis heraus, ihm einen besonderen
Namen zu geben und ich schlage vor, es als „Pseudologia phantastica" zu
bezeichnen.[3]

Die vier obigen Fallbeispiele zeigen viele Facetten von dem, was für Pseudologia phantastica typisch ist:[4, 5] Es geht darum, sich interessant zu machen und seine Tagträume zu leben, wie die Briefschreiberin, die sich langweilt, Lorraine, die den Kitzel genießt, der Schriftsteller, der sein eigener Held sein möchte, oder der Junge, der sich zum Supermann stilisiert, ohne sich viel Gedanken über Glaubhaftigkeit oder Konsequenzen seiner Geschichten zu machen. Persönliches Gewinnstreben, wie für „normales" Lügen typisch, spielt dabei keine Rolle; es geht um einen inneren Antrieb, um die Aufwertung der eigenen Person, die als uninteressant und langweilig empfunden wird.

Zum Gesamtbild der Störung gehört auch die Manipulation von anderen Menschen (z. B. Polizei und Gericht), wie sie vor allem bei Lorraine und dem Guru Asahara (siehe unten) deutlich werden; all das setzt trotz des mangelnden Selbstwertgefühls ein gewisses Selbstbewusstsein und sicheres Auftreten voraus. Auch dass Lorraine ihre Geschichte so lange durchhielt – die Freundin saß anderthalb Jahre im Gefängnis – ist typisch für diese Form des Lügens. Ebenso typisch ist, dass sie wie die Briefschreiberin ein gewisses Bedauern für ihr Opfer empfand, das Gefühl für Recht und Unrecht nicht verloren hatte und ihre Lügereien eingestehen konnte, als sie direkt damit konfrontiert wurde; dazu sind Menschen, die wahnhaft lügen oder konfabulieren, nicht imstande.

Der Lügner ist ein Milchbruder des Dichters ...

... erklärte der Philosoph Friedrich Nietzsche, und dafür gibt es zahlreiche Beispiele. Der Schriftsteller Karl May (1842–1912) nutzte die überbordende Fantasie, die er schon im Kindesalter zeigte, um lebhafte, spannende und unterhaltsame Reiseberichte zu verfassen.* Er war ein überaus erfolgreicher Au-

---

* Ich oute mich hier als Fan des Autors; besonders die Orient-Bände habe ich in meiner Jugend
verschlungen; sie werden inzwischen in fantastischer Form *(Karl Mays magischer Orient)*
weitergeführt – lesenswert!

tor von Abenteuerromanen, und seine Gesamtauflage weltweit wird auf mehr als 200 Millionen geschätzt. Seine Tragik lag darin, dass er sich als Ich-Erzähler schließlich derart mit seinen Romanfiguren Old Shatterhand und Kara ben Nemsi identifizierte, dass für ihn Fiktion und Realität verschmolzen. Wie für Pseudologia phantastica typisch, pendelte er dabei offenbar zwischen bewusster Täuschung und Einbildung, glaubte seine Geschichten zeitweilig selbst und war sich andererseits darüber klar, dass seine Heldentaten erfunden waren. Mit seinem falschen Doktortitel und anderen ebenso leicht widerlegbaren wie unsinnigen Behauptungen – „Ich spreche über 1200 Sprachen" – manövrierte er sich in eine ausweglose Situation, konnte aber dem inneren Zwang zu lügen offenbar nicht widerstehen.

Auch Mays großem Kollegen Johann Wolfgang von Goethe (1749–1832) war diese Art der Selbstaufwertung nicht fremd. In *Dichtung und Wahrheit* schreibt Goethe, er habe als Knabe seinen Kameraden häufig erfundene Märchen als eigene Erlebnisse aufgetischt: „Wenn ich nicht nach und nach, meinem Naturell gemäss, die Luftgestalten und Windbeuteleien zu kunstmässigen Darstellungen hätte verarbeiten lernen, so wären solche aufschneiderische Anfänge gewiss nicht ohne schlimme Folgen für mich geblieben." Es ist wohl kein Zufall, dass Goethe und auch Gottfried Keller *(Der grüne Heinrich)* in jungen Jahren Pseudologia phantastica bei sich feststellten[3], doch anders als Karl May gelang es ihnen, aus dieser Phase herauszuwachsen.

Krankhaftes Lügen, kriminelles Tun: die Aum-Sekte

Am 20. März 1995 verübten Mitglieder der Aum-Sekte auf Befehl ihres Gurus Shoro Asahara mit dem Nervengift Sarin einen Anschlag auf die Tokioter U-Bahn, bei dem 12 Menschen ums Leben kamen und mehr als 1000 verletzt wurden. Während des darauffolgenden Prozesses gegen die Sekte begann sich der japanische Neuropsychiater Haruo Akimoto intensiv mit den Schriften und Aussagen des Gründers Shoko Asahara zu beschäftigen und diagnostizierte bei ihm eine ausgeprägte Sucht zum pathologischen Lügen. Der Anschlag war nicht das erste Verbrechen der Sekte gewesen, schon 1989 war ein gegnerischer Anwalt samt seiner Familie ermordet worden, aber dem eloquenten Aum-Gründer war es der Polizei gegenüber gelungen, seine Sekte als Opfer darzustellen, dem diese Tat untergeschoben werden sollte – überzeugendes Lügen, Manipulation von Menschen sowie Verkehrung von Täter und Opfer sind in diesem Fall geradezu klassisch.[1]

Ashara gab sich seinen Anhängern gegenüber als absoluter Heilsbringer, eine Mischung aus Buddha und wiedergeborenem Christus aus. In ihrer Blütezeit gehörten seiner Sekte bis zu 40 000 Menschen an (auch in Bonn gab es ein Aum-Zentrum), darunter viele Akademiker. Als Asaharas Kandidatur für das japanische Parlament 1989 kläglich scheiterte, stilisierte er sich als Märtyrer, kündigte für 1997 einen Dritten Weltkrieg an und versprach danach die Errichtung eines Utopia unter seiner Führung. Den Giftgasangriff sah er als gerechtfertigte Notwehr gegen die japanischen Behörden an, von denen er sich zunehmend bedrängt und schikaniert fühlte. Und die Jünger, die er mit seinen pseudoreligiösen Fantastereien um sich geschart hatte, folgten ihm bedingungslos.

„Auf der einen Seite ist es lächerlich, auf der anderen furchterregend, dass sich eine beträchtliche Zahl von wissenschaftlich ausgebildeten Anhängern zur Herstellung von Giftgasen und bakteriologischen Waffen hergab, weil sie blind an Asaharas verrückte, verblendete Lügen glaubten und ihr technisches Wissen missbrauchten", schrieb Akimoto 1997, und man merkt den Zeilen seine Fassungslosigkeit an.[1] Aber wie schon der französische Physiker-Philosoph Blaise Pascal im 17. Jahrhundert meinte: „Niemals tut der Mensch das Böse so vollkommen und fröhlich, als wenn er es aus religiöser Überzeugung tut."

War Asahara „verrückt" im klinischen Sinne, wie seine Anwälte behaupteten? Der Gerichtspsychiater kam wie Akimoto zu dem Schluss, der Guru sei ein pathologischer Lügner, könne aber durchaus Wahrheit von Lüge und Recht von Unrecht unterscheiden und sei für seine Taten verantwortlich. Daraufhin wurde Asahara 2005 zum Tode verurteilt[1] und 2018 gehängt.

Häufigkeit, neurologische Befunde und klinische Einordnung

Pseudologen sind in der Regel selbstunsicher und gleichzeitig geltungsbedürftig, nicht selten gebildet, normal bis überdurchschnittlich intelligent, verfügen oft über eine hohe Eloquenz und auch über Kreativität beim Schreiben. Das Phänomen gilt als recht selten, ist aber auf der ganzen Welt verbreitet und wird in seiner Häufigkeit vielleicht unterschätzt, denn pathologisches Lügen aufzudecken, ist gar nicht so einfach. Männer und Frauen sind offenbar gleich häufig betroffen, und meist beginnt die Lügenkarriere bereits in der Adoleszenz (bei Kindern ist beharrliches Lügen und die Verschmelzung von Fiktion und Realität hingegen eine normale Übergangsphase).[2, 5] Bei rund 40 Prozent der Betroffenen wurden neurologische Störungen (wie Epilepsie) festgestellt.[5] Und die übrigen? Wie eine magnetresonanztomografische Studie gezeigt hat, weisen chronische Lügner in bestimmten präfrontalen (vor dem Stirnlappen gelegenen) Regionen auffällig mehr weiße Substanz als normale Vergleichspersonen; gleichzeitig ist das Verhältnis von grauer zu weißer Substanz in diesem Bereich stark reduziert.[9] Ist diese zusätzliche weiße Substanz vielleicht das Gewebe, aus dem man Lügen spinnt?

Ob Pseudologia phantastica nun ein Symptom ist, das bei verschiedenen Persönlichkeitsstörungen (narzisstisch, histrionisch/hysterisch, antisozial) auftritt, ein Syndrom oder eine eigenständige Persönlichkeitsstörung, darüber streiten sich die Gelehrten.[2, 6, 8, 5]

Behandlung: eine Vertrauensbeziehung aufbauen

Da es bislang nur wenige Fallstudien und keine klinische Forschung zu diesem Thema gibt, ist unklar, wie man Pseudologen am besten behandelt. Klar ist jedoch, dass ein Patient, der denjenigen belügt, der ihm helfen will, bei seinem Gegenüber Frustration und Ärger auslöst. Eine Möglichkeit, damit umzugehen, ist, den Patienten direkt mit seinen Lügen zu konfrontieren, die andere, ihm zu zeigen, dass man sich nicht für seine Lügen, wohl aber für ihn selbst interessiert. Diese zweite Strategie – zuzuhören, ohne zu urteilen – scheint die bessere Methode zu sein, um eine Vertrauensbasis aufzubauen[8], und brachte bei dem 17-Jährigen (Fall 4) einen gewissen Erfolg.[6]

Lügen gehört zum menschlichen Denken und Handeln, die Frage ist allerdings, in welchem Ausmaß es inzwischen als Mittel zum Zweck salonfähig geworden ist. In einer Zeit, die vom Streit über Fake News und „alternative Fakten" geprägt ist, fällt die Unterscheidung zwischen „normalen" Lügen zum eigenen Vorteil und zwanghaften chronischen Lügen, die ohne Rücksicht auf eigene oder fremde Verluste in die Welt gesetzt werden, nicht mehr ganz leicht. Man kann sich bei manchen politischen Statements unserer Tage kaum des Eindrucks erwehren, dass die Grenzen zur Pseudologia phantastica erreicht, wenn nicht gar überschritten sind.

In Literatur und Film ...

... gibt es Lügner, Betrüger und Schwindler in Hülle und Fülle. Hier zwei Beispiele, bei denen ein starker Verdacht auf „Lügensucht" besteht.

In seinem unvollendeten Roman *Bekenntnisse des Hochstaplers Felix Krull* (1954) schildert Thomas Mann das Leben des eigensüchtigen Verstellungskünstlers Felix Krull, der sich durch Täuschung, Manipulation und geschickte Selbstdarstellung ein Vermögen erschwindelt. Die Figur des Felix Krull wurde immer wieder als Beispiel für Hochstapelei und Pseudologie herangezogen, so auch von dem gelernten Postboten Gert Postel, der jahrelang unerkannt als Chefarzt Dr. Dr. Clemens Bartholdy in der Psychiatrie arbeitete. Er bewarb sich mit dem Vortrag „Die *pseudologia phantastica* – die Lügensucht im Dienste der Ich-Erhöhung – aus der psychoanalytischen Diagnostik am literarischen Beispiel der Figur des Felix Krull". Eine schönere Pointe könnte man kaum erfinden …[7]

In der amerikanische Gaunerkomödie *Catch me if you can* (Regie Steven Spielberg, 2002), die auf einer wahren Geschichte basiert, beginnt Frank Abagnale (gespielt von Leonardo di Caprio) als jüngster Hochstapler und Scheckfälscher der Geschichte seine Karriere bereits mit 16 Jahren. Als vermeintlicher Pilot legt er mit verschiedenen Fluglinien kostenlos Tausende von Meilen zurück, arbeitet ebenso unverfroren als Arzt wie als Rechtsanwalt und fälscht dabei alles, was sich an Schecks fälschen lässt. So flüssiges und routiniertes Lügen bereits im Teenageralter, Pseudonyme, die aus Comics stammten, und wachsende Schwierigkeiten, zwischen seinen Rollen und seiner Person zu unterscheiden – all das sind Indizien für Pseudologia phantastica. Aber anders als die meisten dieser Fälle hat der Film ein Happy End!

Ausdrücklich als Diagnose genannt wird die Erkrankung in dem TV-Krimi *Kein Weg zurück* (2015) um den Münsteraner Antiquar und Privatdetektiv Wilsberg, in dem eine junge Frau, die unter Pseudologica phantastica leidet, einen Unschuldigen der Vergewaltigung bezichtigt und hinter Gitter bringt.

Verbindungen bestehen zu anderen „Lügen-Syndromen" wie Münchhausen- und Münchhausen-Stellvertreter-Syndrom, Korsakow-Syndrom (alle Band 1).

Skoptisches Syndrom:
Eunuchen für das Himmelreich

Andere Bezeichnungen:
Skopzen-Syndrom, Klingsor-Syndrom;
im Englischen auch Eshmun complex

Bei dieser seltenen psychischen Störung verspüren die Betroffenen, vorwiegend Männer, das dringende Bedürfnis, ihre Geschlechtsorgane zu verstümmeln bzw. abzutrennen. Dabei spielen oft sexuelle Schuldgefühle eine Rolle, vor allem im religiösen Zusammenhang: Die Entmannung soll jede fleischliche Versuchung fernhalten oder sexuelle Verfehlungen sühnen, um sich so den Eingang ins Himmelreich zu sichern.

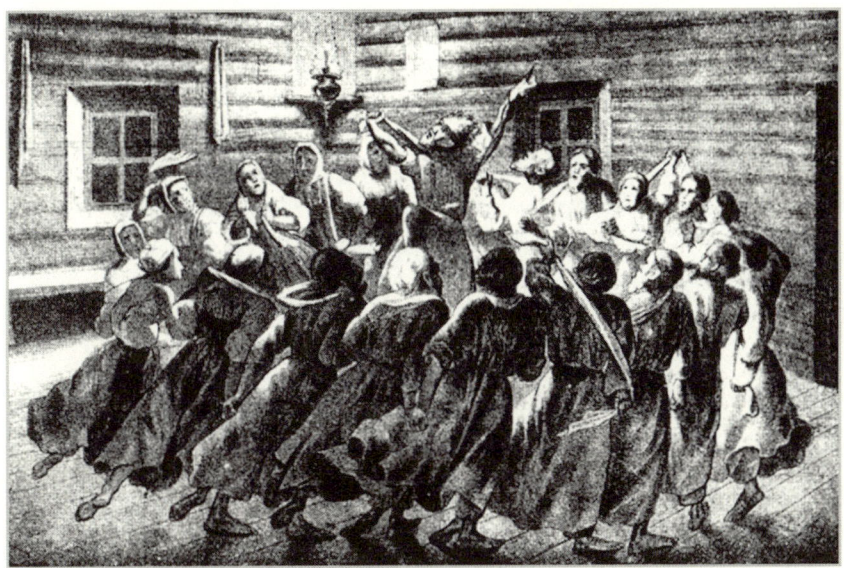

Zu den Andachten der Skopzen gehörten ekstatische Tänze und Gesänge
(Reproduktion eines undatierten Fotos).

Die Fallbeispiele zeigen einige typische Facetten des Syndroms:

Ein 22-jähriger lediger Muslim wird von Glaubensbrüdern angepöbelt, als er in einem üblen Viertel in Mumbai nach Arbeit sucht. Daraufhin beginnt er, Stimmen von Allah und dem Teufel zu hören, die ihm erklären, er sei kein wahrer Muslim. Und er fürchtet, sein Vater werde ihn deshalb erneut beschneiden lassen. Gedrängt von den Stimmen, amputiert er daraufhin seinen Penis.[4]

„Ich bin der Sohn einer Giftschlange und verdammt, zur Hölle zu fahren, weil ich obszöne Sünden begangen habe. Diese Sünden habe ich dadurch gesühnt, dass ich mich selbst entmannt habe", erklärt ein 26-jähriger alleinstehender Koreaner, der von seiner tyrannischen Großmutter zu einem fanatischen Anhänger der Bibel erzogen worden ist. Zuvor hatte er sich mit einem Küchenmesser Hoden und Penis abgeschnitten. 3 Jahre davor hatte er bereits einen Selbstmordversuch unternommen, um seine sexuelle Neigung zu Tieren zu büßen.[8]

Ein 24-jähriger unverheirateter Hindu, von Jugend an sehr religiös, trennt seinen Penis mit einem Messer ab. In der Klinik zeigt sich der Patient freundlich und kooperativ. Die Ärzte können weder Depressionen noch andere psychische Erkrankungen oder Drogenmissbrauch feststellen, Gedächtnis und höhere kognitive Funktionen sind normal; im Dorf ist er sozial integriert. Gefragt nach dem Grund für seine radikale Tat, gibt er an, er wolle ein gottgefälliges Leben führen und durch seine Selbstentmannung verhindern, zukünftigen sexuellen Versuchungen zum Opfer zu fallen, die seinen Weg zur Moksha (Erlösung) behindern könnten.[2]

Eine verstörende russische Sekte

Der Name „skoptisches Syndrom" für genitale Selbstverstümmelung aus religiösen Motiven geht auf die christliche Sekte der Skopzen (russisch für „Verschnittene") zurück. Sie gingen im 18. Jahrhundert aus einer Geißlersekte hervor, die sich von der russisch-orthodoxen Kirche abgespalten hatte, und erlebte ihren Höhepunkt im 19. Jahrhundert, als sie Anhänger in allen Bevölkerungsschichten besaßen, vom Leibeigenen bis zum Adligen.

Die Skopzen propagierten Ekstase in ihren Ritualen und strenge Askese im Alltag: Kein Tabak, kein Alkohol, und spätestens nach dem zweiten Kind war auch radikal Schluss mit Sex. Dabei bezogen sie sich auf Matthäus 19, 2: „Denn manche sind von Geburt an zur Ehe unfähig, manche sind von den

Menschen dazu gemacht und manche haben sich selbst dazu gemacht – um des Himmelreiches willen."* Alles Geschlechtliche war des Teufels, und um des Seelenheils Willen waren sie keineswegs zimperlich. Um die Hoden samt Hodensack („kleines Siegel") und zudem den Penis („großes Siegel") zu entfernen, benutzten sie Scharfkantiges aller Art; das Nonplusultra auf dem Weg in den Himmel waren jedoch ein rotglühender Eisenstab oder Schürhaken („Feuertaufe"); Frauen wurden nicht kastriert, doch Brüste und äußere Genitalien beschnitten.**, [13], [10]

Eunuchen: als Bankiers besonders geeignet

Ebenso faszinierend wie unheimlich ist dabei, dass bizarrer religiöser Wahn offenbar problemlos mit gesundem Menschenverstand und nüchternem Geschäftssinn koexistieren konnte: Die Skopzen galten als gute Geschäftsleute. Viele brachten es zu beträchtlichem Reichtum, denn sie waren, da sie weder rauchten noch tranken noch dem Glücksspiel oder der Hurerei frönten, als Bankiers sehr beliebt. „Nimm einen Skopez als Kassierer", hieß es damals in Russland. „Wie für den Harem ist ein Eunuch für die Kasse der sicherste Wächter. Bei allen Unterschlagungen, allen Veruntreuungen, allen finanziellen Unregelmäßigkeiten eines Kassierers geht es gewöhnlich um eine Frau; bei den Skopzen kann man ruhig schlafen."

Treffend wird religiös motivierte genitale Selbstverstümmelung daher als „skoptisches Syndrom" bezeichnet (im Diagnostischen und statistischen Leitfaden psychischer Störungen, dem DSM 5, aufgeführt als nicht näher spezifizierte Geschlechtsidentitätsstörung, *Gender Identity Disorder*, GID).

In der neueren englischen wissenschaftlichen Literatur taucht anstelle von „skoptischem Syndrom" häufig der Begriff „Klingsor-Syndrom" auf; der Namen bezieht sich auf eine literarische Figur des 13. Jahrhunderts, den Zauberer Klingsor, der sich selbst entmannt, um seine Lüsternheit zu bändigen

---

* Auch Matthäus 18, 8 wurde gern ins Feld geführt und liest sich tatsächlich wie eine Gebrauchsanweisung für Möchtegern-Kastraten: „Wenn aber deine Hand oder dein Fuß dich verführt, so hau sie ab und wirf sie von dir. Es ist besser für dich, dass du lahm oder verkrüppelt zum Leben eingehst, als dass du zwei Hände oder zwei Füße hast und wirst in das ewige Feuer geworfen." Nach skoptischer Meinung war auch Jesus Skopze und hat seinen Jüngern beim Abendmahl nicht etwa die Füße gewaschen, sondern sie gleich kastriert (was natürlich so manche missmutige Stellen in der Apostelgeschichte erklären würde).

** Die Skopzen wurden im Zarenreich mal verfolgt, mal geduldet; ihr Ende brachte erst die Stalin-Ära, in der kurzer Prozess mit der Sekte gemacht wurde.

(siehe unten). Auch der Name „Eshmun-Komplex" ist gebräuchlich:[5] Einer antiken Sage zufolge machte der phönizische Jüngling Eschmun eine bemerkenswerte Karriere: Um den Avancen der Göttin Astarte zu entgehen und keusch zu bleiben, entmannt er sich, stirbt und wird daraufhin in den Götterstand erhoben.

Heaven's Gate

Bis in die jüngste Zeit gibt es in Europa und den USA Sekten, deren Anhänger sich um des Jenseits Willen verstümmeln und töten. Im März 1997 wurden in der Nähe von San Diego, USA, in einer Luxusvilla 39 Leichen gefunden, 18 Männer und 21 Frauen. Es war einer der spektakulärsten Massenselbstmorde in der neueren Geschichte (siehe auch Massenselbstmord von Jonestown, Band 1). Der Anführer der Ufo-Sekte *Heaven's Gate* (Himmelspforte), Marshall Herff Applewhite, hatte seinen Anhängern die Ankunft eines Raumschiffs verhießen, das sie von der zum Untergang verurteilten Erde retten werde. Während des Wartens war völlige Enthaltsamkeit angezeigt, um die nötige Reinheit für den Übergang zu erlangen; so ließen sich der Marshall und mehrere seiner männlichen Anhänger denn auch kastrieren. Das Auftauchen des Kometen Hale-Bopp deutete er als Signal für die Ankunft des ersehnten Raumschiffs und befahl seinen Anhängern, sich zu vergiften. Sie gehorchten.[9]

There is no method in this madness

Genitale Selbstverstümmelung ist zum Glück selten. In der englischsprachigen Fachliteratur fanden sich bis 2013 nur 125 Fälle; mehr als drei Viertel davon betreffen Männer.[5, 6] Sicher ist jedoch, dass freiwillige Kastrationen in allen Ethnien, Kulturen, Religionen und geografischen Regionen (in neuerer Zeit auch in Afrika) vorkommen.[5, 1] Die große Mehrheit der berichteten Fälle betrifft ledige Männer in ihren Zwanzigern und Dreißigern. Ob die Selbstverstümmelung dabei aus religiösen Wahnvorstellungen oder wie auch immer gearteten psychotischen Erkrankungen resultiert, scheint für Verlauf und Prognose keine große Rolle zu spielen.[1]

Menschen, die ihre Genitalien verstümmeln, stammen aus allen Gesellschaftsschichten, vom Landarbeiter bis zum Arzt oder Ingenieur; sie können ledig, verheiratet oder geschieden sein, heterosexuell oder schwul/lesbisch, Christen, Muslime oder Hindus. Und genauso vielfältig sind die Gründe, die sie für ihr Tun angeben; häufig sind es religiös-sexuelle Motive (Keuschheit,

Befreiung von sexuellen Trieben, Buße), aber auch Kummer über einen entlaufenen Hund, Angst vor der Rache eifersüchtiger Kollegen oder Vorbeugung von Haarausfall wurden schon genannt.[5]

Völlig ratlos steht man vor dem Fall des 24-Jährigen (Fall 3), der klinischen Tests zufolge geistig gesund ist und dennoch eine derart unverständliche Tat begeht. Gleiches gilt für die Skopzen, die nach dem Verschmoren ihrer Genitalien weiter nüchtern und besonnen ihren Geschäften nachgehen. All das passt nicht so recht zusammen, und so nennt der nigerianische Experte Ndubuisi Eke seinen Übersichtsartikel über genitale Selbstverstümmelung in Anlehnung an das berühmte Hamlet-Zitat „There is no method in this madness". Frei übersetzt: Wir können uns keinen vernünftigen Reim auf diesen Wahnsinn machen.[5]

Risikofaktoren, ein Klingsor-Syndrom zu entwickeln, sind u. a. sexueller Missbrauch in der Kindheit und das Aufwachsen in einer streng religiösen Familie – Mütter, die ihren masturbierenden Söhnen mit der Schere drohen, wie immer wieder berichtet, tragen nun einmal nicht zur psychischen Stabilisierung bei.[11, 7] Das beste (und einzig wirkliche zuverlässige) Warnsignal dafür, dass jemand Gefahr läuft, seine Genitalien zu verstümmeln, ist aber die Tatsache, dass er/sie so etwas bereits zuvor versucht hat – und da beißt sich die Katze in den Schwanz.[7]

Jerusalem, Jerusalem

Manche Autoren sehen beim Klingsor-Syndrom Anklänge an das Jerusalem-Syndrom (siehe Band 1), bei dem Besucher der „Heiligen Stadt", Juden wie Christen, plötzlich bizarre religiös motivierte Verhaltensweisen zeigen. So schlingen sie sich Hotelbettlaken um den Leib und halten flammende Predigten ans Volk. Zum Glück gibt sich dieses Syndrom nach Verlassen der Stadt rasch wieder.

Von Fall zu Fall

Die eigentlichen Ursachen für eine Selbstkastration sind und bleiben unklar. Die häufigsten psychiatrischen Begleiterkrankungen sind paranoide Schizophrenie mit religiösem Wahn und Depressionen – bei Marshall Applewhite kam wohl einiges zusammen; anhand seiner Videobotschaften wurde er posthum als „wahnhaft, sexuell gestört und klinisch paranoid" diagnostiziert.[9] Es gibt aber offenbar auch Menschen, die ihren Penis amputieren, ohne Symptome psychischer Erkrankungen aufweisen – außer eben der Selbstverstümmelung (Fall 3).

Für genitale Selbstverstümmlungen im Allgemeinen und das skoptische bzw. Klingsor-Syndrom im Besonderen gibt es keine spezifische Therapie. Die Vielfalt der Ursachen spiegelt sich in der Vielfalt der Behandlungsversuche: Psycho- und verschiedene Verhaltenstherapien, je nachdem Antipsychotika und/oder Antidepressiva.[3] Der 22-Jährige aus Mumbai, bei dem eine Störung aus dem schizophrenen Spektrum diagnostiziert wurde, konnte nach 5 Monaten geheilt entlassen werden.[4] Dem junge Koreaner konnte zwar urologisch geholfen werden, nicht aber psychisch: Aus Angst vor der ewigen Verdammnis verweigerte er nach Anfangserfolgen weitergehende Therapien und verließ abrupt die Klinik. Und der junge Hindu hatte nicht das Gefühl, überhaupt psychiatrischer Hilfe zu bedürfen.

Das Nicht-Geschlecht

Die Hilfe, die manche Betroffenen sich wünschen, dürfen Ärzte häufig nicht geben. Juristisch würde sich ein Arzt in Deutschland, der eine gewünschte Kastration mit dem Ziel vornimmt, einen Mann zum Eunuchen zu machen, gemäß dem hippokratischen Prinzip *primum non nocere* (vor allem nicht schaden) der Körperverletzung schuldig machen (Ausnahmereglungen gibt es nur für Sexualstraftäter, siehe Jürgen Bartsch, Bonnie-und-Clyde-Syndrom). Die Schwierigkeiten, die *Eunuch Wannabes* („Möchtegern"-Eunuchen; so bezeichnen sich die Betroffenen selbst) haben, einen Arzt zu finden, sind beträchtlich (und gleichen denen der *Amputee Wannabes*; siehe Band 1). Viele *Eunuch Wannabes* greifen daher selbst zum Messer oder suchen sich im Internet so genannte „Cutter", die den Eingriff für sie besorgen. Fachmediziner kommen erst zum Zuge, wenn es um Schadensbegrenzung geht.[12, 11, 7] Noch verzwickter wird die Lage, wenn ein selbst abgetrennter Penis gegen den Willen des Betroffenen und seiner Familie per Gerichtsbeschluss wieder angenäht wird – so geschehen 2017 im Iran.

Es ist zugegebenermaßen schwer zu akzeptieren, dass ein Chirurg einem Patienten Hoden und Penis entfernt, um ihm den Weg ins Himmelreich zu ebnen. Aber es erscheint auch nicht völlig konsequent, dem Wunsch eines Mannes nach Umwandlung in eine Frau *(male to female)* zu entsprechen und die Operation vorzunehmen, die gleiche OP einem Patienten, der sich „nur" kastrieren lassen möchte *(male to eunuch)*, mit dem Hinweis auf die Standesethik zu verweigern. Ist der eine Wunsch moralisch bedenklicher als der andere? Wie weit geht der freie Wille und wann muss man seinen Besitzer als krank definieren? Nach

Klingsor und sein Syndrom in Belletristik und Oper

Richard Wagners 1882 uraufgeführte Oper *Parzifal*, von ihm selbst als „Bühnenweihefestspiel" bezeichnet, basiert auf dem Epos *Parzival*, das Wolfram von Eschenbach im 13. Jahrhundert in Versform verfasste. Im Mittelpunkt steht der Heilige Gral, der Kelch, in dem Christi Blut am Kreuz aufgefangen wurde. Klingsor brennt darauf, dem religiösen Orden der Gralsritter beizutreten, wird aber wegen Unkeuschheit abgelehnt. Um dieses Problem ein für alle Mal aus dem Weg zu räumen, entmannt er sich freiwillig; offensichtlich gab er dem Syndrom nicht nur seinen Namen, sondern litt auch daran. Doch vergeblich – ein Platz an der Tafel wird ihm weiterhin verweigert. Darob erbost, lockt er die Gralsritter einen nach dem anderen in seinem Zaubergarten voller verführerischer Frauen und bringt sie vom Pfad der Tugend ab, bis der „reine Tor" Parzifal ihn schließlich überwindet. *Exit* Klingsor.

Querverbindungen bestehen zum Jerusalem-Syndrom (siehe Jumping-Frenchman-Syndrom), Amputee Wannabes (beide Band 1).

Sotos-Syndrom: Riesenwuchs und Reizbarkeit

Andere Bezeichnung: cerebraler Gigantismus

Schon bei ihrer Geburt sind Babys mit Sotos-Syndrom in der Regel größer und schwerer als andere, und sie haben einen auffällig großen Kopf mit hoher vorgewölbter Stirn und kantigen Gesichtszügen. Zunächst scheinen sich die Kinder normal zu entwickeln, wachsen aber so rasch, dass sie ihre Altersgenossen bald deutlich überragen. Und sie lernen erst meist sehr spät Sitzen, Krabbeln, Laufen und Sprechen. Viele haben zudem mehr oder minder stark ausgeprägte geistige Behinderungen, und es fällt ihnen schwer, mit Gleichaltrigen sozialen Kontakt aufzunehmen. Dazu kommen Gesundheitsprobleme wie Wirbelsäulenverkrümmung, Nierenkomplikationen und Herzanomalien.[9]

Bei Broc D. Brown aus Michigan (USA) wurde im Alter von 5 Jahren das Sotos-Syndrom diagnostiziert: Als Teenager war er weltweit der Größte in seiner Altersklasse und er hört nicht auf zu wachsen:

„Ich denke, im Kindergarten war Broc rund 1,60 m groß", erinnert sich seine Mutter. „Als er in die Mittelstufe kam, maß er bereits 1,80 m, und in der High School brachte er es auf 2,15 m – er wächst jedes Jahr um gut 15 cm. Es ist eine angeborene Störung, und nichts kann ihn davon abhalten, weiter zu wachsen – ich weiß nicht, ob er jemals damit aufhören wird." Als 19-Jähriger (2016) maß Broc 2,35 m und ein Ende seines Wachstums ist nicht abzusehen.[*]

Und Broc hat mit den typischen physischen und psychischen Problemen seiner Störung zu kämpfen: „Er hat ADHS und neigt zum Jähzorn", so seine Mutter. „Wenn er wütend wird, dann wirklich wütend. Er braucht keine 2 Sekunden, um ein Loch in die Wand zu schlagen – wenn er keine Medikamente nähme und man ihn nicht wieder beruhigen könnte, könnte das sehr gefährlich sein."[5]

---

[*] Der größte heute lebende Mensch, der Kurde Sultan Kösen, bringt es dem Guinness-Buch der Rekorde zufolge auf eine Körpergröße von 2,51 m; sein extremes Längenwachstum wurde von einem Hirntumor ausgelöst, der inzwischen entfernt werden konnte.

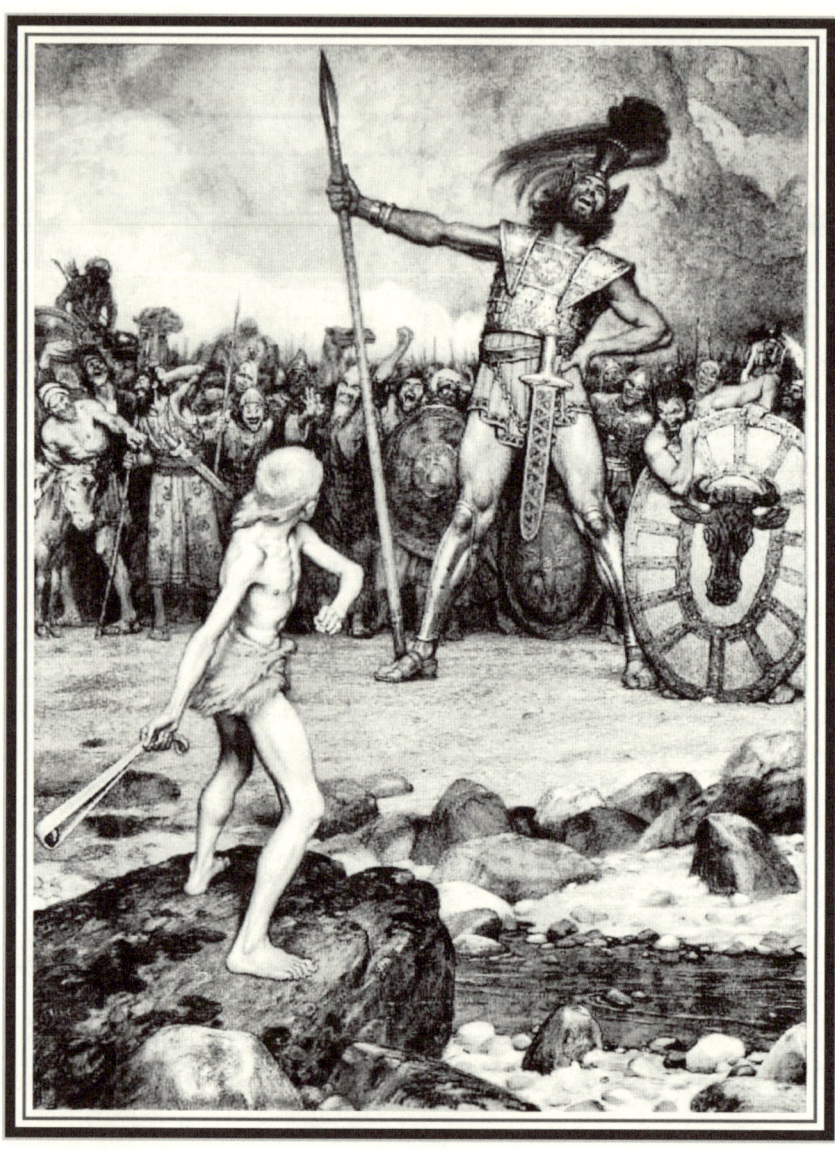

Riesenwuchs hat die Menschen seit jeher fasziniert: Hier kämpft der biblische David gegen den Riesen Goliath (Lithografie von Osmar Schindler, 1888).

Geschichte, Häufigkeit und Ursache

Benannt wurde das Sotos-Syndrom nach dem spanisch-amerikanischen Kinderarzt Juan Fernandez Sotos, der 1964 fünf Kinder beschrieb, die einen besonders großen Kopfumfang hatten und ihre Altersgenossen deutlich überragten, ihnen aber hinterherhinkten, was Motorik, kognitive Entwicklung und Sprache anging.[8]

Bislang wurden mehr als 200 Fälle des Syndroms beschrieben. Von 14 000 Neugeborenen leidet im statistischen Mittel eines unter dem Sotos-Syndrom; dabei sind Jungen und Mädchen gleich häufig betroffen, ebenso alle bislang untersuchten Ethnien und Weltregionen.[9, 3, 6] Das Sotos-Syndrom wird von einer Mutation in einem Gen (NSD1) auf Chromosom 5 ausgelöst.[1] Dieses Gen liefert Anweisungen für ein Protein, das für ein normales Wachstum und eine normale Entwicklung sorgt – wie, wissen wir nicht. Die Mutation führt dazu, dass das betroffene Gen kein funktionierendes Protein herstellt. Diese Unterproduktion löst offenbar Symptome wie Riesenwuchs und Lernschwierigkeiten aus, die für das Sotos-Syndrom typisch sind – auf welche Weise, ist bislang ebenfalls unbekannt.

Mehr als 90 Prozent aller Sotos-Fälle entstehen durch eine Spontanmutation auf dem NSD1-Gen. Es gibt aber auch einige wenige Familien, in denen das Syndrom vererbt wird; dabei hat sich gezeigt, dass der Erbgang autosomal-dominant* ist, d. h. wenn ein Elternteil, ganz gleich, ob Mutter oder Vater, das mutierte Gen trägt, besteht eine Wahrscheinlichkeit von 50 Prozent, dass der Nachwuchs das Syndrom erbt; bei unbelasteten Eltern liegt das Risiko bei unter 1 Prozent.[9, 6] Dabei können sich die Symptome des Sotos-Syndroms von Individuum zu Individuum unterscheiden, selbst wenn beide Betroffene dieselbe NDS1-Mutation aufweisen – warum, wissen wir nicht.[6]

Von Elfen und Riesen

In mancher Beziehung lässt sich das Sotos-Syndrom als Gegensatz des Williams-Syndroms sehen: Während Williams-Kinder klein und zierlich („Elfen") und zudem sehr kontaktfreudig sind und völlig furchtlos auf Fremde zugehen, sind Sotos-Kinder sehr groß („Riesen") und eher in sich gekehrt.[7, 2] Beide Gruppen weisen jedoch auch Gemeinsamkeiten auf: Sowohl Williams- als auch Sotos-Syndrom haben bekannte genetische Ursachen, und die Betroffenen sind in ihrer sozialen, kognitiven und motorischen Entwicklung verzögert.[3]

---

*   Es gibt auch eine sehr seltene autosomal-rezessive Variante.[6]

Intelligenz, Emotion und Verhalten

Das Sotos-Syndrom ist eine Störung, deren Symptome sehr unterschiedlich stark ausgeprägt sein können. 80–85 Prozent aller Sotos-Kinder haben kognitive Probleme; sie sind geistig leicht behindert (IQ = 50–69) oder liegen im Grenzbereich (IQ = 70–84); 15–20 Prozent verfügen über eine normale Intelligenz (IQ um 100); im Durchschnitt liegt der IQ von Sotos-Kindern bei 72.[6, 2] Dabei schneiden sie relativ gut bei Tests zu verbalen Fähigkeiten ab, relativ schwach hingegen bei Tests zum nichtverbalem logischen Denken.[4]

Sotos-Kinder sind (nach Aussagen ihrer Eltern) emotional labil und haben wenig Frustrationstoleranz. Im Vergleich zu Altersgenossen mit ähnlichem IQ zeigen sie sich ängstlicher und emotional unreifer. Sie gelten als eher verschlossen, leiden stärker unter Trennungsangst und scheuen neue, unbekannte Situationen.[7, 2]

Oft haben diese Kinder Schwierigkeiten im Umgang mit Gleichaltrigen – sie sind nicht nur deutlich größer und schwerer, sondern aufgrund ihrer emotionale Unreife fällt es ihnen schwer, für eine Kommunikation wichtige soziale Hinweise richtig zu deuten.[9] Manche haben daher auch kaum oder keine Freunde.[7] Nicht wenige leiden zudem unter Aufmerksamkeits- und Hyperaktivitätsstörungen (ADHS), neigen zu Phobien und Verhaltensweisen, wie man sie im autistischen Spektrum findet, beispielsweise zu stereotypem, repetitivem Verhalten.[3]

Kinder mit Sotos-Syndrom werden als „sanfte Riesen" beschrieben, aber auch als reizbar und jähzornig, wenn sie sich frustriert fühlen.[2] Aber sind sie tatsächlich aggressiver als andere Kinder? Gewisse Zweifel sind angebracht: Auch Williams-Kinder haben – wie viele Kinder mit geistiger Behinderung – Wutanfälle, doch es ist etwas anderes, ob eine Mutter ein Leichtgewicht wie Eli (siehe Williams-Syndrom) bändigen muss, wenn er ausrastet, oder ein Schwergewicht wie Broc. Da Sotos-Kinder so viel größer sind als ihre Altersgenossen, schreibt ihr Umfeld ihnen oft unwillkürlich ein höheres Alter und damit auch eine größere Verantwortung für ihr Handeln zu: Wenn ein Kind im Kindergarten ein anderes anrempelt, das ihm wie in Brocs Fall gerade einmal bis zur Brust reicht, sieht man leicht nur die körperliche Überlegenheit des „Großen", ohne daran zu denken, dass er zwar größer, aber weder älter noch reifer ist – durchaus vorstellbar, dass Sotos-Kinder auch wegen ihrer Statur in den Ruf geraten sind, aggressiver zu sein als gesunde gleichaltrige Kinder oder solche mit anderen psychischen Behinderungen.[7, 2]

Leider gibt es so gut wie keine Langzeitstudien über die psychische Entwicklung von Sotos-Patienten. Während sich das Längenwachstum nach der

Pubertät in der Regel verlangsamt bzw. ganz aufhört, ergab die bislang einzige derartige Studie aus den 1980er Jahren, dass sich die kognitiven Fähigkeiten mit zunehmendem Alter verbessern.[2]

Therapie

Wie bei genetisch bedingten Krankheiten die Regel gibt es keine ursächliche Therapie, nur die Symptome lassen sich mehr oder minder gut behandeln. In den Vereinigten Staaten werden manchen Sotos-Kindern Amphetamine oder Ritalin verschrieben, in Europa wird häufiger auf Verhaltenstherapien gesetzt – beides mit wechselndem Erfolg.[9]

Siehe auch Williams-Syndrom.

Synästhesie:
klingende Farben, bunte Töne und süß schmeckende Namen

Sie sehen Ziffern oder Buchstaben, Musik oder gesprochene Worte als Farben – und wundern sich, dass wir anderen so etwas erstaunlich finden. Schon ab früher Kindheit scheint es Menschen mit Synästhesie normal, verschiedene Sinnesmodalitäten (Sehen, Hören, Geschmack, Temperatur usw.) nicht getrennt, sondern verknüpft wahrzunehmen – in der Regel sind es optische oder akustische Reize, die gleichzeitig eine Farbwahrnehmung auslösen. Synästhetiker erleben die Welt ganz offensichtlich anders als die Mehrzahl ihrer Mitmenschen, sind aber in der Regel psychisch gesund, oft überdurchschnittlich intelligent und häufig künstlerisch begabt.

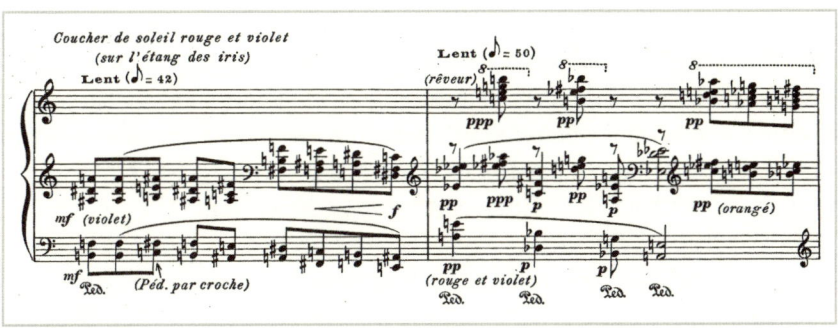

Der französische Komponist Olivier Messiaen (1908–1992) sah nach eigenen Angaben bei Klängen Farben und hörte bei Farben Klänge. Die innige Verschmelzung dieser beiden Sinneseindrücke kommt auch in seinen Kompositionen zum Ausdruck, die er oft mit Farbbezeichnungen versah, hier ein Auszug aus *La Rousserolle Effarvatte* (Der Teichrohrsänger).

Einige Fallbeispiele geben einen Einblick in die sensorisch bunte Welt von Synästhetikern, die ihren Mitmenschen oft surreal erscheint.

> Das lange a des englischen Alphabets hat für mich die Farbe verwitterten Holzes, während ein französisches a mich an poliertes Ebenholz erinnert. Diese schwarze Gruppe enthält außerdem das g (vulkanisierter Kautschuk) und das r (ein rußiger Lappen, der zerrissen wird).[14]

Wenn ich Gleichungen sehe, dann sehe ich die Buchstaben in Farbe – ich weiß auch nicht, warum. Während ich jetzt rede, sehe ich vage Bilder von Bessel-Funktionen [...] mit hellbraunen j, violett-bläulichen n und dunkelbraunen x herumschwirren.[7]

... bis ich dann eines Tages begriff, dass ich, um ein R zu schreiben, nur erst ein P hinzumalen und dann von seinem Buckel aus einen Strich nach unten zu ziehen brauchte. Und ich war unheimlich überrascht, dass ich einen gelben Buchstaben in einen orangefarbenen verwandeln konnte, indem ich einfach einen Strich hinzufügte.[6]

Als ich elf war und das Präludium in F-Dur aus dem Wohltemperierten Klavier von Bach übte, nahm ich plötzlich etwas wahr, das sehr hell war, rot bis orange gefärbt, sehr warm und lebhaft: ein fast formloser Fleck, ähnlich dem, was man im Kontrollraum des Tonstudios sehen würde, wenn der Klang auf einen Bildschirm projiziert wird.[16]

Drei Viertel aller Synästhesien sind Zeichen-Farb- bzw. Ton-Farb-Synästhesien, doch das Spektrum der Synästhesien ist viel bunter und vielfältiger als das. Inzwischen zählen Forscher mehr als 80 verschiedene Synästhesietypen, darunter so seltene Kombinationen wie Namen → Geschmack (0,35 % aller Synästhesien).[5] Auch Mehrfachsynästhesien kommen vor.

„Ihr Name, Richard, schmeckt wie ein Riegel Schokolade, warm und auf meiner Zunge schmelzend", erklärt die Probandin dem Versuchsleiter einer Synästhesiestudie – keine versteckte Liebeserklärung, sondern eine Beschreibung dessen, was sie sensorisch empfindet.[4]

„Ich sitze im Restaurant – und da ist Musik. Wissen Sie, warum sie im Restaurant Musik spielen? Weil durch sie alles seinen Geschmack verändert. Wenn man sie richtig auswählt, schmeckt alles gut. Sicher wissen das die Leute, die im Restaurant arbeiten ..."*, erklärt der Proband dem Neuropsychologen Lurija. Und bei anderer Gelegenheit: „Dieser Zaun da – er ist ja so salzig im Geschmack und so rau, und er hat einen so scharfen und durchdringenden Klang ..."[13]

---

* Das ist nicht so seltsam, wie es klingt. So wissen Lebensmittelproduzenten sehr genau, dass der Klang, den Chips beim Zerbeißen machen, subjektiv den Geschmack verändert (Crisp-Sound-Effekt). Wir sind diesem „Mehrfach-Synästheten", dem Journalisten und Gedächtniskünstler Solomon Weniaminowitsch Schereschewski, übrigens schon beim Hyperthymestischen Syndrom begegnet.

Ein Albino beschreibt seine bunte Welt

Der Begriff *Synästhesie* stammt aus dem Griechischen und bedeutet soviel wie „mitempfinden, zugleich wahrnehmen". Am häufigsten sind Synästhesien, bei denen Zeichen (Buchstaben, Zahlen, Symbole – so genannte Grapheme) oder Töne einen Farbeindruck auslösen, wie in den ersten vier Fallbeispielen.[5] Was zeichnet dieses „Zugleich-Wahrnehmen" aus? Nehmen wir einen Graphem-Farb-Synästheten als Beispiel:

Beim Anblick einer Zahl stellt sich bei dem Betroffenen automatisch stets ein und derselbe Farbeindruck ein und lässt sich nicht bewusst unterdrücken: Wenn er die geschriebene Zahl 5 (nicht aber V) farbig sieht, z. B. in Rot, dann bleibt diese Zuordnung lebenslang bestehen. Sie ist vermutlich angeboren und individuell, denn andere Synästhetiker sehen die 5 vielleicht in Blau oder Grün. Manchen Zahlen-Farb-Synästhetikern erscheint die Färbung der Ziffern dabei wie eine innere Wahrnehmung, eine zusätzliche Eigenschaft. Und die Zuordnung funktioniert (meist) nur in eine Richtung: entweder Zahl-Farbe (häufig) oder Farbe-Zahl (selten), sehr selten auch in beide Richtungen.[4]

Die Verbindung zwischen verschiedenen Sinnesmodalitäten hat die Menschen schon immer fasziniert; so beschäftigten sich Koryphäen wie Isaac Newton (*Optics*, 1704) und Johann Wolfgang Goethe (*Zur Farbenlehre*, 1810) intensiv mit der Beziehung zwischen Licht- und Schallwellen bzw. Farben und Tönen.

Die erste eingehende Schilderung des Phänomens stammt jedoch von dem deutschen Arzt Georg Tobias Ludwig Sachs, der in seiner Doktorarbeit 1812 eigentlich über seinen Albinismus schrieb, dabei aber erwähnte, dass er wie seine Schwester Zahlen, Wochentage, Buchstaben und Musiknoten farbig sieht.[19] In den 1880er Jahren unternahm Francis Galton – Cousin von Charles Darwin und wissenschaftliches Allroundgenie, aber leider auch ein übler Rassist – eine der ersten empirischen Untersuchungen über Synästhesie.

Im *fin de siècle* begann die *audition colorée* („Farbenhören") auch auf dem Kontinent, vor allem in französischen Künstlerkreisen Aufsehen zu erregen: Berühmte französische Symbolisten wie Charles Beaudelaire und Arthur Rimbaud erhoben Synästhesie zum romantischen Ideal und verfassten Gedichte, die das Phänomen bekannt und interessant machten. So schrieb Rimbaud* 1871 in seinem Gedicht *Vokale*:

A schwarz E weiß I rot U grün O blau – Vokale
Einst werd ich euren dunklen Ursprung offenbaren:
A: schwarzer samtiger Panzer dichter Mückenscharen
Die über grausem Stanke schwirren, Schattentale.

Das wissenschaftliche Interesse erlahmte jedoch mit dem Aufkommen des Behaviorismus Anfang des 20. Jahrhunderts, einer psychologischen Richtung, die es kategorisch ablehnte, sich mit innerem Erleben zu beschäftigen, da es sich einer direkten Messung entzieht. Seit den 1980er Jahren erfährt Synästhesie jedoch dank Fortschritten bei bildgebenden Verfahren und Genanalysen ein Revival, das bis heute anhält; so erschienen allein in den letzten 4 Jahren rund 6000 wissenschaftliche Artikel zum Thema.

Vom physikalischen Reiz zum subjektiven sensorischen Empfinden

Wie ist es möglich, dass das Gehirn eines Synästhetikers auf einen Schallreiz mit einer Farbwahrnehmung reagiert, wenn Schall- und Lichtwellen physikalisch doch so unterschiedlich sind? Das liegt daran, wie das Gehirn Sinnesreize verschlüsselt und wieder entschlüsselt. Nicht der physikalische Reiz wird im Gehirn weitergeleitet, sondern die von ihm ausgelöste Erregung, der elektrische Impuls – und ein Impuls sieht aus wie der andere: Nichts unterscheidet einen Impuls, der vom Kammerton A ausgelöst wird, von einem Impuls, der von der Farbe Rot ausgelöst wird; beide Reize stellen lediglich winzige Energiemengen dar, die eine Reaktion im betreffenden Sinnesorgan hervorrufen. Entschlüsselt wird das Eingangsignal im Gehirn dann wieder durch den Ort, an dem es eintrifft: In der Sehrinde im Hinterhauptslappen werden die einlaufenden Signale als Seheindrücke erkannt, in der Hörrinde im Schläfenlappen entsprechend als Höreindrücke. Bei den meisten Menschen sind diese Sinnesmodalitäten säuberlich getrennt, zumindest im Erwachsenenalter (siehe unten).

---

* Rimbaud ließ sich bei der Beziehung zwischen Buchstaben und Farben nach eigenen Angaben von „Form und Bewegung" eines jeden Vokals leiten. Damit erregte er jedoch bei seinem Kollegen René Ghil heftigen Widerspruch: „I ist keineswegs rot, wer sieht denn nicht, dass es blau ist? Und O soll blau sein? O ist so rot wie Blut! U ist natürlich gelb, und Rimbaud ist ein Esel, wenn er schreibt, U sei grün!"[3] Der Begriff Synästhesie hat im literarischen Kontext übrigens inzwischen eine eigene Bedeutung.

Die Sehrinde selbst ist wiederum in kleinere Areale unterteilt, die für Farbe, Form, Bewegung usw. zuständig sind, und die „Bindung" der verschiedenen Detailinformationen zu einem Ganzen erfolgt an anderer Stelle, vermutlich im Scheitellappen. Im menschlichen Gehirn liegt die Region für Farbeindrücke direkt neben derjenigen für Buchstaben- und Zahlenformen. Bei Graphem-Farb-Synästhetikern leiten Nervenzellen durch Kreuzaktivierung des Nachbarareals neben der Forminformation, wie sie normale Menschen wahrnehmen, offenbar auch Farbinformation an die Bindungsregion: Der Synästhetiker sieht ein rotes B, eine blaue 1. Bei Ton-Farb-Synästhetikern hingegen aktiviert ein Impuls, der von einem Schallreiz ausgelöst wurde, neben der Hörrinde auch das Farbareal in der Sehrinde, so dass ein Ton mit einer Farbe gekoppelt wird. Solche Synästhesien sind ungewöhnliche, aber nicht krankhafte Anomalien der sensorischen Integration.

Wie kann es überhaupt zu einer Verknüpfung von Sinneswahrnehmungen kommen?

Nichtsynästhetiker und Synästhetiker nehmen ihre Umwelt offensichtlich unterschiedlich wahr, aber was bewirkt diese Unterschiede? Dieser faszinierenden Frage gehen Forscher bereits seit mehr als 100 Jahren nach (und konzentrieren sich dabei zwangsläufig auf die häufigsten Synästhesieformen). Schon Francis Galton stellte bei seinen empirischen Untersuchungen fest, dass Synästhesie familiär gehäuft auftritt, daher bot es sich an, nach erblichen Komponenten zu suchen. Lange blieb die Suche erfolglos, doch kürzlich gelang es, das Genom von Mitgliedern dreier Familien zu analysieren, in denen seit Generationen immer wieder Farbenhören auftritt. Dabei zeigte sich, dass die gefundenen „synästhetischen" Genvarianten bei allen drei Familien differierten. Die Forscher konnten sechs potenzielle Gene identifizieren, die bei der Bildung und Verknüpfung von Nervenzellen (Axonogenese) aktiv sind und in früher Kindheit Verbindungen innerhalb und zwischen verschiedenen Hirnregionen, wie Seh- und Hörrinde, ausbilden. Damit ist es erstmals gelungen, die andersartige Nervenverdrahtung von Ton-Farb-Synästhetikern mit Genen zu verknüpfen, die wahrscheinlich an der Entwicklung solcher Verdrahtungen beteiligt sind.[24]

Die Analyse zeigt aber auch, dass Farbenhören durch verschiedene Genvarianten und verschiedene Genkombinationen ausgelöst werden kann (genetische Heterogenität).[1, 24] Es gibt viele Möglichkeiten, wie eine leicht veränderte Axogenese zu einer verstärkten Verdrahtung (Hyperkonnektivität) führen könnte, sei es durch andere Zielorte der Axone, ungewöhnliche Verzweigungsmuster usw.[24] Bekannt ist, dass selbst eineiige Zwillinge nicht unbedingt dieselben synästhetischen Erfahrungen machen; epigenetische Einflüsse (wie äußere Umstände, die die Aktivität eines Gens an- oder abschalten) müssen also eine Rolle spielen.[23] Welche? Viele Spekulationen, wenig Fakten.

Eine anders ablaufende Bildung und Verknüpfung von Nervenzellen führt zu einem anders gebauten und anders funktionierenden Gehirn. Bildgebende Verfahren (sMRT, fMRT) zeigen denn auch, dass die Schaltkreise im Gehirn von erwachsenen Graphem-Farb-Synästhetikern Besonderheiten aufweisen. So findet sich bei ihnen eine stärker ausgeprägte Verkabelung im unteren Bereich des Schläfenlappens und mehr graue Substanz im Bereich des Farbareals V4; im Vergleich zu Kontrollpersonen reagiert dieses Areal bei Synästhetikern zudem stärker auf Grapheme – also Buchstaben- oder Zahlenreize – als auf Nichtgrapheme (wie Kreise oder Quadrate).[1]

Synästhesie bei Kindern

Synästhesie ist keine Krankheit, doch manche Varianten können leicht mit den Symptomen schwerer psychischer Störungen wie Schizophrenie verwechselt werden. Wer seinem Gegenüber z. B. anvertraut, dass er um dessen Kopf einen „Heiligenschein" (Aura) sieht, läuft leicht Gefahr, in die esoterische Ecke oder in die Schublade „verrückt" eingeordnet zu werden. Zumindest ein Fall ist bekannt, in dem eine junge Synästhetin als vermeintlich Schizophrene mit Neuroleptika behandelt wurde, um sie von ihren „Halluzinationen" zu befreien.[18]
Das Unverständnis, auf das Synästhetiker stoßen, wenn sie von ihrer anderen Wahrnehmung berichten, kann besonders für Kinder zum Problem werden. „In der Schule wurde ich manchmal verlacht, weil es immer wieder vorkam, dass ich Zahlen und Buchstaben verwechselte, wenn sie die gleichen Farben hatten", berichtet eine Betroffene. Zu der Reizüberflutung und den damit einhergehenden Konzentrationsschwierigkeiten, unter denen diese Kinder oft leiden, kommt der Unglaube von Klassenkameraden und häufig auch Lehrern – da hilft nur Aufklärung. Dabei sind Kinder mit Synästhesie, wie eine aktuelle Studie (2018) zeigen konnte, schneller bei der Verarbeitung von Aufgaben und ihren Klassenkameraden bei manchen Gedächtnisaufgaben ebenfalls überlegen.[20]

Wie lässt sich subjektives Erleben testen?

Sprachlich ist es für uns ganz alltäglich, Sinneseindrücke zu mischen: Wir reden von einem satten Gelb, einem warmen Rot, einer schmelzenden Geigenmelodie. Woher wissen wir, dass Synästhetiker nicht in Metaphern sprechen, uns etwas vormachen oder einfach Halluzinationen haben?

Ein wichtiges Indiz für die Echtheit synästhetischer Wahrnehmung ist die Tatsache, dass es zwischen den betroffenen Sinnesmodalitäten eine konstante Kopplung gibt: Wenn A bei einem Buchstaben-Farben-Synästhetiker rot ist, dann bleibt es rot, auch wenn man ihn Wochen oder Monate später erneut testet, und das gilt für alle Farbenzuordnungen zu Buchstaben und Zahlen, Wochentagen und Monaten, wenn es auch vorkommen kann, dass eine Ziffer und ein Buchstabe die gleiche Farbe haben: Sie bleiben lebenslang erhalten.[4]

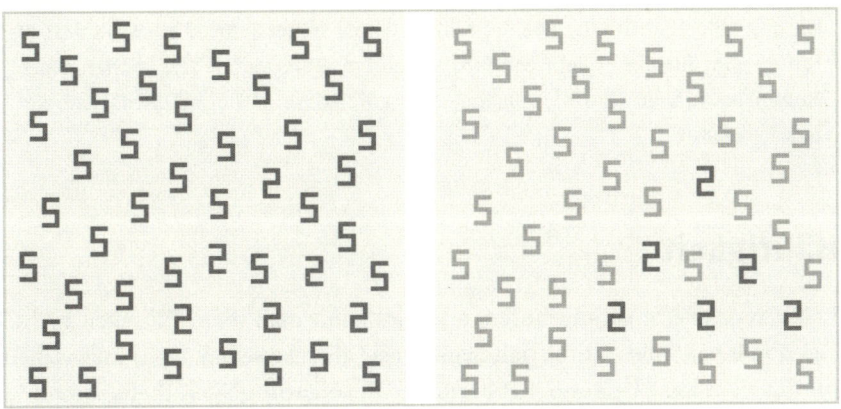

Nichtsynästhetikern fällt es schwer, die Zweien auf dem linken Bild zu finden, während sie vielen Zahlen-Farb-Synästhetikern, die die Ziffern wie auf einem virtuellen Bildschirm vor sich sehen, geradezu ins Auge springen (nach Ramachandran und Hubbard 2001; die Farben sind hier durch Graustufen ersetzt).

Zudem zeigen Synästhetiker, die gesprochene Worte mit Farben assoziieren, beim Hirnscan (fMRT) nicht nur eine Aktivierung im Hör- und Spracharreal wie normale Kontrollpersonen, sondern zusätzlich auch dort in der Sehrinde, wo Farbinformationen verarbeitet werden. Das ist bei Kontrollpersonen, die sich Farben vorstellen, nicht der Fall.[15]

Zudem reagieren Synästhetiker bei einigen raffinierten Wahrnehmungstests deutlich schneller als normale Kontrollpersonen: Normalsichtige brauchen einige Zeit, um die Zweien auf dem Suchbild (rechts) in dem Wald von

Fünfen zu finden, während das Zweier-Dreieck für Zahlen-Farben-Synästhetiker dank seiner Farbe (hier symbolisiert durch Fettdruck, links) geradezu aus dem Bild herausspringt.[17] Sie sind Normalsichtigen in diesem Fall ebenso überlegen wie Normalsichtige Rotgrünblinden, die eine rote Zahl auf einem grünen Untergrund erkennen sollen.

Mars-Farben

Faszinierend ist der Fall eines rotgrünblinden Synästhetiker, der berichtete, er sehe beim Anschauen von Zahlen bestimmte Farben mit seinen „inneren Augen", die er mit seinen normalen Augen nicht sehen könne. Das klingt zunächst verrückt, lässt sich neurophysiologisch aber erklären: Der Netzhaut des Mannes fehlte ein Zapfentyp, seine Sehrinde war hingegen völlig intakt. Dank seiner Zahlen-Farb-Synästhesie löste der Anblick der schwarzen Zahl durch Kreuzaktivierung jedoch auch eine Reaktion im Farbareal seiner Sehrinde aus, so dass er Farben sah, für die er kein Pendant in seinem äußeren Erleben kannte. Diese Farben erschienen ihm so seltsam und fremd, dass er sie als „Mars-Farben" bezeichnete.[18]

Häufigkeit

Echte Synästhesie ist angeboren, erlernen kann man diese Fähigkeit nicht.[*] Noch in den 1950er Jahren galt Synästhesie als sehr selten, doch inzwischen nimmt man an, dass rund 4 Prozent der Bevölkerung Synästhetiker sind.[9, 5] Es gibt zahlreiche weitere Synästhesietypen, doch Farbe ist die vorherrschende „Sekundärerfahrung" (Fallbeispiele 1–4): Graphem- bzw. Ton-Farb-Synästhesien machen mehr als drei Viertel aller Synästhesiefälle aus; die häufigste Form, die Graphem-Farb-Synästhesie, kommt demnach bei rund 1 Prozent der Bevölkerung vor.[21]

Übrigens tritt zumindest die Graphem-Farb-Synästhesie, anders als früher gedacht, bei Frauen und Männern etwa gleich häufig auf.[21] Und da meist vorwiegend Männer genannt werden, hier einige berühmte/bekannte weibliche Protagonisten: Marilyn Monroe (Schauspielerin), Amy Beach (Pianistin und Komponistin), Patricia Duffy (Schriftstellerin, Fallbeispiel 3), Hélène Grimaud (Pianistin, Fallbeispiel 4).

---

[*]   Nach anderer Ansicht kann Synästhesie in extrem seltenen Fällen auch „aus heiterem Himmel" auftreten, ohne erlernt zu sein (One-Shot-Synästhesie).[12]

Der Cyborg, der den Regenbogen hören kann

Was sonst nur Synästhetikern gelingt, nämlich Farben zu hören, wurde inzwischen auf künstlichem Wege umgesetzt: Im Jahr 2004 ließ sich der damals 20-jährige, farbenblinde Künstler Neil Harbisson eine Antenne in den Schädel einpflanzen, die Lichtwellen in für ihn hörbare Schwingungen umsetzt.[10] Sieht er eine Ampel, hört er bei Rot je nach Rotschattierung ein F oder Fis, sieht er einen Regenbogen, so klingt dies für ihn wie eine Tonleiter, wobei Rot der tiefste Ton und Violett der höchste ist. Aber Harbisson kann auch Töne im Infrarot- und Ultraviolettbereich wahrnehmen und damit das normale visuelle Spektrum des Menschen erweitern. Zudem kann er Signale und Daten von Satelliten empfangen.

Das Foto in seinem britischen Pass zeigt ihn mit seiner implantierten Antenne, die nach längerem Kampf von den Behörden als integraler Teil seines Gesichts anerkannt wurde – damit ist Neil Harbisson der erste offiziell anerkannte Cyborg der Welt. Und ein solches Implantat eröffnet im Prinzip auch Nichtsynästhetikern die Möglichkeit, eine Ton-Farb-Synästhesie zu erleben.

Neben der angeborenen (genuinen) Synästhesie ist auch von erworbener Synästhesie (z. B. durch Neuverdrahtung nach einer Hirnschädigung oder ein Implantat [siehe oben]) und drogeninduzierter Synästhesie (z. B. durch Meskalin oder LSD) die Rede. Studien sprechen jedoch dafür, dass es zwischen diesen drei Formen der Synästhesie deutlich mehr Unterschiede als Übereinstimmungen gibt und man sie nicht in einen Topf werfen sollte.[22]

Warum sind wir nicht alle Synästhetiker?

Die meisten Synästhetiker möchten ihre ungewöhnlichen Fähigkeiten nicht missen und sehen sie nicht etwa als Manko, sondern als Bereicherung an. Synästhetiker schneiden bei Gedächtnistests im Durchschnitt besser ab als Nichtsynästhetiker und erbringen als „Querdenker" oft besondere künstlerische oder wissenschaftliche Leistungen; so stammt das 2. Fallbeispiel von Richard Feynman, Nobelpreisträger für Physik 1965, der für seine einfallsreiche visuelle Umsetzung komplexer physikalischer Zusammenhänge bekannt ist.

Wenn Synästhesie also von Vorteil ist, warum hat uns die Evolution nicht alle zu Synästhetikern gemacht? Warum verlieren wir diese Fähigkeit wieder, die wir als Säuglinge offenbar besitzen (siehe unten)? Denkbar ist, dass ein Mehr an Information rasche Reaktionen auf Gefahren verzögert: Wenn ein

Insekt, das unseren Kopf umschwirrt, nicht nur als schwarzgelb geringelt wahrgenommen wird, sondern auch als schokoladensüß, dauert es vielleicht etwas länger, bis wir diesen zusätzlichen sensorischen Eindruck verarbeitet haben und es verscheuchen.

Zudem hat Synästhesie offenbar ihren Preis. Unter Synästhetikern finden sich mehr Menschen mit Aufmerksamkeitsstörungen, Geräuschempfindlichkeit und Schwierigkeiten bei der räumlichen Orientierung als in der Normalbevölkerung, und sie zeigen offenbar eine erhöhte Neigung zu Multipler Sklerose und zu Angststörungen.[4, 9, 2] Außerdem kommt Synästhesie bei Menschen mit Erkrankungen aus dem autistischen Spektrum und Savant-Fähigkeiten überdurchschnittlich häufig vor.[24]

Der Bouba-Kiki-Effekt

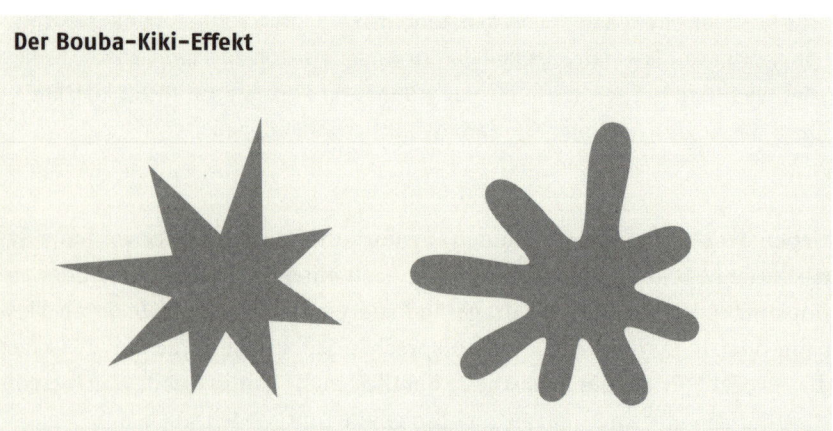

Wer von beiden Figuren ist Kiki, wer Bouba? Auch Nichtsynästhetiker empfinden eine intuitive Beziehung zwischen bestimmten visuellen Formen und bestimmten Sprachlauten. Wenn Sie wie 95–98 Prozent Ihrer getesteten Mitmenschen reagieren, dann korrespondiert der Nonsens-Begriff *Kiki* mit dem zackigen Stern, *Bouba* mit dem amöbenförmigen Gebilde, und zwar unabhängig von der Muttersprache (in diesem Fall Englisch und Tamil).[17] Unser Gehirn scheint also Formen und Lauten durchgängig eine abstrakte Bedeutung zuzuordnen.
Warum, ist bisher ungeklärt, doch es könnte mit unseren Mundbewegungen zusammenhängen (bei „Bouba" machen wir einen runderen Mund als bei „Kiki"). Ein Indiz für diese These liefert der Schriftsteller Vladimir Nabokov, von dem das 1. Fallbeispiel stammt. Über sein „Farbenhören" meinte er in seiner Autobiografie *Erinnerung, sprich*: „,Hören' ist vielleicht nicht ganz das richtige Wort, denn die Farbempfindung scheint dadurch hervorgerufen zu werden, daß ich mit dem Mund einen Buchstaben bilde, während ich mir seinen Umriß vorstelle."[14]

Hypothesen und Definitionsprobleme

Studien sprechen dafür, dass wir als 2- bis 3-monatige Säuglinge die Welt noch in ihrer ganzen verwirrenden synästhetischen Fülle erleben und diese Fähigkeit erst mit rund 8 Monaten allmählich verlieren.[25] Unser Gehirn beginnt, zwischen den einzelnen Sinnesmodalitäten zu unterscheiden, und zwar dadurch, dass es die überschüssigen Verbindungen zwischen bestimmten Hirnrealen kappt *(pruning)*, bis Sehen, Hören usw. fein säuberlich getrennt sind.

Das hat zur Hyperkonnektivitäts-Hypothese der Synästhesie geführt: Durch fehlenden „Rückschnitt" *(pruning)* bleiben bei Synästhetikern Verbindungen zwischen Hirnrealen erhalten, so dass es durch Kreuzaktivierung beispielsweise zu einer Kopplung von Zeichen und Farben kommt.[9, 18] Die Hypothese der cortikalen Enthemmung *(disinhibited feedback)* nimmt hingegen an, dass das Gehirn von Synästhetikern nicht prinzipiell anders gebaut ist, sondern dass synästhetisches Erleben auf mangelnder Hemmung rückgekoppelter Signale aus übergeordneten Hirnzentren beruht[8] – also kein Zuviel an Konnektivität, sondern ein Zuviel an Kommunikation.

Für diese (und weitere) Hypothesen gibt es Indizien, doch die molekularen Mechanismen, die der Synästhesie zugrunde liegen, sind weiterhin unbekannt.[24] Die Suche nach ihren Ursachen wird nicht einfacher, wenn man sich klarmacht, dass unter diesem Sammelbegriff inzwischen fast 80 unterschiedliche Typen zusammengefasst werden. Und die Definition „Verschmelzen zweier Sinnesmodalitäten" mag perfekt auf eine Ton-Farb-Synästhesie passen, aber bei Menschen, die Orgasmen mit einen bunten Feuerwerk assoziieren oder Wörter wie Namen mit Geschmackseindrücken verbinden, stößt sie an ihre Grenzen. Und auch andere Kriterien, wie die lebenslange Konstanz der synästhetischen Kopplung, sind inzwischen nicht mehr unumstritten.[22, 12] Unstrittig ist lediglich, dass Synästhetiker die Welt anders als ihre Mitmenschen erleben und dieses Erleben ihnen spontan, mühelos und ganz normal erscheint.

Der französische Arzt Jean Clavière, der 1898 eine der ersten Übersichtsarbeiten über *audition colorée* veröffentlichte, schloss seine Abhandlung mit einem Fazit, das wohl auch 120 Jahre später noch gilt: „Was die vorgeschlagenen Erklärungen angeht, so lässt sich nur sagen, dass keine vollständig befriedigen kann."[3]

Die Gretchenfrage

Ist der Geschmack von Schokolade auf der Zunge bei einem Namen, die Farbigkeit einer schwarz gedruckten Zahl, die Synästhetiker erleben, real? Die meisten Nichtsynästhetiker würden dies wohl verneinen, denn für mehr als 95 Prozent aller Menschen sind Zahlen nicht bunt. Aber was ist mit den Frauen*, die vier farbtüchtige Zapfen in den Augen haben (Tetrachromaten) und die Welt dadurch nachweislich bunter sehen als wir gemeinen Dreizapfer (Trichromaten)?[11] Hier würden viele wohl zustimmen, dass deren differenziertere Farbeindrücke real sind. Für einen Synästhetiker, der einen Buchstabe, eine Zahl, einen Wochentag oder einen Ton stets mit einer bestimmten Farbe assoziiert, spiegelt diese Verknüpfung zweifellos seine Realität wider, genauso wie für den Rotgrünblinden die Ununterscheidbarkeit dieser beiden Farben Realität ist.

Für „Normalsichtige" ist das eine zu viel, das andere zu wenig Farbe. So gesehen stellt das, was wir Realität nennen, im Grunde nichts anderes als ein Mehrheitsvotum dar. Synästhesie ist und bleibt nichtsdestoweniger ein wunderbares Beispiel für die Vielfalt unserer sensorischen Wahrnehmung, auch wenn wir ihre molekularen, genetischen und neurobiologischen Hintergründe erst ansatzweise verstehen.

Synästhesie in Kunst, Comic und Kulinarik

Dass überdurchschnittlich viele Künstler Synästhetiker sind, spiegelt sich in einer Fülle von Werken wider; hier nur wenige Beispiele:

Für den Komponisten und Pianisten Alexander Skrjabin (1871–1915) war jede Tonart mit einer korrespondierenden Farbe, jeder Harmoniewechsel mit einem korrespondierenden Farbwechsel verknüpft. Für sein Orchesterwerk *Prométhée. Le Poème du feu* schuf er sogar eine Klaviatur mit Ton-Farbe-Zuordnung – ein eigenes *son et lumière*.

Der Maler Wassily Kandinsky bemühte sich häufig, Töne in seinen Bildern wiederzugeben. So platzierte er in seinem Gemälde *Reihen von Zeichen* (1931) visuelle Symbole auf Notenlinien. Manche Synästhetiker berichten, sie könnten diese Musik „heraushören", wenn sie seine Bilder betrachten.

---

* Dass Tetrachromaten stets Frauen sind, hat etwas damit zu tun, dass die Gene für die „Zapfenproteine", die Opsine, auf dem X-Chromosom liegen, von denen Männer bekanntlich nur eines, Frauen hingegen zwei haben.

Der Schriftsteller Vladimir Nabokov beschreibt in seiner Autobiografie *Erinnerung, sprich* seine Graphem-Farb-Synästhesie sehr lebendig (siehe Fallbeispiel 1). Auch in seinen Romanen, z. B. *Die Gabe* (1938), in der der Held, der in Berlin lebende russische Exilschriftsteller Graf Fjodor Godunow-Tscherdynzew, autobiografische Züge trägt, klingt dieses Thema immer wieder an.

Viele moderne Darstellungen synästhetischer Fähigkeiten in Comics und Filmen sind eher makaber: In der amerikanischen Comic-Buchserie *Chew – Bulle mit Biss* (Autor John Layman, Zeichner Rob Guillory, seit 2009) verfügt der Ermittler Tony Chu über die Fähigkeit, am Geschmack seines Essens dessen „Vergangenheit" (Herkunft, Behandlung usw.) zu erkennen. Prinzipiell ist er in der Lage, jedes „Beweismittel" durch Kauen oral zu analysieren, was ihm bei der Aufklärung von Mordfällen sehr hilft.

In der amerikanischen TV-Polizeiserie *Criminal Minds* (ab 2005; Staffel 8, Episode 9) verbindet der Synästhet Carl Finster die Worte verschiedener Personen mit Farben und diese Farben mit Emotionen: „Rot" sagt ihm, dass der Sprechende wirklich böse ist und ausgemerzt gehört. Diesem Auftrag widmet er sich dann mit Hingabe …

In dem japanischen Horror-Mystery-Film *Gimmy Heaven (Synesthesia)* von 2005 treffen zwei Synästhetiker, Shin, Voyeur und Produzent entsprechender Videos, und Picasso, ein Serienkiller, aufeinander. Nur Shin kann dank seiner Synästhesie die verborgenen Hinweise entschlüsseln, die der Killer im Blut seiner Opfer hinterlässt, und begibt sich auf die Jagd …

Ein fröhlicheres Bild von Synästhesie zeigt der Disney-Animationsfilm *Ratatouille* (2007). In einigen Schlüsselszenen lösen Geschmacksempfindungen bei der Ratte Rémy, in der ein Meisterkoch steckt, ein Feuerwerk von Formen, Farben und Bewegungen aus. Der Comic-Zeichner Michel Gagné, der den Film illustrierte, ist selbst Synästhetiker.

In East London gab es übrigens von 2014 bis 2016 eine *Synaesthesia Cocktails Night*, veranstaltet von der Gruppe Art Neuro. Dort konnte man versuchen, die ursprüngliche Farbe von drei schwarz eingefärbten Cocktails herauszuschmecken – und erstaunlich oft tippten die Gäste richtig. Cheers!

Querverbindungen bestehen zum Hyperthymnestischen Syndrom.

Syndrom des subjektiven Doppelgängers: Du bist wie ich, aber doch anders

Andere Bezeichnung: im Englischen Syndrome of subjective doubles

Was muss es für ein Gefühl sein, sich selbst gegenüberzustehen – nicht als Spiegelbild, sondern als reale Person aus Fleisch und Blut, als unheimlicher Zwilling, der überall auftaucht und einem in der Regel nichts Gutes will? Genauso geht es Menschen, die überzeugt sind, es gebe einen (oder auch mehrere) Doppelgänger von ihnen, die unabhängig von ihnen handeln und ihr eigenes Leben führen.

Wie die Fallbeispiele aus fast 100 Jahren zeigen, ist das Syndrom des subjektiven Doppelgängers wirklich international:

Die Französin Madame M. ist überzeugt, dass sie anstelle ihrer Doppelgängerin in der Heilanstalt sitzt: „Ich weiß genau, dass eine andere Frau an meiner Stelle [aus der Heilanstalt] entlassen wurde [...], ich kenne sie aus meinem Viertel, sie zieht sich an wie ich und will während meiner Abwesenheit in meiner Wohnung meinen Platz einnehmen." Die intelligente wortgewandte Französin hat zwei oder drei Doppelgängerinnen, die sie kennt, daher hat sie Vorsichtsmaßnahmen ergriffen: „Seit langem habe ich es mir zur Regel gemacht, meine amtlichen Papiere mit mir zu führen, meinen Ausweis und ärztliche Unterlagen; zwecklos, mich für jemand anderen, für eine Doppelgängerin zu halten."[1]

Eine 18-jährige Griechin klagt, eine Nachbarin habe ihr Äußeres angenommen, „dasselbe Gesicht, dieselbe Figur, dieselben Kleider, alles dasselbe". Gelungen sei ihr dies durch Perücke, spezielles Make-up und Maske. Dasselbe widerfährt ihr in der Klinik, in die sie eingeliefert wird. Ihrem Vater schreibt sie: „Es gibt hier ein Mädchen, das genauso dick und groß ist wie ich. Wenn nachts alle schlafen, setzt sie sich eine Perücke und eine Maske auf und schleicht von Zimmer zu Zimmer und stiehlt Sachen, um mich in Schwierigkeiten zu bringen. Eines Nachts bin ich aufgewacht und habe sie mit meinen eigenen Augen gesehen. Leider war ich so verwirrt, dass ich nicht gleich ans Fenster gerannt bin und den anderen zugerufen habe: „Seht her, das bin ich und das ist meine Doppelgängerin in Perücke und Maske."[2]

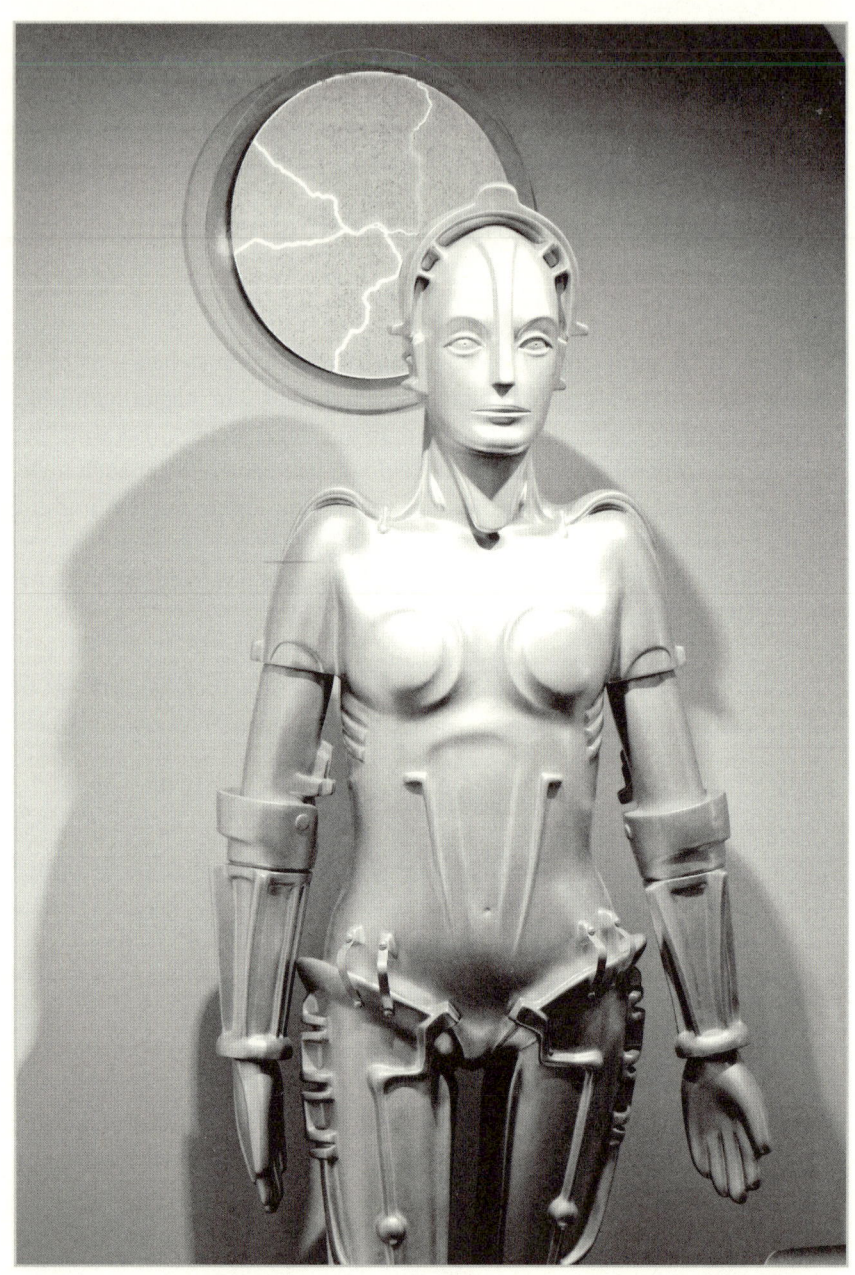

Die künstlich geschaffene Maria ist in dem Filmklassiker *Metropolis* die Doppel-gängerin der gleichnamigen Heldin, des Arbeitermädchens Maria: Sie ähnelt der „guten" Maria äußerlich, hat aber einen dunklen Charakter (Foto: Jiuguang Wang/ Wikimedia).

Syndrom des subjektiven Doppelgängers: Du bist wie ich, aber doch anders

Der Amerikaner Mr. B glaubt, es gebe fünf physische Kopien von ihm, und jede dieser Kopie besitze ihre eigene Identität. Einmal hält er sich selbst für Jesus Christus, leugnet aber, sich körperlich verändert zu haben. Er behauptet auch, es gebe fünf Kopien der Stadt, in der er lebt, wie auch fünf Planeten Erde. Er gibt jedoch zu, er habe stets nur auf einer dieser Erden gelebt. Mr. B hat in der Vergangenheit schon mehrfach Polizisten angegriffen, weil er glaubte, es handle sich um Betrüger bzw. Doppelgänger echter Polizisten.[6]

Ein 47-jähriger Iraner erkennt sich im Spiegel nicht mehr wieder. Zudem schmeckt sein Essen seit einiger Zeit anders, und er ist überzeugt, dass seine Frau ihn vergiftet hat. Er glaubt, mehrfach gestorben und wiederauferstanden zu sein, aber wiederbelebt wurde nicht eine einzige, sondern zwei Personen, denn eine der beiden ist von einem Geheimdienst ersetzt worden, und das aus gutem Grund: „Meine doppelte Identität hilft mir, mich vor den Anschlägen dieser Frau [gemeint ist seine Ehefrau] zu schützen."[5]

Nicht nur der Ehemann, sondern auch das Selbst kann sich vervielfachen

Dieses klassische Missidentifikationssyndrom wurde bereits 1923 (siehe Kasten auf Seite 129, Intermetamorphose) von den beiden französischen Psychiatern Jean Marie Capgras und seinem Mitarbeiter Jean Reboul-Lachaux beschrieben, als sie den berühmten Fall ihrer Patientin Madame M. schilderten. Madame M. litt an dem häufigsten Missidentifikationssyndrom, das später als Capgras-Syndrom (siehe Band 1) in die medizinische Literatur eingehen sollte: Sie sah überall Doppelgänger ihr nahe stehender Personen und brachte es damit auf mindestens 80 Ehemänner. Dass sie sich auch von Doppelgängerinnen ihrer selbst umgeben sah, wird (Fall 1) nur nebenbei erwähnt. So war es denn auch erst der griechische Psychiater George Nikolaos Christodoulou, der diesem Missidentifikationssyndrom in einem Artikel 1978, in dem er einen weiteren Fall beschrieb (Fall 2), den Namen *delusion of subjective doubles* (Syndrom des subjektiven Doppelgängers, SSD) gab.

Wie bei anderen wahnhaften Missidentifikationssyndromen können die subjektiven Doppelgänger als Bedrohung empfunden werden und Angriffe auslösen.[6] So versuchte die junge Griechin (Fall 2), zwei Mitpatientinnen, die immer wieder ihr Äußeres annahmen, „die Maske vom Gesicht zu reißen".[2] Und Mr. B. erfüllte seiner festen Überzeugung nach nur seine Bürgerpflicht, als er die „falschen Polizisten" gewaltsam zu entlarven suchte.

Abgrenzung und Diagnose: theoretisch klar, praktisch schwierig

Im Gegensatz zum Capgras-Syndrom haben beim SSD nicht andere, sondern der Betroffene selbst einen (oder mehrere) Doppelgänger. Im Gegensatz zur Intermetamorphose, bei der sich ein Körper oder Geist in einen anderen umwandelt (siehe dort), existieren zwei (oder mehr) Körper bzw. Identitäten, und anders als beim Fregoli-Syndrom (siehe Band 1), bei dem eine oder mehrere Personen äußerlich immer wieder anders aussehen, aber im Wahrheit identisch sind, sind die subjektiven Doppelgänger äußerlich nicht vom Original zu unterscheiden, haben aber in der Regel ihren eigenen Kopf.[2]

Das Syndrom ist selten; Zahlenangaben speziell hierzu findet man nicht. Und manche Kritiker bezweifeln, ob man das Syndrom des subjektiven Doppelgängers überhaupt als eigenständiges Syndrom ansehen sollte, vor allem weil es kaum als Einzelphänomen auftaucht. Nicht einfacher wird die Diagnose dadurch, dass manche Missidentifikationssyndrome weiter unterteilt werden (so gibt es vom SSD drei Unterkategorien) und ihre Umkehrung (*reverse*) haben: So leidet der Iraner beispielsweise am reversen Capgras-Syndrom, da er sein eigenes Spiegelbild nicht erkennt (auch als *mirror misidentification* bezeichnet). Daneben hält er sich für tot (Cotard-Syndrom, siehe Band 1) und meint als Doppelgänger mehrfach im Doppelpack wieder auferstanden zu sein. Also auch Unsterblichkeitswahn, gewürzt mit einer Prise Paranoia. Wirklich schwierig, da noch durchzublicken.

Nichts Genaues weiß man nicht ...

Wie bei der Intermetamorphose gibt es eine ganze Reihe von Hypothesen, was die Ursache des SSD angeht. Allgemein werden als Auslöser Hirnschädigungen im Bereich der rechten Hemisphäre – vor allem im rechten Schläfenlappen und im rechten (oder auch in beiden) Stirnlappen – angenommen, sei es aufgrund von Verletzungen oder neuropsychiatrischen Erkrankungen (z. B. Epilepsie, Schizophrenie [Fall 2]); dabei kann Substanzmissbrauch eine Rolle spielen.[4] Auch Defizite bei der Gesichtserkennung werden für dieses Syndrom ins Spiel gebracht, versagen aber, wenn es um mehrere Doppelgänger geht (Fall 1 und 3). Eine weitere Hypothese basiert auf der Lateralität des Gehirns (siehe Split-Brain-Syndrom, Band 1) und geht davon aus, dass die linke Hirnhälfte, befreit von der Kontrolle der geschädigten rechten Hirnhemisphäre, munter drauflos fabuliert, um deren Wahnvorstellungen zu erklären.[4] Der bislang neuesten Hypothese zufolge gehen sämtliche Missidentifikationserkrankungen möglicherweise auf eine einzelne Läsion zurück, die auf dem Verbindungsmuster (Konnektivität) dieser Schädigung mit anderen Hirnarealen beruht.[3]

Eine spezielle Behandlung gibt es nicht. Versucht wird, zugrunde liegende psychische Störungen zu behandeln, z.B. mit Antipsychotika – manchmal erfolgreich, häufig nicht.

Literatur und Film

Das Doppelgänger-Motiv wird in Literatur und Film sehr häufig verwendet; hier nur einige Beispiele, bei denen es speziell um eine Kopie der Hauptperson geht, die ihre eigene Identität hat:

In dem deutschen Science-Fiction-Stummfilmklassiker *Metropolis* (1927) schildert der Regisseur Fritz Lang eine Zweiklassengesellschaft: Eine dekadente Oberschicht beherrscht eine ausgebeutete Arbeiterschaft, um ihr Luxusleben zu finanzieren. Die Arbeiterin Maria sucht einen friedlichen Ausgleich zwischen „Kopf und Hand", während ihre böse Kopie, die Maschinen-Maria, Aufruhr predigt und das ganze System zu vernichten sucht. Die Maschinen-Maria landet schließlich auf dem Scheiterhaufen, die Liebe zwischen der echten Maria und ihrem „Oberschicht"-Prinzen siegt. 1927 war der Film bei Zuschauern und Kritik ein Flop, heute gilt er als eines der Meisterwerke der Filmgeschichte.

The Sixth Day – der Titel bezieht sich darauf, dass Gott dem Alten Testament zufolge am 6. Tag den Menschen schuf – ist ein amerikanischer Science-Fiction-Thriller (2000) mit Arnold Schwarzenegger in der Hauptrolle. Der Held Adam Gibson wird von einem Bösewicht geklont, und sein Doppelgänger gleicht ihm nicht nur äußerlich, sondern teilt aufgrund eines Enzephalo-Scans auch seine bisherigen Erinnerungen. Held und Kopie verbünden sich schließlich, besiegen den Bösewicht, und Gibson II beginnt ein eigenes Leben – eine der wenigen Storys, die gut für den Doppelgänger enden. Die Kritik war gemischt.

In *Beyond Redemption* (2015; deutsch: *Chroniken des Wahns*), einer düsteren Fantasy-Erzählung von Michael R. Fletcher, gestalten Wahnvorstellungen die Wirklichkeit der Welt, in der die Protagonisten leben, und eine der geisteskranken Hauptpersonen leidet offenbar am Syndrom des subjektiven Doppelgängers. Nichts für schwache Nerven …

Enge Verbindungen bestehen zu anderen wahnhaften Missidentifikationssyndromen wie Intermetamorphose, in Band 1 Capgras- und Fregoli-Syndrom sowie Cotard-Syndrom.

Urbach-Wiethe-Syndrom:
Ich habe keine Angst, niemals

Andere Bezeichnung:
Lipoidproteinose, Hyalinosis cutis et mucosae

Das erste, was den Eltern bei einem Neugeborenen auffällt, das am Urbach-Wiethe-Syndrom leidet, ist häufig sein schwaches, heiseres Schreien. Zudem ist seine Haut extrem trocken und faltig. Später zeigt sich, dass sie schlecht heilt und selbst kleine Verletzungen Narben hinterlassen. Zudem bildeten sich Hautknötchen an den Augenlidern und rund um den Mund. Andere Folgen des Syndroms sieht man erst im Computertomografen: Verkalkungen im Gehirn, vor allem im Bereich der Schläfenlappen, die ganz erstaunliche Ausfälle im emotionalen Bereich nach sich ziehen können.[5]

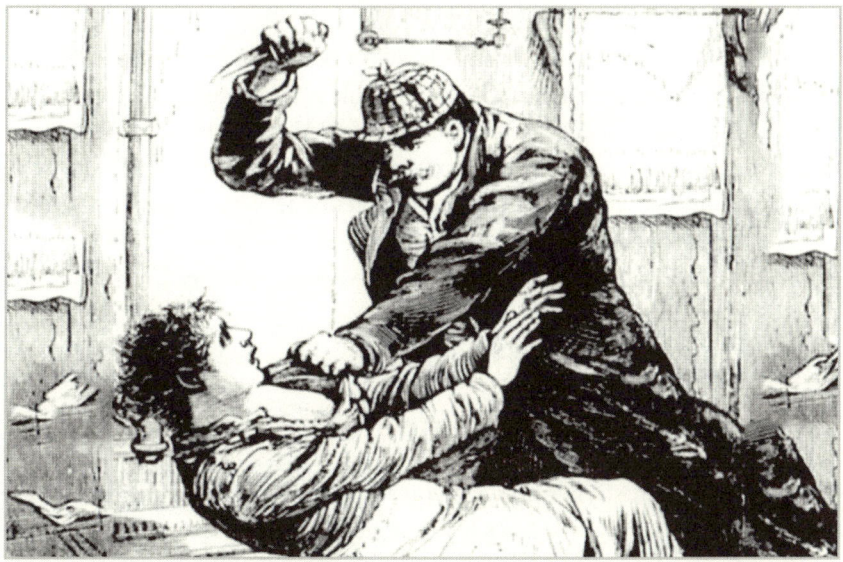

Eine Frau würde normalerweise alles tun, um nicht in eine derart gefährliche Situation zu geraten – es sei denn, ihre Furchtreaktion funktioniert nicht. (Zeitgenössische Darstellung von Jack the Ripper aus der *Police Gazette*, 1888)

„Okay, ich war gerade unterwegs zum Einkaufen, als ich diesen Mann da auf der Bank sitzen sah", erzählt die Amerikanerin SM, bei der Urbach-Wiethe diagnostiziert wurde, in einem Interview. „Er sagte ‚Komm doch mal her', also ging ich zu ihm. Ich fragte: ‚Was willst du?' Er packte mich am T-Shirt, hielt mir ein Messer an die Kehle und erklärte mir, er würde mich gleich abmurksen. Ich sagte ihm – ich sagte ‚Mach's doch, schneid' mir die Kehle durch.' Und ich sagte ‚Ich werde wiederkommen, und ich werde dich jagen, du Schweinehund!' Upps! Darf man so was hier sagen? Sorry [...] Ich hatte jedenfalls keine Angst. Und dann ging ich nach Hause."[3]

Dermatologische Probleme

Benannt wurde das Urbach-Wiethe-Syndrom nach dem Wiener Dermatologen Erich Urbach und dem Hals-Nasen-Ohren-Arzt Camillo Wiethe. Die beiden hatten 1929 ausführlich Haut- und Schleimhautveränderungen bei ihren Patienten beschrieben, die sie als „Lipoidosis cutis et mucosa", später als „Lipoidproteinose" bezeichneten.[6]

Wie sich im Lauf der Zeit herausstellte, ist diese Störung des Eiweiß- und Fettstoffwechsels angeboren und geht auf einem Gendefekt zurück, der zur Einlagerung einer formlosen weißgelblichen Masse in Haut, Schleimhaut und inneren Organen führt. Dadurch kommt es zu einer Verdickung von Haut und Schleimhäuten. Die damit einhergehende Vergrößerung von Zunge und Lippen können zu einer undeutlichen Sprache führen, Verdickungen der Stimmbänder zu der charakteristischen heiseren Stimme. Verantwortlich dafür ist eine Erbkrankheit.

Von Verwandtenehen und dem Gründereffekt

Das Urbach-Wiethe-Syndrom wird von so genannten *Loss-of-Function*-Mutationen auf Chromosom 1 ausgelöst und betreffen das Gen für das *extracellular matrix protein 1* (ECM1). Dadurch verliert dieses Matrix-Protein, das offenbar für die normale Entwicklung der Haut und Schleimhaut und zur

Wundheilung wichtig ist, seine Funktion; dies führt zu den Symptomen, die man bei Urbach-Wiethe-Patienten findet.*

Wenn beide Eltern das defekte Gen tragen, dann ist, statistisch gesehen, eines von vier Kindern nicht betroffen (zwei gesunde Genkopien), zwei sind symptomlose Überträger (eine gesunde und eine kranke Genkopie), und ein Kind ist krank (zwei defekte Genkopien); man spricht in diesem Fall von einem autosomal-rezessiven Erbgang.

Bislang sind weltweit weniger als 500 Patienten mit Urbach-Wiethe-Syndrom beschrieben worden.[1] Auffallend häufig wurde das Syndrom in Südafrika bei Menschen deutscher bzw. niederländischer Abstammung in der nördlichen Kapprovinz gefunden. Das spricht für einen so genannten Gründereffekt, denn die Wahrscheinlichkeit, dass beide Eltern Überträger sind, ist bei kleinen Gruppen und häufigen Ehen unter Blutsverwandten deutlich erhöht; auch bei einer Gruppe in China vermutet man einen solchen Gründereffekt. Ansonsten kennt das Syndrom keine „Bevorzugungen": Beide Geschlechter und sämtliche Ethnien scheinen gleich häufig betroffen, und die Symptome können sich schon bei der Geburt, aber manchmal erst deutlich später bemerkbar machen.[1]

Eine Therapie gibt es für das Urbach-Wiethe-Syndrom nicht, es geht um die Linderung von Symptomen, die durch die Schleimhautveränderungen entstehen, oder Begleiterscheinungen wie Epilepsie, die bei rund einem Viertel der Betroffenen auftritt.[1]

Die Frau, die sich nicht fürchten kann

Dieser Geneffekt auf Chromosom 1 führt aber nicht nur zu dermatologischen, sondern auch zu neurologischen bzw. psychischen Veränderungen, und hier wird es wirklich interessant: Bei etwa der Hälfte der vom Urbach-Wiethe-Syndrom Betroffenen kommt es zu Verhärtungen in den Schläfenlappen; diese Kalkablagerungen betreffen häufig auch die Amygdalae im limbischen System. Und damit wären wir wieder bei unserem Fallbeispiel SM. Bei SM war im Computertomografen ein beidseitiger Totalausfall der Amygdala festgestellt worden, einer mandelförmigen Struktur tief im Inneren unseres Gehirns, die entscheidend für die menschliche Furchtreaktion ist.[3, 2]

---

* Da die Betroffenen in der Regel eine (annähernd) normale Lebenserwartung haben und ihre Fruchtbarkeit nicht beeinträchtigt ist, werden die Mutationen, die zu diesem Syndrom führen, von der natürlichen Selektion „übersehen".

Danach gefragt, was Furcht ist, antwortete SM: „Wirklich, ich versuche es, aber ich weiß es einfach nicht."[3] SM ist geschickt mit dem Zeichenstift, aber es bereitet ihr Schwierigkeiten, ein angsterfülltes Gesicht zu zeichnen oder Angst in der Mimik ihres Gegenübers zu erkennen. Dieses Unvermögen, Furcht in der Mimik ihres Gegenübers zu lesen, ist typisch für Menschen mit Urbach-Wiethe-Syndrom und verkalkter Amygdala.[5] „Ich frage mich, wie es ist, vor etwas wirklich Angst zu haben", grübelt SM. Früher, als sie noch sehr jung und ihre Amygdala noch intakt war, empfand sie Furcht vor gefährlichen Tieren, aber das ist so lange her, dass sich die inzwischen über 40-Jährige kaum noch daran erinnern kann.

Von Giftschlangen, Spukhäusern und Horrorfilmen[2]

Um ihre Furchtreaktion zu untersuchen, konfrontierten die Forscher um Justin S. Feinstein von der University of Iowa SM in einer Zoohandlung mit Schlangen, die sie nach eigenen Angaben als Kind gehasst hatte. Ohne irgendein Anzeichen von Angst handhabe sie eine harmlose Schlange, strich über deren Schuppen und untersuchte sie genau. Anschließend war sie kaum davon abzuhalten, eine der Giftschlangen in den Terrarien in die Hand zu nehmen – je giftiger, desto besser. Ihr Furchtniveau bezeichnete sie dabei als 2 von 10 (höchste Stufe). Sie sei „einfach neugierig", gab sie als Begründung an.

Der nächste Test fand in einem berühmten professionell ausgestatteten Spukschloss statt, in dem es an Halloween von schauspielenden Monstern, Mördern und Gespenstern nur so wimmelt, begleitet von entsprechenden unheimlichen Geräusch- und Lichteffekten. SM winkte der Besuchergruppe sofort, ihr zu folgen, und eilte voran. Die Monster versuchten mehrfach, SM zu erschrecken, aber ohne Erfolg. Anders als bei den übrigen Gruppenmitgliedern, die laut aufschrien, lächelte SH ihnen nur zu oder mühte sich, sie in ein Gespräch zu verwickeln. Ein Monster wich erschreckt zurück, als sie plötzlich versuchte, mit dem Finger in den Kopf zu stechen, weil sie „neugierig" war, wie es sich anfühlen würde.*

Im dritten Test sah sich SM eine Reihe von Filmclips an, vorwiegend aus Horrorfilmen, aber dazwischengestreut auch Clips, in denen Gefühle wie Ekel, Wut, Trauer, Glück oder Überraschung dargestellt waren. Bei letzteren reagierte SM ganz normal, lachte bei den lustigen und zeigte Abscheu bei den ekligen Episo-

---

* Dieses Verhalten und dasjenige den Schlangen gegenüber erinnert an das Verhalten von Affen mit Klüver-Bucy-Syndrom (Schädigung bzw. Entfernung beider Schläfenlappen; Band 1).

den. Anomal war ihre Reaktion nur auf die Filme, die furchterregende Szenen zeigten. SM zeigte keinerlei Angst, fand die Filmausschnitt lediglich aufregend und unterhaltsam und erkundigte sich sogar nach dem Titel eines Films, den sie sich später ganz ansehen wollte.

Die Forscher kamen zu dem Schluss, dass SM die Fähigkeit fehlt, Furcht zu empfinden, sie aber das ganze Spektrum anderer Gefühle kennt. Und es war auch nicht so, dass sie die Schlangen, das Spukhaus oder die Horrorfilme kalt gelassen hätten, sie reagierte voller Begeisterung und Enthusiasmus, empfand aber im Gegensatz zu den übrigen Teilnehmern keinerlei Furcht. Es fühle sich ähnlich an wie Achterbahn-Fahren, meinte sie. Über ein Furchtniveau von 2 kam sie nie hinaus.

Schließlich fanden die Forscher doch einen Weg, SM das Gruseln zu lehren, ein wenig zumindest. Sehr hohe Kohlendioxidkonzentrationen im Blut, wie sie beim Ersticken auftreten, führen bei gesunden Versuchspersonen und auch bei Menschen mit Urbach-Wiethe-Syndrom zu Angst- und Panikreaktionen (ein interessantes Indiz, dass Angstgefühle nicht unbedingt eine intakte Amygdala voraussetzen).[4] Bei SM lösten sie ebenfalls ein Gefühl aus, das Angst näher kam als die Konfrontation mit Schlangen, Gespenstern oder Filmzombies: Sie klagte über Kontrollverlust und eine gewisse Verunsicherung ...[3]

Only the sunny side of life?

SM hat einen normalen IQ und ein normales Gedächtnis, sie kann sich ausdrücken und mit ihrer sensorischen Wahrnehmung ist alles in Ordnung. Sie weiß, was gefährlich ist und was nicht, aber ihre Neugier überwiegt ihre Vorsicht. Ihr fehlt das automatische Erschrecken, der sich unwillkürlich zusammenziehende Magen, der Fluchtreflex, der unsere Vorfahren in gefährlichen Situationen schützte. Nun sind Säbelzahntiger und Giftschlangen in amerikanischen Großstädten heutzutage selten, aber auch bei der Situation mit dem Messermann (siehe oben) blinkten bei SM keine Warnlampen auf, und sie meldete den Vorfall später nicht bei der Polizei, weil er sie verärgert, aber nicht beunruhigt hatte.

Für viele Menschen mag die Vorstellung von einem Leben ohne Angst ein Traum sein, doch das Unvermögen, Angst zu verspüren, kann – ebenso wie das Unvermögen, Schmerz zu verspüren – von Nachteil sein, denn Angst und Schmerz haben eine entscheidende Schutzfunktion: Sie mahnen uns zur Vorsicht und sichern damit nicht selten unser Überleben.

SMs Furchtlosigkeit ist faszinierend, bringt sie aber immer wieder in gefährliche Situationen: So wurde sie schon zuvor einmal mit einem Messer und zweimal mit einer Schusswaffe bedroht (sie lebt in keiner besonders guten Wohngegend) und wäre bei einem Akt häuslicher Gewalt fast getötet worden. Sie befand sich also mehrfach in Lebensgefahr, aber sie übergeht diese Vorfälle mit einem Achselzucken; die Erinnerungen werden von ihr zwar gespeichert, aber ohne das Trauma, das bei anderen damit einhergehen würde. Ihr autobiografisches Gedächtnis funktioniert ohne die zugehörige Emotion, die uns gerade angstbehaftete Ereignisse besonders gut erinnern lässt.[2]

Die Forscher nehmen an, dass die sensorischen und die assoziativen Hirnrindenbereiche, die äußere Reize verarbeiten, bei SM intakt sind, ebenso ihr Hirnstamm und die Schaltkreise des Hippocampus, die nötig sind, um das „Aktionsprogramm Furcht" in Gang zu setzen. SMs Amygdala-Schädigung unterbricht jedoch die Verbindung zwischen diesen beiden Komponenten, so dass sensorische Reize (Anblick einer Schlange, unheimliche Geräusche im Spukhaus) keine Furchtreaktion auslösen können.[2]

Während SM durch ihre mangelnde Furcht immer wieder in gefährliche Situationen gerät, wünschen sich Menschen mit posttraumatischen Belastungsstörungen (PTBS) nichts sehnlicher, als die angstauslösenden Ereignisse zu vergessen, deren ständiges Erinnern ihnen das Leben zur Hölle macht. Neurowissenschaftler, die am Urbach-Wiethe-Syndrom arbeiten, hoffen, durch Aufklärung der Schaltkreise im Gehirn Wege zu finden, pathologische Angstzustände wie PTBS zu dämpfen, ohne die schützende Furchtreaktion gänzlich auszuschalten.

Ein Märchen und ein Roman

In den *Kinder- und Hausmärchen* der Brüder Grimm (herausgegeben zwischen 1812 und 1853) findet sich die Geschichte eines jungen Mannes, der keine Angst kennt: *Von einem, der auszog, das Fürchten zu lernen.* Wie SM besucht auch er u. a. ein Spukschloss, ohne dass ihn dessen unheimliche Bewohner einschüchtern könnten. Erst als ihm seine Frau nachts die Decke wegzieht und einen Schwall kalten Wassers samt darin wuselnder Fischlein ins Bett gießt, gruselt's ihn endlich. Die interessante Parallele zu SM: Beide können „von innen her" schlicht keine Angst empfinden; es ist das körperliche Empfinden (Kohlendioxidüberschuss bzw. Nässe und Kälte), die den beiden eine Ahnung von dem Gefühl verschafft, das andere „Gruseln" nennen.

In dem Roman *De angstjager* des niederländischen Schriftstellers Joris van Os (2013) erscheint die Hauptperson Jonas Bicker anderen Menschen wie ein Held, der vor keiner Gefahr zurückschreckt. Als sich herausstellt, dass er am Urbach-Wiethe-Syndrom leidet, wird ihm jedoch klar, dass er nicht besonders tapfer ist, sondern einfach keine Angst verspüren kann. Aber Angst ist wichtig, erkennt er, um andere Menschen zu verstehen, und so macht er sich wie der junge Mann in Grimms Märchen auf die Suche nach diesem unbekannten Gefühl.

Siehe dazu posttraumatische Belastungsstörung beim Berserker-Syndrom.

Williams-Syndrom: „Elfen" mit sonnigem Gemüt

Andere Bezeichnung: Williams-Beuren-Syndrom

Kinder mit Williams-Syndrom haben ein spitzes Kinn, große Ohren, hohe Wangenknochen, einen breiten Mund und eine Stupsnase – typische Merkmale, die oft als „Elfengesicht" bezeichnet werden. Zudem leiden sie häufig unter Gefäßverengungen im Bereich des Herzens, sind klein für ihr Alter und in ihrer Entwicklung verzögert. Oft weisen sie auch eine leichte bis mittlere geistige Behinderung auf, und die meisten kommen als Erwachsene nicht allein zurecht. Auf der anderen Seite sind sie sehr sprachgewandt und lieben Musik. Aber was Menschen mit Williams-Syndrom zu etwas wirklich Besonderem macht, ist ihr Persönlichkeitsprofil: Sie sind äußerst gesellig, lieben alle Menschen, vertrauen ihnen und kennen weder Scheu vor Fremden noch Rassenvorurteile.

> „Er war so warm und freundlich und umarmte mich mehrmals, als wir uns trafen", erzählt die Journalistin Jennifer Latson über ihre erste Begegnung mit dem damals 12-jährigen Eli, der mit dem Williams-Syndrom lebt. „Als ich am Ende des Abends meinen Mantel anziehen wolle, rief Eli: ‚Warte! Du willst doch nicht etwa gehen?' In der kurzen Zeit, in der wir uns unterhalten hatten, war ich offenbar zu seiner besten Freundin geworden. Er dachte wohl, ich würde über Nacht bleiben oder gleich auf Dauer einziehen. Menschen mit Williams-Syndrom können soziale Hinweise nicht gut lesen. Sie wissen nicht, wann man eine Unterhaltung beenden oder gehen möchte."[7]

Die folgende kurze Unterhaltung führte die britische Entwicklungspsychologin Annette Karmiloff-Smith mit einer 18-Jährigen mit Williams-Syndrom, die sich besonders für Vampire interessierte. Sie zeigt symptomatisch die große Diskrepanz zwischen gehobener Ausdrucksweise und mangelndem Verständnis für das Konzept „Vampir":

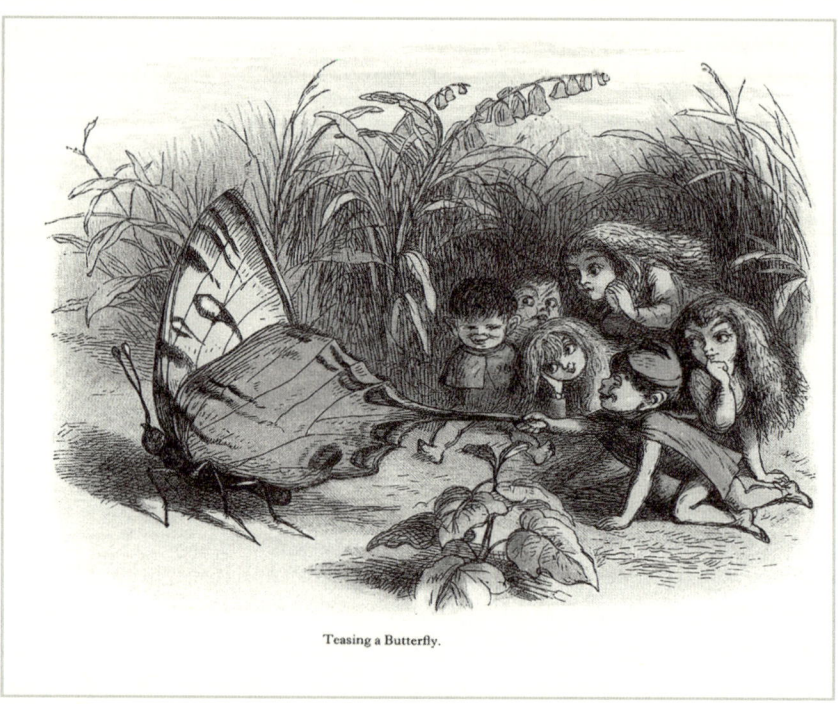

Teasing a Butterfly.

Ein Kobold, der einen Schmetterling neckt. Seine Gesichtszüge erinnern an die von Kindern mit Williams-Syndrom (*Teasing a butterfly* von Richard Doyle, 19. Jahrhundert).

> K-S: *„Was machen Vampire?"*
> 18-J: *„Sie brechen mitten in der Nacht ins Schlafzimmer von Frauen ein und schlagen ihre Zähne in deren Hals."*
> K-S: *„Warum tun sie das?"*
> 18-J: *(die sich diese Frage offenbar noch nie selbst gestellt hat): „Vielleicht finden sie übermäßigen Gefallen an Hälsen."*[3]

Die junge Frau verblüfft durch ihre Wortgewandtheit, kann sich aber weder die Schuhe selbst zubinden noch einfachste Zeichenaufgaben bewältigen.

Den Unterschied zwischen Kindern mit Down-Syndrom und solchen mit Williams-Syndrom beschrieb Ursula Bellugi von Salk Institute in La Jolla, die sich speziell mit der Neurobiologie der Sprache beschäftigt:

„[Williams-Kinder] schmücken ihre Antworten in einer Weise aus, wie es andere Kinder nicht tun. Wenn man einen Heranwachsenden beispielsweise fragt:

,Was wäre, wenn du ein Vogel wärst?', würden Down-Teenager etwa in dem Stil antworten wie ,Ich bin kein Vogel. Ich kann nicht fliegen.' Die Williams-Teens würden hingegen sagen: ,Gute Frage! Ich würde frei sein und durch die Luft fliegen. Wenn ich einen Jungen sähe, würde ich auf seinem Kopf landen und zwitschern.'"[2]

Ein rätselhafter Namenspatron

Das Williams-Syndrom wurde 1961 von John C. P. Williams, einem in Neuseeland tätigen britischen Kardiologen, entdeckt und beschrieben. Ihm war aufgefallen, dass eine seltene Herzstörung auffällig oft bei jungen Herzpatienten mit einem ganz typischem Aussehen und Verhalten auftrat (aus dieser so genannten supravalvulären Aortenstenose und begleitenden Herzproblemen resultiert eine verkürzte Lebenserwartung von Williams-Patienten). Damit geriet Williams kurzzeitig in den Fokus der Öffentlichkeit, um gegen Ende der 1960er Jahre genauso spurlos zu verschwinden, wie er aufgetaucht war. Zurück blieb nur ein Koffer bei einer Gepäckaufbewahrung in London, seiner letzten Adresse, der nie abgeholt wurde ...[2, 4]

Ein Jahr später beschrieb der deutsche Kardiologe Alois Beuren weitere Patienten mit denselben Symptomen, so dass in der Fachliteratur auch oft vom Williams-Beuren-Syndrom die Rede ist.

Häufigkeit und Ursachen

Das Williams-Syndrom geht auf eine spontane Mutation in Chromosom 7 zurück; die Wahrscheinlichkeit für zwei gesunde Eltern, ein Kind mit diesem Syndrom zu bekommen, liegt zwischen 1 : 10 000 und 1 : 7500 (zum Vergleich: beim Down-Syndrom beträgt das Risiko 1 : 800).

Das Williams-Syndrom wird gern als Kehrseite des Autismus bezeichnet, obwohl beide Störungen auch Gemeinsamkeiten aufweisen. Aber im Gegensatz zum Autismus, dessen genetische Grundlagen sehr komplex und noch nicht vollständig geklärt sind, wissen wir beim Williams-Syndrom ganz genau, wo der Fehler liegt: Der Unfall passiert bei der Reifeteilung (Meiose), wenn sich die DNA-Doppelhelix öffnet und in zwei Einzelstränge trennt, bevor jeder Einzelstrang dann als Erbgut in eine Ei- oder Samenzelle gepackt wird. Normalerweise trennen sich die beiden Stränge so problemlos wie die beiden Hälften eines Reißverschlusses, doch beim Williams-Syndrom gehen bei diesem Trennungsprozess auf einer Seite rund zwei Dutzend Zähne – zwei Dutzend Gene von ca. 20 000–25 000 Genen – verloren. Wenn sich dieser Strang bei der Befruchtung mit dem des anderen Elternteils paart, kann der DNA-Abschnitt, auf dem diese Gene fehlen, seine normale Aufgabe nicht erfüllen.[2, 4]

Dieser DNA-Abschnitt befindet sich auf Chromosom 7; es handelt sich um den Verlust eines kleinen Stücks (Mikrodeletion) in der Region q11.23. Diese Deletion führt unter anderem zu Störungen bei der Produktion von Elastin, einem Protein, das an der Bildung von Bindegewebe beteiligt ist und dessen Fehlen auch die Probleme mit den Herzgefäßen hervorruft.

Oxytocin, das Bindungshormon

Fast allen Menschen mit Williams-Syndrom fehlen 26–28 Gene auf dem Chromosom 7. Die Forscher stießen jedoch auf ein neunjähriges Mädchen, das alle typischen Williams-Syndrome (Gesichtszüge, Probleme bei der räumlichen Orientierung, die bekannten Gesundheitsprobleme) aufwies, ohne die übergroße Kontaktfreude zu zeigen. Ihr fehlten alle Williams-Gene bis auf ein einziges.[7, 4] Wie sich herausstellte, war dieses Gen offenbar für die Regulierung des Oxytocin-Spiegels verantwortlich. Bei Menschen mit Williams-Syndrom ist der Spiegel dieses Hormons, das soziale und intime Bindungen (Mutter-Kind, romantische Beziehungen) fördert, im Vergleich zu Normalpersonen deutlich erhöht. Ihr Gehirn wird förmlich überflutet mit diesem „Wir haben uns lieb"-Hormon und ruft die entsprechenden Verhaltensweisen hervor.[1, 5] Diese starke Emotionalität zeigt sich auch beim Hören von Musik: Traurige Weisen können Menschen mit Williams-Syndrom leicht zu Tränen rühren, lustige zum Lachen und Tanzen bringen.

Warum fällt es Menschen mit Williams-Syndrom dennoch so schwer, enge Freundschaften zu schließen? Ihnen mangelt es an sozialer Hemmung und dem damit verbundenen Schamgefühl – so kam Eli in der Pubertät nicht auf die Idee, seine Erektion in der Öffentlichkeit zu verbergen[4] –, sie können keine Ablehnung in Gesichtern lesen, und sie verstehen die soziale Dynamik nicht, die in einer Gruppe herrscht. Was bei Kindern noch als niedlich gilt, nämlich allen um den Hals zu fallen, gilt unter Jugendlichen definitiv als „uncool". Dazu kommt, dass die Betroffenen in ihrer überbordenden Liebe zwischen nahe und ferner stehenden Personen kaum Unterschiede machen: „Zu den herzzerreißenden Erfahrungen beim Aufziehen von Kindern mit

Williams-Syndrom gehört, dass dein Kind dich innig und vorbehaltlos liebt, aber genauso gegenüber seinem Busfahrer empfindet", schreibt Jennifer Latson in ihrem Buch über Eli und das Williams-Syndrom. Und das lässt die Eltern auch ständig fürchten, dass ihre Kinder mit jedem Fremden mitgehen könnten.[4]

Bewertung kulturabhängig: Williams-Syndrom in den Vereinigte Staaten und in Japan

Dass für die Folgen des Williams-Syndroms nicht nur Gene *(nature)* eine Rolle spielen, sondern auch die Umwelt *(nurture)*, zeigt eine aktuelle Studie. Das Williams-Syndrom kommt weltweit vor und zeigt sich in den USA ganz ähnlich wie in Japan, doch die Menschen reagieren kulturell unterschiedlich auf die damit verknüpften Verhaltensweisen. In den USA heißt es: „The squeaky wheel gets the grease" (etwa: Wer am lautesten ruft, kommt als erster dran); man schätzt Individualität und Extrovertiertheit sowie körperliche Nähe.

In Japan sagt man hingegen: „Der Nagel, der herausragt, wird flach gehämmert"; die Gruppe steht im Vordergrund, aus der Reihe Tanzen wird nicht gern gesehen. Daher haben es Williams-Kinder in den USA offenbar leichter als in Japan, wo es als grob unhöflich gilt, einfach auf einen Fremden zuzugehen und ihn anzufassen. Eltern von Williams-Kindern in Japan sehen das Syndrom deshalb deutlich negativer, und die Betroffenen leben häufiger in Heimen als in den USA.[7, 8]

Intelligenz, Vertrauen und Angst

Abstraktes Denken fällt Menschen mit Williams-Syndrom in der Regel schwer. Sie haben nur eine sehr vage räumliche Vorstellung, verirren sich leicht und können selbst ein Puzzle aus wenigen Teilen kaum zusammensetzen.[2] Dieses mangelnde räumliche und abstrakte Denken lässt sie beim IQ-Test meist unterdurchschnittlich abschneiden (zwischen 40 und 112, im Durchschnitt bei knapp 70; 100 ist der normale Durchschnitt).

Die wichtigsten Hirnanomalien bei Williams-Patienten stehen mit Schaltkreisen in Zusammenhang, die mit der Grundregulierung von Emotionen zu tun haben. Wie funktionale Hirnscans gezeigt haben, kommuniziert unser wichtigster Furchtsensor, die Amygdala, die Alarm schlägt, wenn wir wütende oder ängstliche Gesichter sehen, bei Menschen mit Williams-Syndrom nicht mit dem Stirnlappen (genauer dem orbitofrontalen Cortex, OFC): Sie bleibt einfach stumm, signalisiert keine soziale Bedrohung und lässt alle Gesichter freundlich erscheinen. Die OFC-Amygdala-Verbindung funktioniert jedoch sehr wohl bei nicht-sozialen Bedrohungen: Bilder von gefährlichen Tieren wie Schlangen oder von Autounfällen lösen durchaus Schrecken aus[2]; da ängstigen sich Menschen mit Williams-Syndrom sogar mehr als normale Versuchspersonen und entwickeln auch häufiger Phobien (das unterscheidet sie von Menschen mit Urbach-Wiethe-Syndrom, die gar keine Angst empfinden). Das spricht dafür, dass es für soziale und nicht-soziale Bedrohungen offenbar unterschiedliche Schaltkreise gibt.

Keine Rassen-Klischees

Schon kleine Kinder bevorzugen bei Tests ihre eigene ethnische Gruppe gegenüber anderen: So ziehen weiße Dreijährige auf Bildern weiße Gesichter bzw. Personen schwarzen vor – ein evolutionäres Erbe, das bei unseren frühen Vorfahren dem eigenen Schutz diente, denn wer fremd aussah und also nicht zum eigenen Volk gehörte, stellte eine Bedrohung dar.[6, 7] Die einzig bisher bekannte Ausnahme bilden Kinder mit Williams-Syndrom: Während die Kontrollgruppe den abgebildeten weißen Personen deutlich häufiger positive Eigenschaften (freundlich, hübsch, klug) zuschrieb als den dunkelhäutigen, die vermehrt negativ (schlecht, hässlich, dumm) beurteilt wurden, verteilten die Williams-Kinder Lob und Tadel völlig unabhängig von der Hautfarbe – sie zeigten keinerlei Rassenvorurteile.[6]

Das liegt vermutlich an ihrer mangelnden sozialen Angst, denn diese Angst ist es offenbar, die uns automatisch vor anders aussehenden Menschen zurückschrecken lässt und dazu führt, dass wir ihnen alle möglichen schlechten Eigenschaften zuschreiben.

Therapie

Eine ursächliche Therapie für das Williams-Syndrom gibt es nicht; lediglich die Symptome lassen sich mehr oder minder gut behandeln. Wichtig für Kinder ist eine umfassende Frühförderung, die sich einerseits um ihre gesundheitlichen und motorischen Probleme kümmert, andererseits ihre Stärken, musikalische und sprachliche Begabung, unterstützt. Mit Verhaltenstherapie lässt sich offenbar auch der soziale Umgang von Williams-Kindern mit anderen Menschen schulen.

Ein ungewöhnlicher Film und eine ungewöhnliche Vermutung

Die kanadische Schauspielerin Gabrielle Marion-Rivard, Hauptdarstellerin des Spielfilms *Gabrielle* (2013), lebt mit dem Williams-Syndrom. Die Film-Gabrielle singt im Chor und verliebt sich in ihren Mitsänger Martin, der ebenfalls eine Entwicklungsverzögerung aufweist. Er erwidert ihre Liebe … Thema des Films ist die Frage, ob und wie Erwachsene mit Behinderungen Sex haben können und dürfen. Der Film kam bei Kritikern gut an, und die Hauptdarstellerin gewann 2014 den *Canadian Screen Award for Best Actress*.

Es ist sogar vermutet worden, Menschen mit Williams-Syndrom seien das Vorbild für Shakespeares Narren gewesen: Sie sind klein und sehen auf aparte Weise anders aus, was bei Hof zur damaligen Zeit sehr geschätzt war, sind gesellig, sehr eloquent und gut in Wortspielen, lustig und lachen gern, auch wenn sie meist nicht eigenständig leben können … aber man weiß aus historischen Berichten, dass es für die Narren bei Hofe oft Pfleger gab, die sich um sie kümmerten.[7, 4]

Verbindungen bestehen zum Sotos- und zum Urbach-Wiethe-Syndrom.

Danksagung

Viele nette Menschen haben mich beim Schreiben dieses Buches unterstützt, Themen vorgeschlagen und mit mir am Küchentisch über verschiedene Syndrome diskutiert. Allen voran danke ich Kim Skott und Martin Osterloh für ihre fachliche Durchsicht des Textes. Beatrix Müller hat das gesamte Manuskript mit den Argusaugen einer Deutschfachleiterin gegengelesen, und Sascha Osterloh hat die umfangreiche Literatur durchgesehen. Isabell van Reimersdahl hat mir Übersetzungshilfe aus dem Niederländischen geleistet, und Tim Piepenburg hat sich um die Cocktailrezepte verdient gemacht.

Last, but not least möchte ich Angela Meder, meiner Lektorin bei Hirzel, danken, die mir nicht nur viele Tipps zum Thema Synästhesie gegeben hat, sondern mich wie schon beim letzten Mal tatkräftig und ideenreich bei der Bildersuche unterstützt hat.

Verbliebene Fehler gehen natürlich auf meine Kappe.

Literatur

Alien-Abduction-Syndrom

1 Banaji MR, Kihlstrom JF: The ordinary nature of alien abduction memories. *Psychol Inq* 1996; 7: 132–135
2 Carroll RT: Alien abduction – *The Skeptic's Dictionary* 2003; latest update 8.11.2015; http://skeptdic.com/aliens.html
3 Forrest DV: Alien abduction: a medical hypothesis. *J Am Acad Psychoanal Dyn Psychiatry* 2008; 36: 431–442
4 Goertzel, T: Measuring the prevalence of false memories: a new interpretation of a „UFO Abduction Survey". *Skeptical Inquirer* 1994; 18: 266–272
5 Murphy C: „I was abducted by reptile aliens who raped me on the moon every night". *Mirror*, 13.10.2015; updated 24.7.2017
6 Schnabel J: They're coming to take us away, aus *Dark White: Aliens, abduction, and the UFO obsession*, Hamish Hamilton, London 1994; http://www.lindacortilecase.com/uploads/3/4/2/0/34208873/text.pdf
7 Siddiqui JA et al: Alien abductions: a case of sleep paralysis. *Sleep Hypn* 2018; 20: 144–147
8 Skomorowsky A: Alien abduction or „accidental awareness"? *Sci Am*, 11.11.2014

Berserker-Syndrom

1 Geraty LFL: Berserk for berserker: Introducing combat trauma to the compendium of theories on the Norse berserker. Master's Thesis, University of Iceland: Háskóli Íslands, 2015
2 Griffiths M: All the rage. A brief look at Berserkers. *Psychol Today*, 28.4.2015
3 Shay J: *Achilles in Vietnam*. Scribner, New York 1994
4 Simon A: The Berserker/Blind Rage syndrome as a potentially new diagnostic category for the DSM-III. *Psychol Rep* 1987; 60: 131–135

Bonnie & Clyde-Syndrom

1 Bensimon P: Un phénomène tabou en milieu carcéral: l'hybristophilie ou les relations amoureuses entre détenus et members du personnel. *Delinquance, justice et autres questions de société* 18.3.2016, 1–33
2 Cable J et al: *Kenneth Alessio Bianchi*. Depart. of Psychology, Radford University, ohne Jahr; http://maamodt.asp.radford.edu/psyc%20405/serial%20killers/Bianchi,%20Kenneth.pdf
3 Griffith MD: Passion victim: a brief look at hybristophilia. *Psychol today* 2013; https://www.psychologytoday.com/us/blog/in-excess/201310/passion-victim
4 Mina D: Why are women drawn to men behind bars? *The Guardian*, 13.1.2003

5 Ramsland K: Women who love serial killers. *Psychol today* 2012; https://www.
   psychologytoday.com/us/blog/shadow-boxing/201204/women-who-love-seri-
   al-killers

Brain-Fag-Syndrom

1 Ayonrinde OA et al: Brain fag syndrome: a culture-bound syndrome that may
   be approaching extinction. *B J Psych Bulletin* 2015; 39: 156–161
2 Ebigo PO et al: Brain fag syndrome. In Sharpless B (Hrsg) *Unusual and rare
   psychological disorders*. Oxford University Press, Oxford 2017
3 Essien EA et al: Pattern and predictors of Brain Fag syndrome among senior
   secondary school students in Calabar, Nigeria. *Niger Postgrad Med J* 2017; 24:
   137–142
4 Ola BA et al: Brain fag syndrome – a myth or a reality. *Afr J Psychology* 2009; 12:
   135–143
5 Prince R: The brain fag syndrome in Nigerian students. *J Ment Sci* 1960; 106:
   559–570
6 Prince R, Tcheng-Laroche F: Culture-bound syndromes and international disease classification. *Cult Med Psychiatry* 1987; 11: 3–52
7 Wintrob R: Raymond Prince: Reflections on his career. Contributions to Trans-
   cultural Psychiatry. *Transcult Psychiatry* 2006; 43: 523–532

Chronisches Erschöpfungssyndrom

1 Godlee F: Ending the stalemate over CFS/ME. *BMJ* 2011; 342: d3956
2 Hawkes N: Dangers of research into chronic fatigue syndrome. *BMJ* 2011; 342:
   d3780
3 Larun L: Exercise therapy for chronic fatigue syndrome. *Cochrane Database
   Syst Rev*, 25.4.2017
4 Marchant J: *Heilung von innen*. Rowohlt, Reinbek 2016
5 McKie R: Chronic fatigue syndrome researchers face death threats from mili-
   tants. *Observer*, 21.8.2011
6 Nagy-Szakal D et al: Insights into myalgic encephalomyelitis/chronic fatigue
   syndrome phenotypes through comprehensive metabolomics. *Sci Rep* 2018; 8:
   10056
7 Petrie KJ, Weinman J: The PACE trial: it's time to broaden perceptions and
   move on. *J Health Psychol* 2017; 22: 198–200
8 Sharpe M et al: Do more people recover from chronic fatigue syndrome with
   cognitive behaviour therapy or graded exercise therapy than with other treat-
   ments? *Fatigue* 2017; 5: 57–61
9 White PD et al: Comparison of adaptive pacing therapy, cognitive behaviour
   therapy, graded exercise therapy, and specialist medical care for chronic fatigue
   syndrome (PACE): a randomised trial. *Lancet* 2011; 377: 823–836

10 Wilshire CE et al: Can patients with chronic fatigue syndrome really recover after graded exercise or cognitive behavioural therapy? A critical commentary and preliminary re-analysis of the PACE trial. *Fatigue* 2017; 5: 43–56

Dhat-Syndrom

1   Ansari SM, Mulla S: Dhat syndrome: delay in seeking psychiatric help, cultural myths and co-morbid depression. *Nat J Com Med* 2017; 8: 416–420
2   Darshan MS et al: A case report of pornography addiction with *dhat* syndrome. *Indian J Psychiatry* 2014; 56: 385–387
3   Grover S et al: Do female patients with nonpathological vaginal discharge need the same evaluation as for Dhat syndrome in males? *Indian J Psychiatry* 2016; 58: 61–69
4   Kar SK, Sakar S: Dhat syndrome: evolution of concept, current understanding, and need of integrated approach. *J Hum Reprod Sci* 2015; 8: 130–134
5   Kattimani S et al: Is semen loss syndrome a psychological or physical illness? A case for conflict of interest. *Indian J Psychol Med* 2013; 35: 420–422
6   Khan N: Dhat syndrome in relation to demographic characteristics. *Indian J Psychiatry* 2005; 47: 54–57
7   Kumar S et al: Psychiatric co-morbidities in patients of Dhat syndrome: A cross-sectional study in a tertiary care centre. *PJMS* 2018; 8: 10–15
8   Prakash O: Lessons for postgraduate trainees about dhat syndrome. *Indian J Psychiatry* 2007; 49: 208–210
9   Sawant NS, Nath A: Cultural misconceptions and associated depression in Dhat syndrome. *Sri Lanka J Psychiatry* 2012; 3: 17–20
10 Singh G et al: Dhat syndrome in a female: a case report. *Indian J Psychiatry* 2001; 43: 345–348
11 Sumathipala A et al: Culture-bound syndromes: The story of dhat syndrome. *Br J Psychiatry* 2004; 184: 200–209
12 Tripathi M, Sridevi G: CBT in Dhat syndrome and co-morbid conditions. *Int J Sci Res Pub* 2014; 4: 1–8

Diogenes-Syndrom

1   Bryk W: The Collyer Brothers. New York: *The Sun*, 13.4.2005
2   Byard RW: Diogenes or Havisham syndrome and the mortuary. *Forensic Sci Med Pathol* 2014; 10: 1–2
3   Clarke AN et al: Diogenes syndrome. A clinical study of gross neglect in old age. *Lancet* 1975; 305: 366–368
4   Faust V: Einsam unter Müll. Arbeitsgemeinschaft Psychosoziale Gesundheit (ohne Jahr); http://www.psychosoziale-gesundheit.net/psychiatrie/vermuel-lung.html
5   Irvine JDC, Nwachukwu K: Recognizing Diogenes syndrome: a case report. *BMC Res Notes* 2014; 7: 276

6   Khan S: Diogenes Syndrome: A special manifestation of hoarding disorder. *Am J Psychiatry* 2017; 12 (8): 9–11

7   Montfort J-C et al: Diogenes syndrome: a prospective observational study. *J Aging Res Clin Practice* 2017; 6: 153–157

8   O'Shea B: Diogenes syndrome. In Sharpless B (Hrsg) *Unusual and rare psychological disorders.* Oxford University Press, Oxford 2017

9   Woodman S: Edith Bouvier Beale. *The Guardian,* 9.2.2002

Don-Juan-Syndrom

1   Derbyshire K, Grant JE: Compulsive sexual behaviour: a review of the literature. *J Behav Addict* 2015; 4: 37–43

2   Dutta W, Naphade NM: Hypersexuality – a cause of concern: a case report highlighting the need for psychodermatology liaison. *Indian J Sex Transm Dis* 2017; 38: 180–182

3   Karila L et al: Sexual addiction or hypersexual disorder: Different terms for the same problem? A review of literature. *Curr Pharm Des* 2014; 20: 4012–4020

4   Knight RA, Graham FJ: Hypersexuality: equifinal, cohesive, clinical presentation or symptome cluster with multiple underlying mechanisms? *Arch Sex Behav* 2017; 46: 2261–2264

5   Krafft-Ebing R: *Psychopathia sexualis.* Erstauflage 1886. Nachdruck von Matthes & Seitz, München 1975

6   Reid R et al: Report of findings in a DSM-5 field trial for hypersexual disorder. *J Sex Med* 2012; 9: 2868–2877

7   Reid R, Kafka M: Controversies about hypersexual disorder and the DSM-5. *Curr Sex Health Rep* 2014; 6: 259–264

8   Reid R: How should severity be determined for the DMS-5 proposed classification of hypersexual disorder? *J Behav Addict* 2015; 4: 221–225

9   Ryan M: *Prostitution in London, With a Comparative View of That of Paris and New York.* H. Bailliere, London 1839

Dorian-Gray-Syndrom

1   Brosig B, Gieler U: Das Dorian Gray Syndrom. Haarwuchsmittel und andere Jungbrunnen. *Niedersächsisches Ärzteblatt* 2001, 4: 470–472

2   Brosig B et al: The „Dorian Gray Syndrome": psychodynamic need for hair growth restorers and other „fountains of youth". *Int J Clin Pharmacol Ther* 2001; 39: 279–283

3   Gandrabur D: Dorian Gray's syndrome. *Intertext* 2015, 3/4: 291–294; http://www.haeverlag.de/proto/archiv/n0401_03.htm

4   Giebel T et al: Shadow of beauty – prevalence of body dysmorphic concerns in Germany is increasing: data from two representative samples from 2002 and 2013. *Acta Derm Venereol* 2016, Suppl 21: 83–90

5   Grace SA et al: Reduced cortical thickness in body dysmorphic disorder. *Psychiatry Res* 2017; 259: 25–28

6   Lahousen T et al: Körperdismorphe Störung: Diagnostik und Therapie in der kosmetischen Dermatologie. *Hautarzt* 2017; 68: 973–979

7   Nejad AG, Kheradmand A: Five rare psychiatric syndromes occurring together. *Neurosci* 2009, 14: 91–93

8   Niehaus, M: Electric Green/Die Agentur/Die kleinen Dinge. In Le Blanc T (Hrsg) *Schöne Körper*. Phantastische Bibliothek Wetzlar 2018

9   Perales-Blum L et al: Severe growing-up phobia, a condition explained in a 14-year old boy. *Case Report in Psychiatry* 2014; Article ID 706439

10   Schmoll D: Körperdysmorpher Wahn. In Garlipp P, Haltenhof H (Hrsg) *Seltene Wahnstörungen*. Steinkopff (Springer) 2010

11   Thomas D: The Barbie who's creating a Ken. *Telegraph*, 1.8.2001

Drapetomanie

1   Cartwright SA: Report on the diseases and physical peculiarities of the Negro race. *New Orleans Medical and Surgical Journal* 1851; 691–715

2   Cartwright SA: Report on the diseases and physical peculiarities of the Negro race. *DeBow's Review* 1851; 11: 64–74

3   Eakin E: Bigotry as mentall illness or just another norm. *New York Times*, 15.1.2000

4   Myers B: „Drapetomania": Rebellion, Defiance and Free Black Insanity in the Antebellum United States. Doktorarbeit 2014, UCLA; https://cloudfront.escholarship.org/dist/prd/content/qt9dc055h5/qt9dc055h5.pdf

Eigengeruchswahn

1   Doshi T et al: Olfactory reference syndrome in an adolescent: a case report. *Int J Med Appl Sci* 2014; 3: 122–125

2   Hauser U: Der Eigengeruchswahn – eine wahnhafte oder neurotische Störung? In Garlipp P, Haltenhof H (Hrsg) *Seltene Wahnstörungen*. Steinkopff (Springer) 2010

3   Lim L: Taijin-Kyofu-Sho: a subtype of social anxiety. *Open J Psychiatr* 2013; 3: 393–398

4   Lim L, Divya A: A case of Jikoshu-Kyofu treated with cognitive behavioural therapy. *Singapore Med J* 2012; 53: e139

5   Pryse-Phillips W. An olfactory reference syndrome. *Acta Psychiatr Scand* 1971; 47: 484–509

6   Stein DJ et al: Is olfactory reference syndrome an obsessive-compulsive spectrum disorder?: Two cases and a discussion. *J Neuropsychiatry* 1998; 10: 96–99

7   Thomas E et al: Sniffing out olfactory reference syndrome. *S Afr J Psychiat* 2017; 23: a1016

Exploding Head Syndrome

1   Baillet A: *La Vie de Monsieur Descartes*. Frankreich 1691; Reprint Paris, Édition des Malassis 2012

2   Frese A et al: Exploding head syndrome: six new cases and review of the literature. *Cephalalgia* 2014, 34: 823–827

3   Ganguly G et al: Exploding head syndrome: a case report. *Case Rep Neurol* 2013; 5: 14–17

4   Otaiku AI: Did René Descartes have exploding head syndrome? *J Clin Sleep Med* 2018; 14: 675–678

5   Palikh GM, Vaugh BV: Topiramate responsive exploding head syndrome. *J Clin Sleep Med* 2010; 6: 382–383

6   Pearce JM: Clinical features of exploding head syndrome. *J Neurol Neurosurg Psychiatry* 1989; 52: 907–910

7   Sharpless AB, Zimmerman JA: Exploding head syndrome. In Sharpless B (Hrsg) *Unusual and rare psychological disorders*. Oxford University Press, Oxford 2017

8   Sorensen E: ,Exploding head syndrome' affects more young than thought. *WSU News*, 30.3.2015

Feeding/Feederism

1   Haslam DW: Feeders and Feedees. In Haslam DW et al (Hrsg) *Controversies in Obesity*. Springer, London 2014

2   Haslam DW: The weight of obsession. *Common Reader* (University of Washington), 8.5.2015

3   Prohaska A: Feederism: transgressive behaviour or same old patriarchal sex? *Int J Soc Sci Stud* 2013; 1: 104–112

4   Terry LL: *Food, feeding, and female sexual arousal*. Thesis, University of Letherbridge, Alberta, Canada 2010

5   Terry LL et al: Feederism: an exaggeration of a normative male selection preference? *Arch Sex Behav* 2012; 41: 249–260

Ganser-Syndrom

1   Agarwal S et al: Ganser syndrome in adolescent male: a rare case report. *J Indian Assoc Child Adolesc Ment Health* 2018; 14: 93–99

2   Dieguez S: Ganser syndrome. In Bogousslavsky J (Hrsg) Neurologic-Psychiatric Syndromes in Focus – Part II: *From psychiatry to neurology*. Karger, Basel 2018

3   Enoch D, Ball H: *Uncommon psychiatric syndromes*. Arnold, London 2001

4   Ganser S: Ueber einen eigenartigen Dämmerzustand. *Archiv für Psychiatrie* 1898; 30: 633–640

5   Spodenkiewicz M et al: Case report of Ganser syndrome in a 14-year-old girl: another face of depressive disorder? *Child Adolesc Psychiatry Ment Health* 2012; 6: 6; http://www.capmh.com/content/6/1/6

Hikikomori

1 Gozlan M: The growing band of young people living a recluse life. *The Guardian*, 17.7.2012

2 Guedj-Bourdiau MJ: Retrait social du jeune: phénomène polymorphe et dominantes psychopathologiques. Quelles réponses? *Inf psychiatr* 2017; 93: 275–282

3 Kato TA et al: Does the ‚hikikomori' syndrome of social withdrawal exist outside Japan? A preliminary international investigation. *Soc Psychiatry Psychiatr Epidemiol* 2012; 47: 1061–1075.

4 Kato TA et al: Hikikomori: experience in Japan and international relevance. *World Psychiatry* 2018; 17: 105–106

5 Kremer W: Hikikomori: Why are so many Japanese men refusing to leave their rooms? *BBC World Service*, 5.7.2013

6 Ranieri F: When social withdrawal in adolescence becomes extreme: the „hikikomori" phenomenon in Italy. *Psychiatr Psychol Klin* 2015; 15: 148–151

7 Tajan N et al: Hikikomori: The Japanese Cabinets Office's 2016 Survey of Acute Social Withdrawal. *Asia-Pacific J* 2016; 15: 1–11

8 Teo AR: A new form of social withdrawal in Japan: a review of *Hikikomori. Int J Soc Psychiatry* 2010; 56: 178–185

9 Teo AR, Gaw AC: Hikikomori, a Japanese culture-bond syndrome of social withdrawal? A proposal for DSM-V. *J Nerv Ment Dis* 2010; 198: 444–449

10 Teo AR: Social isolation associated with depression: a case report of *hikikomori. Int J Soc Psychiatry* 2013; 59: 339–341

11 Teo AR et al: Identification of the hikikomori syndrome of social withdrawal: psychosocial features and treatment preferences in four countries. *Int J Soc Psychiatry* 2015; 61: 64–72

Hyperthymestisches Syndrom

1 Carroll L: To find the day of the week for any given date. *Nature* 1887; 35: 517

2 Dresler M et al: Mnemotechnic training reshapes brain networks to support superior memory. *Neuron* 2017; 93: 1227–1235

3 Fehr T et al: Neural correlates of free recall of „famous events" in a „hypermnestic" individual as compared to an age- and education-matched reference group. *BMC Neurosci* 2018; 19: 35

4 Fornazzari L et al: Hyper memory, synaesthesia, savants. *Dement Neuropsychol* 2018; 12: 101–104

5 Henkle WD: Remarkable cases of memory. *Journal of Speculative Philosophy* 1871; 5: 6–26

6 Internet Archive: *Weymouth Gazette* 1886 October: Daniel McCartney; https://archive.org/stream/WeymouthGazette188610/Weymouth_Gazette_1886_10_djvu.txt

7 LePort AK et al: Behavorial and neuroanatomical investigation of Highly Superior Autobiographical Memory. *Neurobiol Learn Mem* 2012; 98: 78–92

8 Lurija AR: Kleines Porträt eines großen Gedächtnisses. In *Der Mann, dessen Welt in Scherben ging*. Rowohlt, Reinbek 1992

9 Parker ES et al: A case of unusual autobiographical remembering. *Neurocase* 2006; 2: 35–49

10 Patihis L, …, Loftus E et al: False memories in highly superior autobiographical memory individuals. *PNAS* 2013; 110: 20947–20952

11 Prathyusha A et al: Hyperthymesia – memory rules the life. *World J Pharm Pharm Sci* 2016

12 Rieznik A et al: Dazzled by the mystery of mentalism: the cognitive neuroscience of mental athletes. *Front Hum Neurosci* 2017; 11: 287

13 Simner J et al: A foundation for savantism? Visuo-spatial synaesthetes present with cognitive benefits. *Cortex* 2009; 45: 1246–1260

Intermetamorphose

1 Arisoy O et al: The comorbidity of reduplicative paramnesia, intermetamorphosis, reverse-intermetamorphosis, misidentification of reflection, and Capgras syndrome in an adolescent patient. *Case Rep Psychiatry* 2014; Article ID 360480

2 Courbon P, Tusques J.: Illusions d'intermétamorphose et de charme. *Hist Psychiatry* 1932; 5: 139–146. In Ellis H et al: Delusional misidentification. The three original papers on the Capgras, Frégoli and Intermetamorphosis delusions. (Classic Text No. 17) *Hist Psychiatry* 1994; 5: 117–146

3 Darby R: Lesion-related delusional misidentification syndromes: a comprehensive review of reported cases. *J Neuropsychiatry Clin Neurosci* 2016; 28: 217–222

4 Darby R et al: Finding the imposter: brain connectivity of lesions causing delusional misidentifications. *Brain* 2017; 140: 497–507

5 Devinsky O: Delusional misidentifications and duplications. *Neurology* 2009; 72: 1–8

6 Dieguez S: Doubles everywhere: literary contributions to the study of the body self. In Bogousslavsky J, Dieguez S (Hrsg) Literary Medicine: Brain Disease and Doctors in Novels, Theater, and Film. *Front Neurol Neurosci* 2013; 31: 77–115

7 Klein CA, Hirachan S: The masks of identities; who's who? Delusional misidentification syndrome. *J Am Acad Psychiatry Law* 2014; 42: 369–378

8 Kollmar C: Intermetamorphose. In Garlipp P, Haltenhof H (Hrsg) *Seltene Wahnstörungen*. Steinkopff (Springer) 2010

9 Leuret F: *Fragments Psychologiques sur la Folie*, Paris 1834; http://gallica.bnf.fr/ark:/12148/bpt6k76583r/f125.item.r=transformez.zoom

10 Neurocritic: Haunting delusions of identity. *The Neurocritic*, 30.10.2016; http://neurocritic.blogspot.de/2016/10/haunting-delusions-of-identity.html

11 Silva JA et al: The dangerousness of persons with misidentification syndromes. *Bull Am Acad Psychiatry Law* 1992; 20: 77–86

12 Young AW et al: Face processing impairments and delusional misidentification. *Behav Neurol* 1990; 3: 153–168

Klinischer Vampirismus

1   Gubb K et al: Clinical vampirism: a review and illustrative case report. *S Afr Psychiatry Rev* 2006; 9: 163–166

2   Hemphill RE, Zabow T: Clinical vampirism. A presentation of 3 cases und a re-evaluation of Haigh, the ‚acid-bath murderer'. *SA Medical Journal* 1983; 63: 278–281

3   Hervey W et al: Vampiristic behaviors in a patient with traumatic brain injury induced disinhibition. *World J Clin Cases* 2016: 138–141

4   Hogg A: Renfield's Syndrome: it was all a joke. *The Vampirologist*, 6.9.2013

5   Noll R: *Bizarre diseases of the mind*. Berkley Books, New York 1990

6   Noll R: *Vampires, Werewolves, and Demons: Twentieth Century Reports in the Psychiatric Literature*. Brunner/Mazel, New York 1992

7   Oppawasky J: Vampirism: clinical vampirism – Renfield's Syndrome. *Ann Am Psychother Assoc* 2010; 13: 58–63

8   Ramsland K: Vampire personality disorder. *Psychol Today*, 21.11.2012

9   Williams DJ, Prior EE: Can I trust my physician? A case report of positive disclosure from a patient with a self-selected vampire identity. *Journal of Positive Sexuality* 2018; 4 (1): 17–21

Lesch-Nyhan-Syndrom

1   Catel W, Schmidt J: Über familiäre gichtische Diathese in Verbindung mit zerebralen und renalen Symptomen bei einem Kleinkind. *Dtsch Med. Wochenschr* 1959; 84: 2145–2147

2   Gordon BR et al: The molecular characterisation of hprt$_{chermside}$ and HPRT$_{COOR-PAROO}$: two Lesch-Nyhan patients with reduced amounts of mRNA. *Gene* 1991; 108: 299–304

3   Harris JC: Lesch-Nyhan syndrome and its variants: examining the behavioral and neurocognitive phenotype. *Curr Opin Psychiatry* 2018; 31: 96–102

4   Jinnah AH et al: The spectrum of inherited mutations causing HPRT deficiency: 75 new cases and a review of 196 previously reported cases. *Mutat Res* 2000; 463: 309–326

5   Lesch M, Nyhan WL: A familial disorder of uric acid metabolism and central nervous system function. *Am J Med* 1964; 36: 561–570

6   Nyhan LW et al: Lesch-Nyhan Syndrome. *GeneReviews*, last update 25.9.2014; https://www.ncbi.nlm.nih.gov/books/NBK1149/

7   Preston R: An error in the code: what can a rare disorder tell us about human behaviour? *New Yorker*, 13.8.2007

8   Schretlen DJ et al: Brain white matter volume abnormalities in Lesch-Nyhan disease and its variants. *Neurology* 2015; 84: 190–196

Locked-in-Syndrom

1 Bauby J-D: *Schmetterling und Taucherglocke*. dtv, München 1998
2 Birbaumer N, Chaudhary U: Lernen von Hirnkontrolle – Klinische Anwendung von Brain-Computer Interfaces. *e-Neuroforum* 2015; 21: 130–143
3 Chaudhary U et al: Brain–Computer Interface–Based Communication in the Completely Locked-In State. *PLoS Biol* 2017; 15: e1002593
4 Hocker S, Wijdicks EFM: Recovery from Locked-in syndrome. *JAMA Neurol* 2015; 72: 832–833
5 Johanessen KS: Locked-in syndrom. Masterarbeit, Universität Oslo 2015; https://www.duo.uio.no/handle/10852/49912
6 Law AD et al: A. Indian common krait envenomation presenting as coma and hypertension: A case report and literature review. *J Emerg Trauma Shock* 2014; 7: 126–128
7 León-Carrión J et al: The locked-in syndrome: a syndrome looking for a therapy. *Brain Inj* 2002; 16: 571–582
8 Stoll J et al: Pupil responses allow communication in locked-in syndrome patients. *Curr Biol* 2013; 23: R647–R648

Nobel-Krankheit

1 Barrett S: The dark side of Linus Pauling's legacy. *Quackwatch*, 14.9.2014
2 Costa de Beauregard O, Mattuck RD, Josephson BD, Walker EH, Antwort von Martin Gardner: Parapsychology: An Exchange. *The New York Review of Books*, 26.6.1980
3 Diamandis EP: Nobelitis: a common disease among Nobel laureates? *Clin Chem Lab Med* 2013; 51: 1573–1574
4 Diamandis EP, Bouras N: Hubris and Science. *F1000Res* 2018; 7: 133, version 1
5 Gorski D: Luc Montagnier and the Nobel Disease. *Science-Based Medicine*, 4.6.2012; https://sciencebasedmedicine.org/luc-montagnier-and-the-nobel-disease/
6 Lenard P: *Deutsche Physik*. Band I (Vorwort), Lehmans, München 1936
7 Mullis K: *Dancing Naked in the Mind Field*. Vintage, New York 1998
8 Wadesept N: Scientists at work/Kary Mullis: after the ‚eureka‘, a nobelist drops out. *New York Times*, 15.9.1998
9 Weigmann K: The genesis of a conspiracy theory: Why do people believe in scientific conspiracy theories and how do they spread? *EMBO reports*, 2018 – embor.embopress.org

Odysseus-Syndrom

1 Achotegui J et al: Características de los inmigrantes con sindrome de esters crónico del inmigrante o síndrome de Ulises/Characteristics of the chronic stress syndrome, or Ulysses syndrome, in immigrants. *Norte de salud mental* 2010; 8: 23–30

2 Bianucci R et al: The „Ulysses syndrome": an eponym identifies a psychosomatic disorder in modern migrants. *Eur J Intern Med* 2017; 41: 30–32
3 Diaz-Cuellar AL et al: The Ulysses syndrome: migrants with chronic and multiple stress symptoms and the role of indigenous linguistically and culturally competent community health workers. 2013; http://www.panelserver.net/laredatenea/documentos/alba.pdf
4 Namer Y, Razum O: Settling Ulysses: an adapted research agenda for refugee mental health. *Int J Health Policy Manag* 2018; 7: 294–296
5 Schmid-Cadalbert C: Heimweh oder Heimmacht. Zur Geschichte einer einst tödlichen Schweizer Krankheit. *Schweizerisches Archiv für Volkskunde* 1993, 89: 69–85
6 Söndergaar HP et al: Patterns of endogenous steroids in apathetic refugee children are compatible with long-term stress. *BMC Research Notes* 2012; 5: 186; http://www.biomedcentral.com/1756-0500/5/186

Pibloktoq
1 Bremner JD et al: Retinoic acid and affective disorders: the evidence for an association. *J Clin Psychiatry* 2012; 73: 37–50
2 Higgs RD: Pibloktoq – a study of a cultural-bound syndrome in the circumpolar region. *The Macalester Review* 2011; http://digitalcommons.macalester.edu/cgi/viewcontent.cgi?article=1011&context=macreview
3 Landy D: Pibloktoq (hysteria) and inuit nutrition: Possible implication of hypervitaminosis A. *Soc Sci Med* 1985; 21: 173–185
4 Lemoine GM et al: Living on the edge. Inughuit women and geography of contact. *Arctic* 2016; 69: 1–12
5 Mcelroy A, Townsend PK: *Medical Anthropology in ecological perspective.* Westview Press, Boulder (Colorado) 2014
6 Peary J: *My Arctic Journal: A Year among Ice-Fields and Eskimos by Josephine Peary.* Cooper Square Press, New York 1898
7 Peary R: *Die Entdeckung des Nordpols 1908–1909.* Erdmann, Lenningen, 2002

Pseudologia phantastica
1 Akimoto H: Two cases of pseudologia phantastica: consideration from the viewpoint of forensic psychiatry. *Psychiatry Clin Neurosci* 1997; 51: 185–195
2 Birch CD et al: A review and a case report of pseudologia fantastica. *J Forensic Psychiat Psychol* 2006; 17: 299–320
3 Delbrück A: *Die pathologische Lüge und die psychisch abnormen Schwindler.* Ferdinand Enke, Stuttgart 1891
4 Enoch D, Ball H: *Uncommon psychiatric syndromes.* Arnold, London 2001
5 Garlipp P: Pseudologia fantastica – pathological lying. In Sharpless B (Hrsg) *Unusual and rare psychological disorders.* Oxford University Press, Oxford 2017

6   Gogineni RR, Newmark T: Pseudologia fantastica: a fascinating case report. *Psychiatr Ann* 2014; 44: 451–454

7   Koltermann A: Vom schönen Schein und großen Scheinen. *Legal Tribune Online*, 9.6.2012

8   Thom R et al: Pseudologia fantastica in the emergency department: a case report and review in the literature. *Case Rep Psychology* 2017; Article ID 8961256

9   Yang Y et al: Localisation of increased prefrontal white matter in pathological liars. *Br J Psychiatry* 2007; 190: 174–175

Skoptisches Syndrom

1   Ajape AA et al: Genital self-mutilation. *Ann Afr Med* 2010; 9: 31–34

2   Bhatia M, Arora S: Penile self-mutilation. *Br J Psychiatry* 2001; 178: 86–87

3   Cahuhan VS et al: Two cases of male genital self-mutilation. *Ind Psychiatry J* 2016; 25: 228–231

4   Dave M et al: The Klingsor syndrome. *Indian J Pschyiatry* Januar 1997; 341–342

5   Eke N: Genital self mutilation: there is no method in this madness. *BJU International* 2000; 85: 295–298

6   Griffiths M: Making a cut: a beginner's guide to Klingsor syndrome; https://drmarkgriffiths.wordpress.com/2013/05/14/making-the-cut-a-beginners-guide-to-klingsor-syndrome/

7   Jackowich RA et al: Voluntary genital ablations: contrasting the cutters and their clients. *Sex Med* 2014; 2: 121–132

8   Park S-C: A case of Klingsor syndrome in Korea. *Psychiatry Clin Neurosci* 2011; 65: 680–681

9   Ross R: „Heaven's Gate" suicides. *Cult Education & Recovery*, Oktober 1999; https://archive.li/tCp6B

10 Skripnik O: Die Skopzen: Die blutige Sekte, die in Russland ihr Unwesen trieb. *Rossijskaja Gaseta* (Moskau), 4.9.2016

11 Vale K et al: Religiosity, childhood abuse, and other risk factors associated with voluntary genital ablation. *Can Behav Sci* 2013; 45: 230–237

12 Vale K et al: The development of standards of care for individuals with male-to-eunuch Gender Identity Disorder. *Int J Transgenderism* 2010; 12: 40–51

13 Wilson JD, Roehrborn C: Long-term consequences of castration in men: lessons from the Skoptzy and the eunuchs of the Chinese and Ottoman courts. *J Clin Endocrinol Metab* 1999; 84: 4324–4331

Sotos-Syndrom

1   Kurotaki N et al: Haploinsufficiency of NSD1 causes Sotos syndrome. *Nature Genetics* 2002; 30: 365–366

2   Lane C et al: Cognition and behaviour in Sotos syndrome: a systematic review. *PLoS ONE* 2016; 11 (2): e0149189

3   Lane C et al: Characteristics of autism spectrum disorder in Sotos syndrome. *J Autism Dev Disord* 2017; 47:135–143

4   Lane C et al: The cognitive profile of Sotos syndrome. *Journal of Neurophysiology* 2018; https://www.ncbi.nlm.nih.gov/pubmed/29336120

5   Metcalfe L: Teenager with a rare syndrome that causes gigantism reaches a record-breaking 7 ft 8 in – and doctors say he might NEVER stop growing. *Daily Mail online*, 21.9.2016

6   NORD: Sotos Syndrome. *NORD (National Organization for Rare Disorders)*, last update 2018

7   Sarimski K: Behavioural and emotional characteristics in children with Sotos syndrome and learning disabilities. *Dev Med Child Neurol* 2003; 45: 172–178

8   Sotos JF et al: Cerebral gigantism in childhood. A syndrome of excessively rapid growth with acromegalic features and a nonprogressive neurologic disorder. *N Engl J Med* 1964; 271: 109–116

9   Tatton-Brown K et al: Sotos Syndrome. *NCBI Bookshelf* (National Library of Medicine, NIH) 2004, last update 2015; https://www.ncbi.nlm.nih.gov/books/NBK1479/

Synästhesie
1   Brauchli C et al: Top-down signal transmission and global hyperconnectivity in auditory-visual synesthesia: Evidence from a functional EEG resting-state study. *Hum Brain Mapp* 2017; 39: 522–531

2   Carmichael D: *Synaesthesia and Comorbidity*. Doktorarbeit, University of Edinburgh 2015

3   Clavière J: L'audition colorée. In: *Annee Psychol* 1898; 5: 161–178

4   Cytowic RE: Synesthesia: phenomenology and neurophysiology. *Psyche* 1995; 2 (10); http://psyche.cs.monash.edu.au/v2/psyche-2-10-cytowic.htm

5   Day SA: *Synesthesia: Demographic aspects of synesthesia*. http://www.daysyn.com/Types-of-Syn.html; last update: März 2018

6   Duffy PL: *Jeder blaue Buchstabe duftet nach Zimt*. Goldmann, München 2003

7   Feynman R: „*What do you care, what other people think?*". Bantam Books, New York 1988

8   Grossenbacher PG, Lovelace TC: Mechanisms of synesthesia: cognitive and physiological constraints. *Trends Cogn Sci* 2001, 5: 36–41

9   Hubbard E: Neurophysiology of synesthesia. *Curr Psychiatric Rep* 2007; 9: 193–199

10 Jeffries S: Neil Harbisson: the World's first cyborg artist. *The Guardian*, 6.5.2014

11 Jordan G et al: The dimensionality of color vision in carriers of anomalous trichromacy. *J Vis* 2010; 10: 1–19

12 Kirschner A, Nikolić D: One-Shot Synesthesia. *Transl Neurosci* 2017; 8: 167–175

13 Lurija AR: Kleines Porträt eines großen Gedächtnisses. In *Der Mann, dessen Welt in Scherben ging*. Rowohlt, Reinbek 1992

14 Nabokov V: *Erinnerung, sprich: Wiedersehen mit einer Autobiographie*. Rowohlt, Reinbek 1984

15 Nunn JA et al: Functional magnetic resonance imaging of synesthesia: activation of V4/V8 by spoken words. *Nat Neurosci* 2002; 5: 371–375

16 Podbregar N: Das Klavier ist königsblau. *Scinexx.de*, 6.5.2011

17 Ramachandran VS, Hubbard, EM: Synaesthesia: a window into perception, thought and language. *J Consci Stud* 2001; 8: 3–34

18 Ramachandran VS: *Die Frau, die Töne sehen konnte*. Rowohlt, Reinbek 2013

19 Sachs GTL: *Historia naturalis duorum Leucaethiopum, auctoris ipsius et sororis eius*. Doktorarbeit, Erlangen 1812; https://bildsuche.digitale-sammlungen.de/index.html?c=viewer&bandnummer=bsb00012567&pimage=133&v=100&nav=&l=it

20 Simner J, Bain AE: Do children with grapheme-colour synaesthesia show cognitive benefits? *Br J Psychol* 2018; 109: 118–136

21 Simner J, Carmichael DC: Is synaesthesia a dominant female trait? *Cogn Neurosci* 2015; 6: 68–76

22 Sinke C et al: Genuine and drug-induced synesthesia: a comparison. *Conscious Cogn* 2012; 21: 1419–1434

23 Smilek D et al: Synaesthesia: discordant *male* monozygotic twins. *Neurocase* 2005; 11: 363–370

24 Tilot A et al: Rare variants in axonogenesis genes connect three families with sound-color synesthesia. *PNAS* 2018; 115: 3168–317

25 Wagner K, Dobkins KR: Synesthetic association decrease during infancy. *Psychol Sci* 2011; 22: 1067–1072

Syndrom des Subjektiven Doppelgängers

1 Capgras JMJ, Reboul-Lachaux J: L'illusion des „sosies" dans un délire systématisé chronique. *Bulletin de la Société clinique de médecine mentale* 1923; 11: 6–16

2 Christodoulou GN: Syndrome of subjective doubles. *Am J Psychiatry* 1978; 135: 249–251

3 Darby R et al: Finding the imposter: brain connectivity of lesions causing delusional misidentifications. *Brain* 2017; 140: 497–507

4 Devinsky O: Delusional misidentification and duplication: right brain lesions, left brain delusions. *Neurology* 2009; 72: 80–87

5 Mashayekhi A, Ghajoumi A: Coexistence of reverse Capgras Syndrome, subjective double and Cotard Syndrome. *Zahedan J Res Med Sci* 2016; 18: e 5878

6 Silva JA et al: The dangerousness of persons with misidentification syndromes. *Bull Am Acad Psychiatry Law* 1992; 20: 77–86

Urbach-Wiethe-Syndrom

1   Conti RP, Arnone JM: Neuropsychiatric symptoms of Urbach-Wiethe disease. *Int J Clin Exp Neurol* 2015; 3: 45–50

2   Feinstein JS et al: The human amygdala and the induction and experience of fear. *Curr Biol* 2011; 21: 34–38

3   Feltman R: Meet the woman who can't feel fear. *Washington Post*, 20.1.2015

4   Khalsa S et al: Panic anxiety in humans with bilateral amygdala lesions: pharmacological induction via cardiorespiratory interoceptive pathways. *J Neurosci* 2016; 36: 3559–3566

5   Siebert M et al: Amygdala, affect and cognition: evidence from 10 patients with Urbach-Wiethe disease. *Brain* 2003; 126: 2627–2637

6   Urbach E, Wiethe C: Lipoidosis cutis et mucosae. *Virchows Arch Pathol Anat Physiol klein Med* 1929; 273: 285–319

Williams-Syndrom

1   Dai L et al: Oxytocin and Vasopressin are dysregulated in Williams syndrome, a genetic disorder affecting social behavior. *PLoS ONE* 2012; 7: e38513

2   Dobbs D: The gregarious brain. *New York Times*, 8.7.2007

3   Karmiloff-Smith A: Elementary, my dear Watson, the clue is in the genes – or is it? *The Guardian*, 6.11.2001

4   Latson J: *The boy who loved too much. A true story of pathological friendliness.* Simon & Schuster, New York 2017

5   Procyshyn TL et al: The Williams syndrome prosociality gene GTF2I mediates oxytocin reactivity and social anxiety in a healthy population. *Biol Lett* 2017; 13: 20170051

6   Santos A et al: Absence of racial, but not gender, stereotyping in Williams syndrome children. *Curr Biol* 2010; R307–R308

7   Worrall S: This rare medical condition makes you love everyone. *National Geographics Creative*, 16.7.2017

8   Zitzer-Comfort C et al: Nature and nurture: Williams syndrome across cultures. *Dev Sci* 2007; 10: 755–762

Namenregister

Aaronovitch, Ben 96
Achotegui, Joseba 160
Akimoto, Haruo 175
Andrejew, Leonid 107
Applewhite, Herff 182
Asahara, Shoro 175
Atkins, Susan 32
Ayonrinde, Oyedeji 40

Ballint, Adrien 92
Bardot, Brigitte 33
Barrow, Clyde 28
Bartsch, Jürgen 27
Barymore, Jack 130
Bauby, Jean-Dominique 151
Beach, Amy 200
Beatty, Warren 33
Beaudelaire, Charles 195
Bellugi, Ursula 222
Bensimon, Philippe 30
Beuren, Alois 223
Bianchi, Kenneth 28
Bolin Jr, Oscar Ray 27
Boone, Carol Anne 27
Borges, Luis 121, 123
Bouvier Beale, Edith (Little Edie) 54
Bouvier Kennedy, Jacky 54
Breivik, Anders 30
Breton, André 108
Brooks, Mel 139
Brosig, Burkhard 71
Brown, Broc D. 187
Bundy, Ted 27
Byron, Lord 135

Cahill, Larry 118
Capgras, Jean Marie 209
Caprio, Leonardi di 178
Carroll, Lewis 121
Cartwright, Samuel A. 79
Casanova, Giacomo 67
Catel, Werner 143
Chapman, Mark David 128
Christodoulou, George Nikolaos 209
Clark, A. N. 55

Clavière, Jean 203
Collyer, Homer 54
Collyer, Langley 54
Compton, Veronica Lynn 28
Courbon, Paul 126
Cranach d. Ä., Lucas 77
Crichton, Michael 26
Cuellar, de Perez 17
Curie, Marie 156

Deike, Gisela 27
Delbrück, Anton 173
Descartes, René 92
Dickens, Charles 59
Diebitsch Peary, Stephanie 165
Duffy, Patricia 200
Dumas d. Ä., Alexandre 151
Dunaway, Faye 33
Dutroux, Marc 32

Ebigo, Peter O. 40
Eke, Ndubuisi 183
Eschenbach, Wolfram von 185

Feynman, Richard 201
Fletcher, Michael R. 211
Forrest, David V. 19
Freud, Sigmund 52

Gagné, Michel 205
Gainsbourgh, Serge 33
Galton, Francis 195
Ganser , Sigbert Josef Maria 104
Gardener, Martin 155
Ghil, René 196
Giovanni, Don 63
Goethe, Johann Wolfgang von 175, 195
Gogols, Nikolai 59
Goodall, Jane 31
Graham, Sylvester 52
Grimaud, Hélène 200
Guillory, Rob 205

Haig, John 137
Harbisson, Neil 76, 201

Sachregister